INTRODUÇÃO À INFORMÁTICA EM SAÚDE

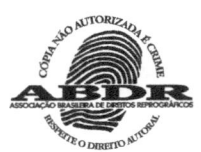 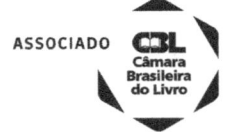

```
C696i    Colicchio, Tiago Kuse.
            Introdução à informática em saúde : fundamentos, aplicações
         e lições aprendidas com a informatização do sistema de saúde
         americano / Tiago Kuse Colicchio. – Porto Alegre : Artmed,
         2020.
            xii, 180 p. ; 25 cm.

            ISBN 978-65-81335-07-6

            1. Informática na medicina. 2. Medicina. I. Título.
                                                                CDU 61
```

Catalogação na publicação: Karin Lorien Menoncin – CRB 10/2147

TIAGO KUSE COLICCHIO

Professor assistente do Departamento de Medicina e do Instituto de Informática em Saúde da Universidade do Alabama em Birmingham, Estados Unidos. MBA em Gestão de Tecnologia da Informação pela Fundação Instituto de Administração/Universidade de São Paulo. Mestre em Gestão de Sistemas de Informação pela Université Grenoble Alpes, França. Doutor em Informática Biomédica pela Universidade de Utah, Estados Unidos.

INTRODUÇÃO À INFORMÁTICA EM SAÚDE

FUNDAMENTOS, APLICAÇÕES E LIÇÕES APRENDIDAS COM A INFORMATIZAÇÃO DO SISTEMA DE SAÚDE AMERICANO

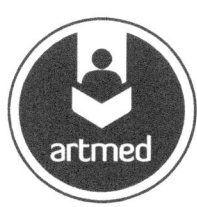

Porto Alegre
2020

© Grupo A Educação S.A., 2020.

Gerente editorial
Letícia Bispo de Lima

Colaboraram nesta edição

Editora
Mirian Raquel Fachinetto

Capa e projeto gráfico
Tatiana Sperhacke - TAT Studio

Ilustrações
Gilnei da Costa Cunha

Preparação de originais e leitura final
Heloísa Stefan

Editoração eletrônica
Kaéle Finalizando Ideias

Reservados todos os direitos de publicação ao GRUPO A EDUCAÇÃO S.A.
(Artmed é um selo editorial do GRUPO A EDUCAÇÃO S.A.)
Av. Jerônimo de Ornelas, 670 – Santana
90040-340 – Porto Alegre – RS
Fone: (51) 3027-7000 Fax: (51) 3027-7070

SÃO PAULO
Rua Doutor Cesário Mota Jr., 63 – Vila Buarque
01221-020 – São Paulo – SP
Fone: (11) 3221-9033

SAC 0800 703-3444 – www.grupoa.com.br

É proibida a duplicação ou reprodução deste volume, no todo ou em parte, sob quaisquer formas ou por quaisquer meios (eletrônico, mecânico, gravação, fotocópia, distribuição na Web e outros), sem permissão expressa da Editora.

IMPRESSO NO BRASIL
PRINTED IN BRAZIL

AGRADECIMENTOS

Precisamente por ter como instrumentos de trabalho as ferramentas e os métodos da ciência moderna – e não apesar disso – é que tenho convicção da existência de um Deus criador, onisciente e onipresente; como nos ensina o apóstolo: nele somos, nos movemos e existimos. Portanto, em primeiro lugar agradeço a Deus pela conclusão deste livro. Agradeço também a todos os meus mentores e colegas de trabalho que colaboraram, direta ou indiretamente, para a viabilização desta obra: Scott P. Narus, Guilherme Del Fiol, James J. Cimino, Debra Scammon, Stan Huff, Damian Borbolla, Charlene Weir, Julio Facelli, Wendy Chapman e Catherine Staes. Agradeço à Artmed por acreditar no projeto e fornecer todo o suporte necessário para a sua conclusão: ao entregar um produto qualificado para o mercado editorial da saúde no Brasil, vocês tornaram muito mais fácil a minha missão de jogar uma pedra no vidro opaco que impede conhecimentos tão importantes de entrarem em nosso País. Agradeço ao Luciano César Pontes de Azevedo por suas valiosas dicas sobre como navegar no mercado editorial brasileiro. Agradeço a minha esposa, Vanessa, pelo amor, carinho, apoio e incentivo ao longo de todas as etapas da produção desta obra, e principalmente pela sua revisão detalhada de alguns capítulos, através da qual pude elaborar e comunicar, de forma mais simples e objetiva, alguns assuntos deveras complexos abordados no livro. E, *last but not least*, agradeço aos meus filhos, Ryan e Thomas, e ao adotivo Zulu (nosso querido cãozinho vira-lata), por transformarem a minha jornada em pura diversão.

APRESENTAÇÃO

Com origem na área da saúde, a disciplina de informática em saúde teve início com os estudos de Homer Warner (1922-2012, Estados Unidos), Morris Collen (1913-2014, Estados Unidos) e François Grémy (1929-2014, França). O avanço tecnológico e científico também contou com profissionais que se tornaram grandes influenciadores em diversos países e instituições. Reconhecida como área multidisciplinar, a atuação profissional pressupõe aplicar os princípios éticos, científicos e metodológicos da saúde, entendendo os processos e a complexidade do cuidado.

Porém, a base estruturante de toda ciência e profissão é feita por profissionais preparados para atuar em pesquisa, ensino e prática. Vale destacar que existe uma diferença muito grande entre a capacidade e a familiaridade no uso de computadores na vida diária e o conhecimento da função que a tecnologia da informação e comunicação pode e deve ter no sistema de saúde. Fazer uso de recursos tecnológicos não é necessariamente "fazer" informática em saúde, assim como usar um editor de texto não torna o usuário um poeta ou escritor.

A informática em saúde é uma disciplina científica, fundamental para apoiar a pesquisa aplicada e a prática em várias disciplinas da área da saúde, incluindo a informática clínica (subcampos como informática médica, informática em enfermagem e informática dentária), a informática em saúde pública (às vezes referida em termos mais amplos como informática populacional para capturar a noção de informática em saúde global) e a bioinformática (genoma e medicina de precisão). Ainda, compreende noções relacionadas, como a informática na saúde do consumidor, que envolve elementos de informática clínica e de saúde pública. Baseia-se na experiência prática das subespecialidades aplicadas e trabalha no contexto de sistemas e organizações clínicas e de saúde pública para desenvolver experiências, intervenções e abordagens que terão um impacto escalável na solução de problemas de saúde.[*,†] A informática em saúde centrada no paciente ou dedicada ao consumidor tem sido um dos focos prioritários e de grande tendência mundial. O foco está em estruturas e processos de informação que capacitam o cidadão para gerenciar sua própria saúde, facilitando o entendimento das informações de saúde. Assim, além de profissionais, é evidente a necessidade de formação dos próprios cidadãos no uso competente desses recursos para a melhoria da qualidade de vida e da sua situação de saúde.

Concomitante ao desenvolvimento científico e tecnológico, os sistemas de saúde mundiais estão enfrentando desafios consideráveis na prestação de serviços e cada vez mais buscam melhorias da situação geral, aumentando a capacidade operacional dos programas nacionais, diminuindo as taxas de mortalidade e morbidade e incrementando a qualidade de vida por meio de sistemas baseados na tecnologia da informação e comunicação.[‡]

Os atuais desafios mundiais dos sistemas de saúde e o rápido desenvolvimento que a tecnologia tem apresentado estão intimamente relacionados ao desenvolvimento político e econômico de cada país. Novamente, a natureza das mudanças nos sistemas de saúde exige competência profissional e formação contínua de recursos humanos preparados para liderar e gerenciar, seja para reformular os modelos de atendimento e prestação do cuidado, seja para assumir posições estratégicas no setor de saúde global, influenciando decisões consistentes e políticas públicas efetivas e eficientes. Profissionais de informática em saúde devem participar desse processo de mudança, fornecendo perícia e conhecimento para o planejamento, gerenciamento, educação e prestação dos cuidados, pois o cuidado do paciente já não se sustenta apenas em modelos baseados em procedimentos e serviços, mas precisa olhar para qualidade e desfecho clínico que o paciente apresenta a cada atendimento.

Em termos de saúde mundial, sabe-se que uma epidemia pode acontecer em menos de 24 horas em vários países do mundo. No arcabouço de soluções, a informática em saúde estuda as aplicações de informática em áreas de saúde pública ou populacional, incluindo

---

[*] Kulikowski CA, Shortliffe EH, Currie LM, Elkin PL, Hunter LE, Johnson TR et al. AMIA Board white paper: definition of biomedical informatics and specification of core competencies for graduate education in the discipline. J Am Med Inform Assoc. 2012;19(6):931-8.

[†] Kuhn KA, Knoll K, Mewes HW, Schwaiger M, Bode A, Broy M, et al. Informatics and medicine: from molecules to populations. Methods Inf Med. 2008;47:283-95

[‡] Marin H F, Lorenzi, N. International initiatives in nursing informatics. In: Weaver Ca, Delaney CW, Weber P, Carr RL. Nursing and informatics for the 21st Century: an international look at practice, education and EHR Trends. 2nd ed. Boca Raton: CRC; 2010, p. 45-51.

vigilância, prevenção, preparação e promoção da saúde. O alcance é amplo, com foco na saúde das pessoas e comunidades onde elas vivem, aprendem, trabalham e desempenham suas atividades diárias. Nesse contexto, intervenções de saúde pública demandam sistemas de informação interoperáveis para analisar os dados de vigilância biológica, fornecer apoio à decisão de imunização, avaliar programas de saúde pública, modelar a propagação da doença e criar compreensão e estrutura de monitoramento para a epidemiologia de doenças.[*]

A evolução do conhecimento na área tem sido exponencial, e a pesquisa se destaca em aplicar as boas práticas já conhecidas ao longo de mais de 50 anos de investigação para a criação de evidências. Por exemplo, os termos-chave que definem estudos e publicações incluem sistemas administrativos e departamentais, *big data*, mineração de dados, aprendizagem de máquina, processamento de linguagem natural, gerenciamento de pacientes crônicos, sistemas de apoio à decisão clínica, avaliação de sistemas clínicos, implementação de sistemas clínicos, segurança do paciente, qualidade do cuidado, privacidade, padrões, ontologias e terminologias, interação homem-computador, usabilidade, visualização de informação, interoperabilidade e troca de informações em saúde, representação do conhecimento e modelagem da informação, aspectos legais, éticos e regulatórios, registro pessoal de saúde, computação móvel e pervasiva, computação em nuvem, medicina de precisão e sistemas de rastreamento.[†] "Esses termos são explorados nesta obra, que apresenta os conceitos, funcionalidades e aplicações necessários para facilitar o seu entendimento".

A área tem atingido novo nível de maturidade, e programas internacionais estão sendo cada vez mais privilegiados com recursos e financiamentos. O Brasil precisa compartilhar desta direção e, neste caso, não se trata apenas de saber qual direção seguir, mas também da velocidade com que seguimos para que o futuro seja hoje para todos que já atuam na área e lutam por seu reconhecimento e para os que estão sendo formados. Não há mais saúde sem tecnologia da informação e comunicação, e não haverá recursos consistentes com as boas práticas de desenvolvimento, implantação e avaliação sem profissionais adequadamente formados.[‡]

A ciência progride fazendo com que o ensino seja uma atividade constante. Estar atualizado requer comprometimento com o futuro profissional e pessoal, além de com o futuro da área de atividade onde se exerce e se fortalece o conhecimento. O Brasil apresenta um grande avanço e muitos esforços na formação de profissionais na área. Porém, o entendimento dos conselhos de ensino e pesquisa brasileiros tem dificuldade em reconhecer a área e estabelecer programas específicos de ensino e treinamento para formação de profissionais que a extensão e a demanda do sistema de saúde requerem. Ainda há muito a se fazer, e a energia dos veteranos na área precisa ser renovada com participações de egressos dos programas atualmente existentes e dos especialistas certificados e reconhecidos academicamente.

A obra aqui apresentada vem atender à necessidade premente de fornecer literatura e conteúdo científico aos profissionais da área e demais interessados. Para tanto, reúne tópicos atuais importantes e compartilha experiências que, com certeza, serão de grande auxílio aos alunos em formação e aos profissionais que já atuam nesta área de conhecimento, apresentando as melhores práticas e observando acertos e dificuldades enfrentados por colegas do exterior em um país com ampla tradição no uso e desenvolvimento da tecnologia de informação e comunicação em saúde. Os temas são atuais e nos auxiliarão a promover a disciplina e a área de conhecimento, consistente com as demandas nacionais e internacionais, para alcançar melhorias e adequação no uso de recursos da tecnologia de informação e comunicação, observando métodos de boas práticas, governança e formação de recursos humanos para o atendimento à saúde da população.

Boa leitura!

Heimar de Fatima Marin
Professora titular (aposentada) da Universidade Federal de São Paulo (Unifesp).
Editora-chefe do International Journal of Medical Informatics.
Coordenadora científica do projeto Tecnologias de Informação e Comunicação em Saúde (TIC Saúde Brasil) do Centro Regional de Estudos para o Desenvolvimento da Sociedade da Informação (Cetic), departamento que implementa as decisões e projetos do Comitê Gestor da Internet do Brasil (Cgi.br).

---

[*] Marin HF, Massad E, Gutierrez MA, Rodrigues RJ, Sigulem D. Global health informatics – how information technology can change our lives in a globalized world. London: Elsevier; 2017. p. 301.

[†] Marin HF, Leão BF. Especialização em informática em saúde: caderno do curso. São Paulo: Hospital Sírio Libanês, 2018. 30 p.

[‡] Marin HF, Zinader JPS, Leão BF. Formação de Recursos Humanos em Informática em Saúde. *In*: Comitê Gestor da Internet no Brasil. Pesquisa sobre o uso das tecnologias de informação e comunicação nos estabelecimentos de saúde brasileiros: TIC Saúde 2017. São Paulo: CGI.br; 2018. p. 35-43.

PREFÁCIO

Ao abordar uma área do conhecimento multidisciplinar, este livro torna-se excelente recurso para profissionais e estudantes de diversos setores relacionados à saúde e à tecnologia da informação. A presente obra foi escrita para servir como referência para cursos interdisciplinares de informática em saúde, tanto para estudantes desta área como para estudantes de áreas clínicas como medicina, enfermagem, farmácia, etc.

Para profissionais e estudantes de informática em saúde, o livro oferece uma análise da evolução histórica da informática em saúde, tanto como uma disciplina quanto como uma profissão, e uma série de exemplos atualizados do estado da arte da área. Exemplos de assuntos abordados incluem tópicos tradicionais como o prontuário eletrônico do paciente e seus componentes, bem como tópicos específicos ou proeminentes como sistemas de apoio à decisão clínica, *infobuttons*, registro eletrônico de saúde pessoal, métodos da ciência de dados aplicados à saúde, padrões de comunicação em saúde tradicionais como LOINC, SNOMED CT, HL7 V2 e OpenEHR, e padrões promissores como HL7 FHIR, SMART on FHIR, CDS Hooks, entre outros. O livro também traz várias análises sobre a informatização do sistema de saúde americano, apresentando lições aprendidas relevantes para o contexto brasileiro, as quais serão de extrema valia para a informatização do sistema de saúde do Brasil nos níveis municipal, estadual e nacional, tanto no setor público como no privado.

Para profissionais e estudantes de saúde, o livro oferece uma sólida fundamentação da área de informática em saúde e diversos exemplos práticos que podem auxiliá-los no seu dia a dia. Esses exemplos incluem intervenções de informática em saúde para melhorar o processo decisório em saúde e a gestão do conhecimento médico, a gestão de dados clínicos, a integração dos registros de saúde e a continuidade e qualidade do cuidado. Além disso, apresenta informações relevantes para decisões de negócios relacionadas a aquisição e implementação de tecnologias fundamentais para garantir a competitividade das organizações de saúde do século XXI, o que torna a obra um importante recurso para administradores e executivos de saúde.

Para profissionais e estudantes de campos relacionados à tecnologia da informação – como analistas de sistemas, desenvolvedores de *software*, engenheiros de *software* ou gestores e executivos de tecnologia –, o livro oferece um conhecimento introdutório sobre os processos e desafios da área da saúde e os desafios da aplicação de tecnologia da informação em saúde, bem como uma fundamentação sobre as aplicações da informática em saúde, a fim de servir como referência para profissionais de tecnologia que buscam atuar em uma indústria desafiadora e repleta de oportunidades.

O livro é dividido em três partes, e os capítulos são escritos de forma independente, permitindo sua leitura de acordo com a relevância dos tópicos abordados ou o nível de conhecimento do leitor sobre os assuntos. Cada capítulo inicia com uma lista de objetivos de aprendizado e um resumo introdutório dos tópicos a serem abordados e é encerrado com uma lista de perguntas para discussão que propiciam reflexões adicionais sobre o assunto. A Parte I, "Fundamentos, definições e conceitos", contém quatro capítulos que abordam as definições e a evolução histórica da área, incluindo os principais eventos históricos no Brasil, nos Estados Unidos e no mundo, bem como a complexidade dos dados em saúde, métodos de pesquisa em informática em saúde e educação em informática em saúde. A Parte II, "Aplicações da informática em saúde", compreende sete capítulos que abordam as principais aplicações da área com exemplos de sistemas utilizados no cuidado do paciente, padrões de comunicação em saúde, sistemas de apoio à decisão clínica, aplicações de informática do consumidor, intervenções de informática em saúde pública, métodos computacionais aplicados à saúde e bioinformática. Por fim, a Parte III, "Informática em saúde no presente e no futuro", contém quatro capítulos que discutem as lições aprendidas com a recente digitalização do sistema de saúde americano e algumas consequências não esperadas dessa digitalização, além das características do prontuário eletrônico do futuro e as áreas de pesquisas mais promissoras. Com base nesse aprendizado, o último capítulo oferece uma visão de futuro sobre o campo da informática em saúde e o sistema de saúde como um todo.

Tiago Kuse Colicchio

SUMÁRIO

Parte I – Fundamentos, definições e conceitos 1

1. Informática em saúde: conceitos fundamentais e evolução histórica 1
   O que é informática em saúde? 2
   Evolução histórica da informática em saúde 5
   Informática em saúde no Brasil 8

2. A complexidade dos dados em saúde 12
   Tipos de dados em saúde 13
   Usos comuns dos dados em saúde 14
   Registro de dados no prontuário eletrônico do paciente 16

3. Métodos de pesquisa aplicados à informática em saúde 18
   Avaliação de intervenções de informática em saúde 19
   Métodos e técnicas de avaliação 21

4. Educação em informática em saúde 28
   O surgimento de uma especialidade e seu corpo de conhecimento 29
   Educação continuada em informática em saúde no modelo EAD 33

Parte II – Aplicações da informática em saúde 37

5. Sistemas utilizados no cuidado do paciente: o prontuário eletrônico do paciente e seus componentes 37
   Diferenças entre o prontuário em papel e o prontuário eletrônico 38
   Modelos de adoção do prontuário eletrônico do paciente 39
   Componentes do prontuário eletrônico do paciente utilizados no cuidado do paciente 39
   Principais envolvidos na adoção e uso do prontuário eletrônico do paciente 46
   Temas-chave na adoção do prontuário eletrônico do paciente 48

6. Padrões de comunicação em saúde 52
   Por que adotamos padrões? 53
   Por que precisamos de padrões de comunicação em saúde? 53
   Interoperabilidade de sistemas de informação em saúde 54
   Desenvolvimento de padrões de comunicação em saúde 55
   Padrões de troca de dados 56
   Padrões de terminologia em saúde 60
   Padrões de comunicação em saúde brasileiros 63
   Modelagem de dados clínicos 64

7. Sistemas de apoio à decisão clínica (SADCs) 73
   Evolução histórica e relevância dos SADCs 74
   Tipos de SADCs 75
   Evidência científica do impacto dos SADCs 81
   Desafios relacionados aos SADCs 81

8. Informática do consumidor 84
   Informática do consumidor e seus desafios 85
   Evolução histórica e primeiras iniciativas 86
   Registro eletrônico de saúde pessoal 87
   Usos, impacto e barreiras na adoção do registro eletrônico de saúde pessoal 90

9. **Informática em saúde pública** 94
   O que é saúde pública? 95
   Aplicações da informática em saúde pública 96
10. **Métodos computacionais aplicados à saúde** 100
    Métodos computacionais para lidar com dados em saúde 101
    Processamento de linguagem natural 101
    Ciência de dados 106
    O profissional especializado em métodos computacionais aplicados à saúde 110
11. **Bioinformática** 112
    Introdução à bioinformática: da estrutura do DNA à medicina de precisão 113
    Análise de dados biológicos 115
    Desafios relacionados à bioinformática e sua aplicação na medicina 116

Parte III – Informática em saúde no presente e no futuro 119

12. **Desafios de um sistema de saúde digitalizado: a experiência americana** 119
    Características do sistema de saúde americano 120
    O programa americano de certificação e adoção do prontuário eletrônico do paciente ... 122
    Consequências não esperadas da informatização do sistema de saúde americano 124
    Segundo a ciência... 126
    O paradoxo da produtividade 131
13. **Como "consertar" o prontuário eletrônico do paciente** 137
    Uso atual do prontuário eletrônico do paciente 138
    Acrescentando o "por quê" no prontuário eletrônico do paciente 142
    Rumo à quarta geração do prontuário eletrônico do paciente 145
    Desafios para o desenvolvimento do prontuário eletrônico do paciente de quarta geração ... 150
14. **Áreas de pesquisa promissoras** 153
    O caminho para o futuro da informática em saúde 154
15. **O sistema de saúde do futuro** 165
    Informática em saúde e o prontuário eletrônico do paciente do futuro 166
    Serviços de saúde no futuro 168
    Potenciais consequências não esperadas do sistema de saúde do futuro 171

Índice 177

PARTE I
FUNDAMENTOS, DEFINIÇÕES E CONCEITOS

1

INFORMÁTICA EM SAÚDE:
CONCEITOS FUNDAMENTAIS E EVOLUÇÃO HISTÓRICA

AO FINAL DESTE CAPÍTULO, O LEITOR ESTARÁ PREPARADO PARA:

>> OBJETIVOS

- Discutir a definição de informática em saúde, bem como as características que a diferenciam da tecnologia da informação convencional.

- Analisar os eventos históricos que contribuíram para o surgimento da área de informática em saúde e do prontuário eletrônico do paciente.

- Comparar os principais eventos históricos da área no Brasil, nos Estados Unidos e no mundo.

- Discutir as principais aplicações da informática em saúde como disciplina e como profissão.

>> RESUMO

A informática em saúde tem evoluído como uma disciplina e como uma profissão cada vez mais comum nas organizações de saúde do mundo todo. A informática em saúde incorpora processos, ferramentas, teorias e conceitos de áreas do conhecimento heterogêneas como ciência da informação, ciência da computação, ciência cognitiva e ciências da saúde (medicina, biologia, saúde pública). Os profissionais de informática em saúde utilizam ferramentas de tecnologia da informação para gerenciar e comunicar dados, informações, conhecimento e sabedoria, a fim de auxiliar o processo de decisão em saúde. O objetivo da informática em saúde é dar suporte aos profissionais envolvidos na assistência e pesquisa em saúde, visando melhorar a saúde nos níveis molecular, individual e populacional. Este capítulo explora as definições e a evolução histórica da área de informática em saúde no Brasil e no mundo.

O QUE É INFORMÁTICA EM SAÚDE?

Uma das tarefas mais difíceis na disciplina de informática em saúde é a concepção de uma terminologia universal que melhor a descreva enquanto área do conhecimento, bem como a concepção de sua própria definição. Informática em saúde é uma disciplina híbrida que combina áreas de conhecimento heterogêneas como ciências básicas da informação, ciência da computação, diferentes domínios da saúde (medicina, biologia, saúde pública) e ciência cognitiva.

Ao longo dos anos, diversos termos têm sido utilizados na busca de uma definição abrangente que cubra todos os domínios dessa área. A partir dos anos 1960, termos como "computadores em medicina" ou "computadores em biomedicina" surgiram para descrever os primeiros usos de computadores na área da saúde; com o passar do tempo, as aplicações e os usos se expandiram, demandando termos capazes de representar, de forma mais ampla, as possíveis aplicações de computadores para apoiar processos da área da saúde. A partir de 1980, o termo mais usado nos Estados Unidos era "informática médica", adotado por ser mais abrangente do que o termo "computadores em medicina", pois englobava tópicos como estatísticas médicas, armazenamento de registros e o estudo da natureza da informação médica. A partir de 2000, os primeiros resultados do Projeto Genoma Humano causaram uma explosão no uso de métodos computacionais para a análise de dados biológicos e, por conseguinte, o termo "informática biomédica" passou a ser o mais utilizado. Em 2001, um dos periódicos mais tradicionais da área, o *Computers and Biomedical Research* (Computadores e Pesquisa Biomédica), passou a se chamar *Journal of Biomedical Informatics* (Jornal da Informática Biomédica), e, em 2006, a terceira edição do livro mais famoso da área, *Medical informatics: computer applications in health care* (Informática médica: aplicação de computadores na saúde), passou a se chamar *Biomedical informatics: computer applications in health care and biomedicine* (Informática biomédica: aplicação de computadores na saúde e biomedicina).[1]

Embora os termos "informática médica" e "informática biomédica" ainda sejam os mais usados nos Estados Unidos, em países da Europa e da América Latina o termo "informática em saúde" é o mais comum; esse termo está sendo adotado aos poucos na América do Norte. Neste livro, adota-se o termo "informática em saúde" por ser mais abrangente e cada vez mais aceito pela comunidade internacional.

Mas o que de fato é informática em saúde, senão pura e simplesmente o uso de computadores e sistemas de informação aplicados à saúde? Qual é a diferença entre informática em saúde e tecnologia da informação (TI)? A TI tradicional é uma área comum a todas as indústrias e setores de serviços da economia, incluindo a área da saúde. A TI incorpora um conjunto de soluções fornecidas por recursos e ferramentas de computação para facilitar a coleta, o armazenamento, a transmissão, o acesso, a segurança e o uso de informações necessárias para a execução de tarefas.

Entre os anos de 1940 e 1950, a TI envolvia a utilização de computadores mecânicos e eletromecânicos, limitados pela capacidade computacional disponível à época; à medida que novas tecnologias surgiam, seu uso passou a incorporar outras ferramentas e recursos como redes de computadores, dispositivos de telecomunicação e sistemas de informação sofisticados que demandam uma infraestrutura computacional cada vez mais complexa. Essas aplicações de TI são comuns tanto para um banco quanto para um hospital: ambos precisam coletar, armazenar e transmitir dados em formato eletrônico, bem como garantir seu acesso e uso de forma segura, a fim de apoiar as principais atividades de seu negócio. A informática em saúde, por outro lado, envolve a aplicação de recursos de TI – majoritariamente de sistemas de informação – para dar suporte a processos específicos da área da saúde.

De modo geral, podemos dizer que a TI tende a se concentrar mais na tecnologia e menos na informação, enquanto a informática em saúde tende a se concentrar mais na informação e menos na tecnologia. O teorema fundamental da informática em saúde proposto por Friedman[2] sugere que profissionais de saúde que trabalham com o apoio de sistemas de informação em saúde obtêm melhores resultados do que profissionais sem tal apoio (Fig. 1.1), dado que o sistema em questão oferecerá um conhecimento que esse profissional não possuía antes.

Esse teorema é, ao mesmo tempo, simples e abrangente o suficiente para descrever a diferença entre TI tradicional e informática em saúde: a primeira concentra-se no armazenamento, processamento e acesso às

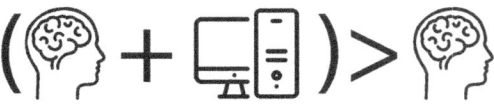

FIGURA 1.1 > *Teorema fundamental da informática em saúde.*
Fonte: Elaborada com base em Friedman.[2]

informações necessárias para auxiliar e/ou automatizar tarefas; a segunda tem como foco o suporte à geração de conhecimento para auxiliar o processo de decisão em saúde. Essa diferença é essencial, pois a área da saúde tem características muito peculiares e uma complexidade inabarcável, que a diferencia dos demais setores da economia. Nos anos 1950, estimava-se que o conhecimento médico (o conhecimento disponível sobre doenças, diagnósticos, tratamentos, etc.) dobrava a cada 50 anos; hoje, estima-se que esse conhecimento dobre a cada três anos e meio; em decorrência disso, o que um médico precisa saber no momento da sua graduação representa aproximadamente apenas 10% do que ele precisará saber quando se aposentar.[3]

Poucas áreas do conhecimento – ou talvez nenhuma – demandam uma atualização tão dinâmica e intensa de seus profissionais quanto a área da saúde. A quantidade de informações que um profissional clínico precisa consultar e interpretar diariamente ultrapassa de modo significativo a sua capacidade cognitiva.[4] Nesse contexto, são fundamentais não apenas ferramentas que facilitem o acesso às informações necessárias para execução e gestão de tarefas (TI), mas também ferramentas que proporcionem acesso ao conhecimento necessário para a tomada de decisão clínica (informática em saúde).

Devido à complexidade dos processos em saúde e ao crescimento exponencial do conhecimento médico, os profissionais de informática em saúde precisam receber um treinamento híbrido envolvendo não somente recursos tradicionais de TI (p. ex., noções de sistemas de banco de dados, linguagens de programação, *design* de sistemas), mas também a terminologia da medicina, suas subáreas, aplicações e os desafios inerentes à prestação de serviços de saúde. Mais recentemente, esse treinamento também passou a incorporar dados biológicos (ver Caps. 4 e 11). A Figura 1.2 ilustra as principais áreas e subáreas que compõem a disciplina de informática em saúde.

Atualmente, a informática em saúde é reconhecida tanto como uma disciplina quanto como uma profissão. Como disciplina, ela é considerada uma área do conhecimento específica, com objetos de estudo definidos, tal qual outras áreas do conhecimento tradicionais, como economia, sociologia ou medicina. Programas de treinamento dedicados a preparar profissionais capacitados para o desenvolvimento, aplicação e avaliação de sistemas de informação em saúde existem há mais de cinco décadas nos Estados Unidos, país onde hoje até uma subespecialidade médica para a área já foi criada. Treinamentos de informática em saúde também têm sido cada vez mais comuns na formação dos profissionais de saúde. Para mais informações sobre treinamentos, certificações e especialidades de informática em saúde, ver Capítulo 4.

Em 2003, o Instituto de Medicina (IOM, do inglês Institute of Medicine) dos Estados Unidos propôs as cinco competências mais importantes a serem desenvolvidas por todos os profissionais de saúde, e a informática em saúde é uma delas:[5]

> Prestação de assistência centrada no paciente.
> Trabalho com equipes interdisciplinares.
> Medicina baseada em evidência.
> Foco na qualidade do cuidado.
> Informática em saúde.

Já a informática em saúde enquanto profissão incorpora um conjunto de especialidades e atividades praticadas por milhares de profissionais ao redor do mundo. Em termos práticos, dentro de um hospital ou em uma rede de saúde, a área de informática em saúde (ou informática clínica/médica) é normalmente representada por uma equipe de especialistas com treinamento específico em informática em saúde, ou por profissionais com formação clínica (p. ex., médicos, enfermeiros, farmacêuticos) que também possuem treinamento formal ou experiência prática em TI.

Em grande parte dos casos, esses profissionais se reportam a um profissional de nível gerencial com formação médica e em TI, o gestor/diretor de informática médica (CMIO, do inglês *chief medical informatics officer*). Essa é a configuração da maioria das equipes de informática em saúde nos Estados Unidos, e uma tendência cada vez maior nas organizações de saúde brasileiras. Outras equipes mais específicas também são comuns nos Estados Unidos, como a equipe de informática em enfermagem, que se reporta a um gestor/diretor de informática em enfermagem (CNIO, do inglês *chief nursing informatics officer*). Algumas grandes redes de saúde americanas também têm posições de nível executivo para a área, como o executivo de informática em saúde (CHIO, do inglês *chief health informatics officer*), que é uma posição de nível hierárquico similar ao executivo de tecnologia da informação (CIO, do inglês *chief information officer*). O CHIO é responsável por todas as atividades relacionadas à informática em saúde da organização, incluindo, muitas vezes, atividades de ensino e pesquisa. Os profissionais de informática em saúde são responsáveis por diversas atividades, como:

> Desenvolver, instalar e avaliar novas tecnologias aplicáveis à saúde, como o prontuário eletrônico do paciente (PEP) (ver Cap. 5).
> Desenvolver, instalar e avaliar sistemas que forneçam aos pacientes acesso aos seus respectivos registros de saúde (ver Cap. 8).
> Analisar a interação entre usuários e sistemas de

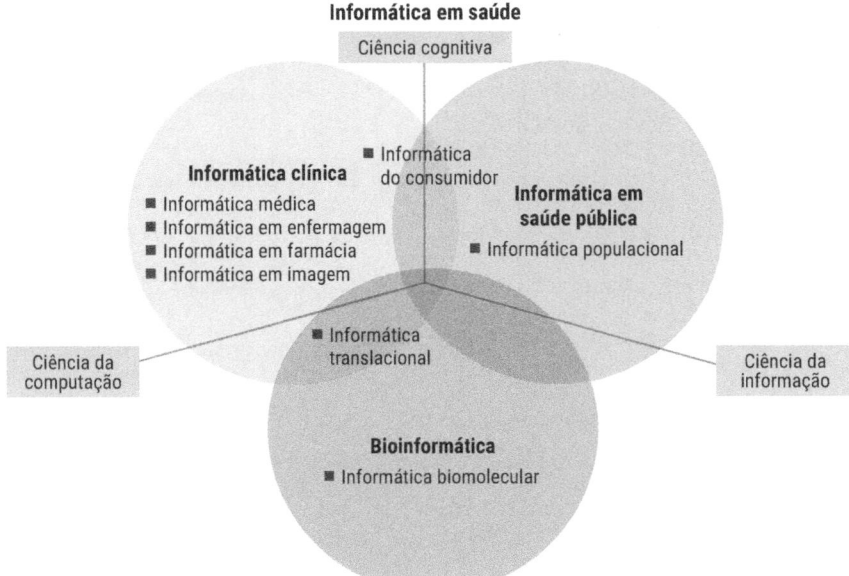

FIGURA 1.2 > *Diagrama ilustrando a interseção entre as principais áreas da informática em saúde e suas subáreas mais comuns. As principais áreas são a **informática clínica**, composta por subáreas como informática médica, informática em enfermagem, informática em farmácia, informática em imagem (aplicação de sistemas de informação para dar suporte ao processo de diagnósticos por imagem) e informática do consumidor (que também pertence à informática em saúde pública); a **informática em saúde pública**, composta pela subárea informática populacional; e a **bioinformática**, composta pelas subáreas informática biomolecular e informática translacional, sendo que esta última trata da aplicação de resultados produzidos pela bioinformática na prática clínica. Todas essas áreas e subáreas são estudadas e aprimoradas com o auxílio de áreas do conhecimento complementares, como a **ciência da informação** (disciplina que estuda a coleta, a classificação, a manipulação, o armazenamento, a recuperação e a disseminação da informação), a **ciência da computação** (ciência que estuda metodologias e instrumentos computacionais) e a **ciência cognitiva** (ciência que estuda a mente humana e seus processos cognitivos).*

informação em saúde para garantir que os sistemas reflitam o pensamento e o fluxo de trabalho dos profissionais clínicos (ver Cap. 3).
> Viabilizar a criação e o uso de protocolos clínicos por meio do PEP (ver Cap. 7).
> Viabilizar a integração entre bases de conhecimento clínico (p. ex., UpToDate®, ClinicalKey®, Micromedex®) e o PEP (ver Cap. 7).
> Desenvolver e implantar políticas nacionais de adoção e uso do PEP (ver Cap. 12).
> Desenvolver e manter terminologias clínicas e padrões de troca de dados para facilitar a interoperabilidade entre sistemas de informação em saúde (ver Cap. 6).
> Liderar pesquisas centradas na avaliação do impacto da informática em saúde nos pacientes, nos profissionais e nas organizações de saúde (ver Caps. 3 e 12).

Considerando a amplitude da área e seus aspectos profissionais e interdisciplinares, várias definições para a informática em saúde têm sido propostas por estudiosos da área. Neste livro, adota-se uma definição que parece ser ampla e clara o suficiente para cobrir os diversos aspectos abordados por essa disciplina; ela foi adaptada da definição proposta por Nelson e Joos:[6]

> *Informática em saúde é uma área profissional e científica interdisciplinar, que integra disciplinas das ciências da informação, computação, cognição e saúde, com o objetivo de gerenciar e comunicar dados, informações, conhecimento e sabedoria para auxiliar o processo de decisão em saúde e melhorar a saúde nos níveis molecular, individual e populacional.*

O caminho percorrido pela informática em saúde para transformar **dados** (valores ou medições desprovidos de contexto) em **informação** (dado associado a um contexto), informação em **conhecimento** (interpretação correta da informação), para enfim produzir **sabedoria** (uso apropriado do conhecimento para a solução de problemas) pode ser exemplificado pelo teorema *data-to-wisdom* (dos dados para a sabedoria), proposto por Ramona Nelson[6] e ilustrado na Figura 1.3.

Exemplos de dados podem ser os valores de pressão sistólica e diastólica isolados da identificação do paciente ao qual eles pertencem: ao associar os dados da pressão arterial com o paciente, passamos a ter uma informação. A interpretação dessa informação dependerá de dados e informações adicionais como, por exemplo, um protocolo clínico que especifique quais são os limites de pressão sistólica e diastólica considerados normais; com base nesse protocolo, é possível interpretar se a pressão arterial do paciente em questão está dentro ou fora dos limites estabelecidos. Por fim, o uso apropriado desse conhecimento dependerá de mais dados e informações, como o tratamento adequado para o paciente em caso de pressão acima ou abaixo dos limites normais. Quanto mais próxima do processo decisório, mais complexa é a interação entre os elementos necessários para a tomada de decisão e, portanto, mais complexos são os sistemas de informação em saúde utilizados.

>> EVOLUÇÃO HISTÓRICA DA INFORMÁTICA EM SAÚDE

Os termos "registro médico", "prontuário médico" e "registro de saúde" são usados de forma intercambiada para descrever a documentação do histórico de saúde de um paciente. A história da informática em saúde não começa com o advento dos computadores modernos, mas é resultado de diversos eventos históricos que contribuíram para o desenvolvimento do que hoje conhecemos como o PEP ou, na sua forma mais ampla, o registro eletrônico de saúde (RES). A sigla PEP é comumente usada para descrever sistemas de informação que lidam com os registros eletrônicos de saúde utilizados dentro de uma organização de saúde (p. ex., um hospital ou uma clínica ambulatorial), ao passo que o RES permite a gestão de registros eletrônicos que vão além das fronteiras de uma organização isolada (p. ex., gestão dos dados de uma rede de hospitais, que fazem parte ou não da mesma organização de saúde). Para simplificar, neste livro é empregada a sigla PEP em referência aos sistemas de informação em saúde independentemente da amplitu-

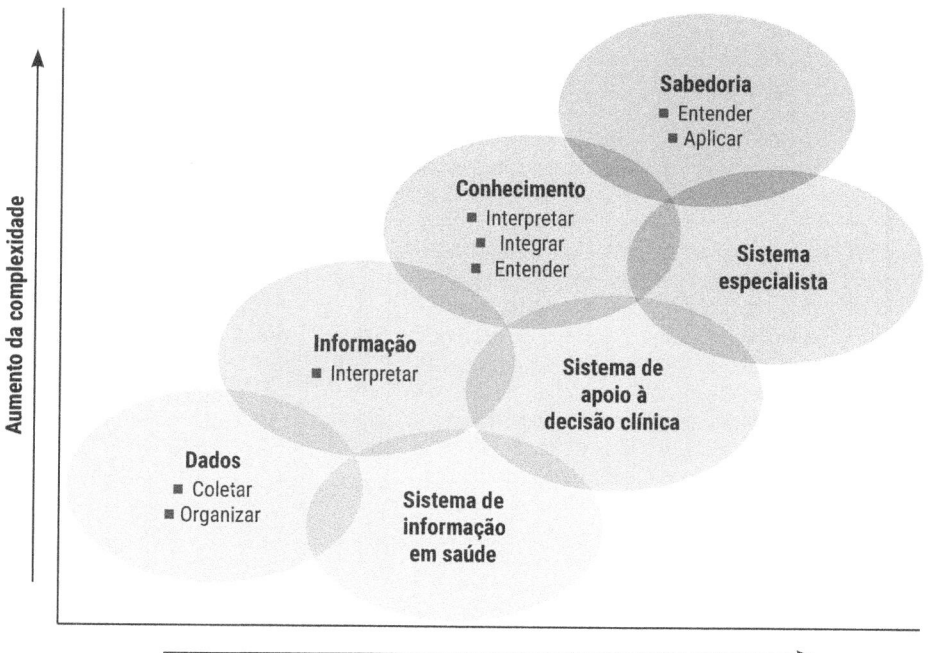

FIGURA 1.3 > *Modelo* data-to-wisdom.
Fonte: Elaborada com base em Nelson e Joos[6] e Englebardt e Nelson R.[7]

de de sua aplicação (para mais informações sobre o PEP, seus componentes e usos, ver Cap. 5).

Os primeiros marcos na evolução do prontuário médico ocorreram na antiguidade com o desenvolvimento dos relatórios de história clínica para propósitos didáticos. O exemplo mais antigo é provavelmente encontrado no uso de folhas de papiros no antigo Egito. Há registros de procedimentos médicos como cirurgias que foram criados por volta de 1600 a.C.[8] Outro evento relevante é a documentação de histórias de casos clínicos em ordem cronológica, proposta por Hipócrates no século V a.C. na Grécia antiga.[9] Os escritos gregos produzidos com a metodologia de Hipócrates e outros textos da época foram traduzidos para a língua árabe e continuaram a ser usados e aprimorados a partir do século IX d.C.[10] Em 1854, durante a guerra da Crimeia, Florence Nightingale introduziu o conceito de classificação sistemática de dados clínicos ao criar a primeira classificação de doenças, que foi usada na documentação clínica de seus pacientes.[11] No fim do século XIX, prontuários médicos em papel utilizados em hospitais na Europa e nos Estados Unidos já continham registros de histórico familiar, hábitos do paciente, doenças anteriores e atuais, exame físico, análise de material biológico, breve evolução médica, diagnósticos e instruções de alta.

Entre o fim do século XIX e o início do século XX, dois eventos relevantes para o desenvolvimento do conceito de PEP ocorreram nos Estados Unidos. Em 1889, Herman Hollerith, aluno de doutorado da Universidade de Columbia, em Nova York, desenvolveu um sistema de tabulação com uso de cartões perfurados e criou uma empresa para produção e venda de máquinas de cálculo. Suas máquinas foram utilizadas para calcular o censo americano em 1890, computando dados de 62 milhões de americanos em apenas um mês. Em 1911, Hollerith vendeu sua empresa para a Computing-Tabulating-Records (CTR), que deu origem à International Business Machines (IBM), abrindo caminho para a subsequente era de computadores digitais nos Estados Unidos e no mundo.[12] No mesmo período, Henry S. Plummer, um dos fundadores da Mayo Clinic, introduziu o conceito de prontuário médico centrado no paciente,[13] revolucionando a documentação dos registros de saúde, que, até 1907, constituíam-se de documentos separados por departamento, ou seja, partes do prontuário de um paciente poderiam ser encontradas em diversos departamentos de um mesmo hospital, o que acarretava ineficiência dos profissionais de saúde, interrupções no fluxo de processos clínicos e falhas na comunicação necessária para garantir a continuidade do cuidado do paciente.

Entre os anos de 1950 e 1960, computadores passaram a ser utilizados em hospitais americanos e diversos pesquisadores fizeram uso desses equipamentos para melhorar a assistência médica. Em 1956, a Universidade de Utah, em Salt Lake City, adquiriu um computador digital para uso em pesquisas clínicas, e um cardiologista do hospital Latter-Day Saints (LDS), chamado Homer R. Warner, utilizou esse computador para o desenvolvimento de um sistema de apoio à decisão clínica, que oferecia sugestões de diagnósticos para atendimentos cardiológicos.[14] Esse sistema foi testado no laboratório de cateterismo do hospital LDS mediante comparação dos diagnósticos de pacientes atendidos no laboratório sugeridos pelo sistema com os diagnósticos sugeridos pelos médicos responsáveis pelo encaminhamento desses pacientes ao laboratório. Em 1961, os resultados obtidos pelo dr. Warner e seus colegas demonstraram que, com exceção de um médico, o sistema havia superado a performance de todos os médicos que participaram do estudo.[15]

Entre 1961 e 1969, outros sistemas foram desenvolvidos no hospital LDS e, em 1970, iniciou-se o desenvolvimento de uma base de dados para integrar esses sistemas, o que resultou na criação do sistema de informação hospitalar Health Evaluation through Logical Processing (HELP), utilizado e aprimorado por mais de quatro décadas em todos os hospitais da rede de saúde Intermountain Healthcare, fundada em 1975, contemplando o hospital LDS e outros hospitais e clínicas da região.[16-20] Em decorrência das pesquisas iniciais conduzidas por Warner em 1964, ele liderou a fundação do primeiro departamento de informática em saúde dos Estados Unidos – e, ao que tudo indica, o primeiro do mundo –, o Departamento de Informática Biomédica da Universidade de Utah (na época, Departamento de Biofísica e Bioengenharia).[21] Por seu pioneirismo, Warner é considerado por muitos o pai da informática em saúde.[22] A Figura 1.4 mostra ele e outros pesquisadores na central de processamento de dados do hospital LDS em Salt Lake City.

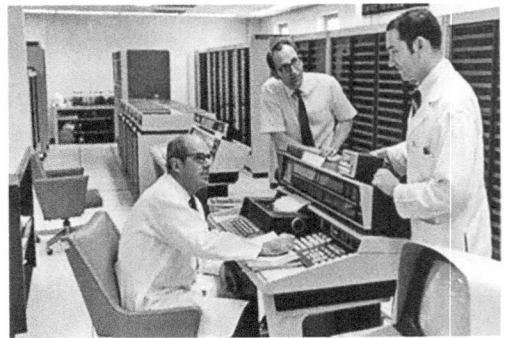

FIGURA 1.4 > *Homer R. Warner (à esquerda) e seus colegas Reed Gardner (à direita) e Allan Pryor (ao centro) na central de processamento de dados do hospital Latter-Day Saints em Salt Lake City, Utah, Estados Unidos.*
Fonte: University of Utah.[21]

Em paralelo às pesquisas e sistemas desenvolvidos no hospital LDS, outros grupos de pesquisa dedicados ao uso de computadores em medicina começaram a se formar tanto nos Estados Unidos quanto na Europa. Em 1962, a primeira revista científica da área era lançada na Alemanha, intitulada *Methods of Information in Medicine*. Em 1966, cientistas americanos e europeus reuniram-se na Dinamarca para a realização da Elsinore Conference, a primeira conferência internacional de informática em saúde. Em 1967, pesquisadores do Hospital Geral de Massachusetts desenvolveram a primeira linguagem de programação específica para sistemas de informação em saúde, a Massachusetts General Hospital Utility Multi-Programming System (MUMPS).[23] Em 1971, o hospital El Camino na Califórnia implantou um sistema de informação em saúde, chamado MIS, que passou a atrair a atenção de gestores de saúde do mundo todo.[24] A International Medical Informatics Association (IMIA; Associação Internacional de Informática Médica) foi fundada em 1974, reunindo membros de diversos países na sua primeira conferência internacional chamada MedInfo, realizada na Suécia. Em 1977, a primeira conferência nacional de informática em saúde foi realizada nos Estados Unidos, a Symposium on Computer Applications in Medical Care (SCAMC), que mais tarde daria origem à American Medical Informatics Association (AMIA; Associação Americana de Informática Médica). A AMIA é hoje a principal organização de profissionais e pesquisadores de informática em saúde nos Estados Unidos, e seu simpósio anual é considerado por muitos a mais importante conferência anual de pesquisadores de informática em saúde. No fim da década de 1970, empresas externas passaram a se interessar pelo crescente mercado de informática em saúde, e em 1979 as duas maiores empresas desenvolvedoras de PEPs comerciais dos Estados Unidos foram fundadas.

Com o avanço da tecnologia de redes de computadores e o surgimento de mini e microcomputadores entre os anos de 1980 e 1990, diversas organizações de saúde americanas passaram a utilizar PEPs, que em grande parte eram compostos de sistemas departamentais isolados e desenvolvidos internamente. Naquela época, a adoção do PEP em nível nacional era muito baixa, e a maioria das clínicas e hospitais americanos ainda possuía prontuário em papel ou parcialmente em papel. Em 1991, o IOM emitiu um relatório recomendando a adoção do PEP em nível nacional para aumentar a legibilidade dos registros de saúde e diminuir eventos adversos provenientes de erros médicos.[25] Apesar disso, a adoção do PEP continuou baixa, pois ainda era restrita a um grupo de organizações de saúde pioneiras na adoção e uso de computadores, e soluções inovadoras continuavam a ser produzidas por essas mesmas organizações, a saber: Intermountain Healthcare, Hospital Geral de Massachusetts (hoje parte da rede de saúde Partners Healthcare), Regenstrief Institute da Universidade de Indiana, Centro Médico Acadêmico da Universidade de Duke e Veterans Health Administration.

Essa realidade mudou drasticamente no fim dos anos 2000, quando o governo americano propôs um pacote de investimentos de recursos públicos para diminuir o impacto da crise financeira de 2008 na economia americana. O pacote de investimentos, chamado American Recovery and Reinvestment Act (ARRA; Reinvestimento na Recuperação Americana), foi aprovado pelo congresso americano em 2009. Parte desse pacote incluía uma quantia de mais de 20 bilhões de dólares para a criação de um programa de certificação de sistemas de informação em saúde pelo governo americano e de incentivo à adoção do PEP; o objetivo era alcançar uma adoção completa no país até 2015. A lei também previa a criação de um departamento de informática em saúde dentro da secretaria de saúde americana (o equivalente ao Ministério da Saúde no Brasil), que passou a ser responsável pela certificação de PEPs e pelo programa Meaningful Use (Uso Significativo). O programa Meaningful Use previa a distribuição dos mais de 20 bilhões de dólares cedidos à secretaria de saúde pelo ARRA como incentivos financeiros para profissionais e organizações de saúde que adotassem PEPs certificados pelo governo americano e os utilizassem de forma significativa (conforme a definição de uso significativo proposta pelo Meaningful Use).

O programa foi extremamente bem-sucedido no que diz respeito à adoção e uso do PEP: em 2009, apenas 12% dos hospitais americanos faziam uso de um PEP para apoiar seus processos clínicos; em 2015, esse número passou para 95%; e hoje a adoção beira os 100%. Entretanto, apesar de produzir um resultado muito expressivo em um curtíssimo espaço de tempo e permitir a criação de uma infraestrutura digital sem precedentes na saúde americana, o programa também gerou consequências não esperadas (e indesejáveis) ou, na melhor das hipóteses, não apresentou os resultados tão esperados e insistentemente propagandeados pela administração de Barack Obama. Melhorias como a diminuição do custo da saúde americana (que tem o maior orçamento do mundo) em conjunto com o aumento da qualidade do cuidado e segurança do paciente (melhorias frequentemente associadas à adoção do PEP) não foram observadas em nível nacional, e as previsões iniciais estão sendo contestadas por dezenas de estudos publicados recentemente.

O problema não estava na visão de um PEP para todos os cidadãos americanos. Conforme discutido na Parte II deste livro, o PEP não é um vilão dos profissionais e das organizações de saúde; muito pelo contrário: quando bem implementado, cuidadosamente adaptado às necessidades locais e implantado em conjunto com investimentos complementares, necessários para que se atinja o potencial máximo de qualquer tecnologia, ele é uma ferramenta de sumo valor para os profissionais de saúde.

No caso americano, o problema encontra-se nas premissas adotadas pelo programa Meaningful Use, que não levou em consideração importantes limitações da literatura científica e do estágio atual dos sistemas de informação em saúde disponíveis no mercado. A criação do programa foi baseada em diversos estudos que relatavam melhorias significativas decorrentes da adoção e uso do PEP, gerando uma enorme expectativa de melhorias na qualidade do cuidado, segurança do paciente e produtividade dos profissionais e organizações de saúde, resultados que, segundo os criadores do programa, seriam observados imediatamente após a sua conclusão em 2015.

Todavia, conforme discutido em detalhe no Capítulo 12, os estudos que serviram de base para o Meaningful Use foram fundamentados em metodologias falhas, que não consideravam todas as vicissitudes de um sistema de saúde, nem todos os fatores envolvidos na complexa interação entre profissionais de saúde, pacientes e tecnologia. Ademais, a maioria dos resultados positivos encontrados na literatura científica havia sido produzida por estudos conduzidos em um grupo restrito de organizações de saúde (as mesmas pioneiras na adoção do PEP mencionadas antes). Os sistemas desenvolvidos por essas organizações eram bastante específicos e customizados para atender suas necessidades locais e, de fato, produziam resultados impressionantes (alguns exemplos interessantes podem ser encontrados nos Caps. 5 e 7); contudo, os sistemas adotados nacionalmente foram os sistemas comerciais disponíveis no mercado, os quais não apresentavam resultados positivos de forma consistente e careciam de estudos mais robustos. O que se viu na prática foi um incentivo à adoção de sistemas comerciais com problemas bastante conhecidos e longe de serem solucionados, acompanhado de uma onda interminável de críticas ao programa e aos PEPs adotados. No contexto atual, um claro entendimento dos reais impactos do programa americano de certificação e adoção do PEP ainda levará vários anos para ser alcançado (ver Caps. 12 e 13).

Os Estados Unidos parecem ser o primeiro país a atingir uma adoção universal do PEP tanto para clínicas de atenção básica e de especialidades médicas quanto para os hospitais de baixa, média e alta complexidade, nos setores público e privado; a adoção em outros países desenvolvidos é bastante variada, sendo os países nórdicos e o Reino Unido os países com níveis de adoção mais próximos aos dos Estados Unidos.[26] O Reino Unido, apesar de ter atingido adoção universal do PEP em clínicas de atenção básica antes dos Estados Unidos, ainda enfrenta diversos desafios na área hospitalar, com atraso em implantações, dificuldades técnicas e custos obscenos. Um projeto iniciado em 2002, o mais ambicioso de três projetos para implantação do PEP em nível nacional, em 2007 já havia sido liderado por seis gerentes de projeto diferentes e apresentava um custo de 12 bilhões de libras, o dobro dos 6 bilhões inicialmente previstos, o que o levou a ser conhecido como "o fiasco de 12 bilhões de libras".[27] A Figura 1.5 apresenta uma linha do tempo com os principais marcos da história da informática em saúde e um paralelo dos principais eventos da área no Brasil.

>> INFORMÁTICA EM SAÚDE NO BRASIL

O uso de computadores para dar suporte à assistência médica e pesquisa clínica no Brasil tem início com aproximadamente uma década e meia de atraso em relação à Europa e aos Estados Unidos. Enquanto neste país, já no fim da década de 1950, computadores com tecnologia de ponta para a época eram instalados em hospitais universitários e departamentos de pesquisa de diversas universidades americanas, o Brasil carecia de tais tecnologias.[28,29]

As primeiras atividades ocorreram na década de 1970 e centraram-se no uso de computadores para dar suporte a atividades de ensino e pesquisa. Em 1972, a Universidade Federal do Rio de Janeiro (UFRJ) criou o Núcleo de Tecnologia de Educação em Saúde, o primeiro a utilizar a linguagem de programação MUMPS no Brasil. Nesse mesmo ano, computadores passaram a ser empregados para atividades de ensino e pesquisa no Departamento de Fisiologia da Universidade de São Paulo (USP) de Ribeirão Preto. Entre 1975 e 1976, a Companhia de Processamento de Dados do Estado de São Paulo (PRODESP) e o Instituto do Coração (InCor) da Faculdade de Medicina da USP (FMUSP) começaram a instalar computadores nos hospitais vinculados à FMUSP, dando início à era do desenvolvimento e uso de sistemas de informação hospitalar no Brasil.

No início da década de 1980, novos grupos de pesquisa com foco em informática em saúde surgiram em diferentes regiões do país, incluindo a Universidade Federal do Rio Grande do Sul (UFRGS), a Universidade Estadual de Campinas (UNICAMP) e a Escola Paulista de Medicina da Universidade Federal de São Paulo (UNIFESP). Em 1986, representantes dos diversos grupos de pesquisa espalhados pelo país se reuniram para a realização do primeiro congresso brasileiro de informática em saúde na cidade de Campinas. Nesse congresso, foi fundada a Sociedade Brasileira de Informática em Saúde (SBIS), que é até hoje a principal organização da área

INTRODUÇÃO À INFORMÁTICA EM SAÚDE

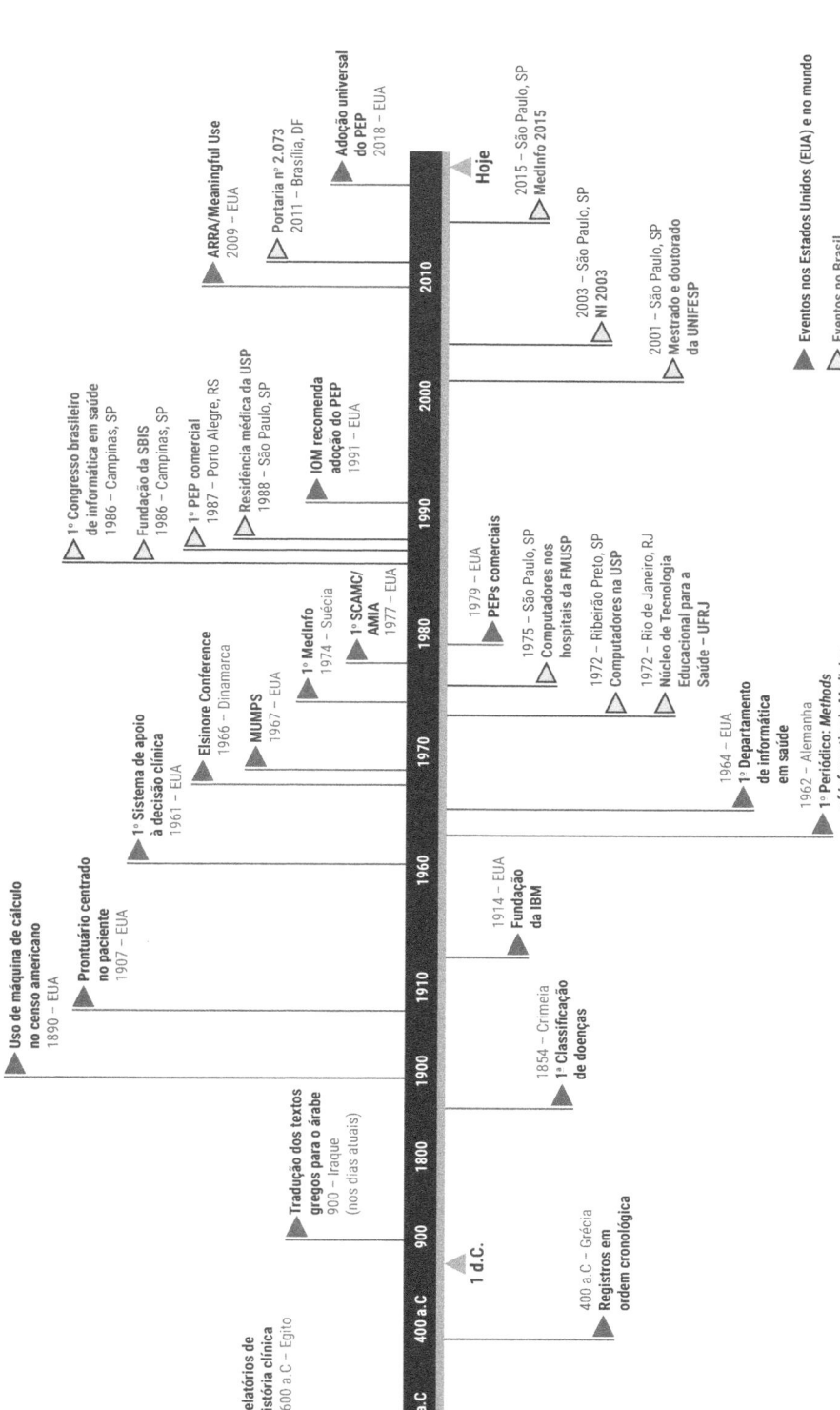

FIGURA 1.5 > Linha do tempo com os principais eventos da história do prontuário médico, do prontuário eletrônico do paciente e da informática em saúde no Brasil e no mundo.

no Brasil. Entre os anos de 1980 e 1990, as maiores empresas desenvolvedoras de PEPs comerciais foram fundadas, dando início à era de PEPs comerciais no Brasil.

Em 1988, a USP lançou o primeiro programa de residência médica com foco em informática médica. Nesse mesmo ano, o Centro de Informática em Saúde da UNIFESP era fundado e, em 2001, já como Departamento de Informática em Saúde, tornou-se o primeiro departamento a oferecer cursos de mestrado e doutorado em informática em saúde no Brasil. A UNIFESP também participou de outras iniciativas importantes entre o fim dos anos 1990 e o início dos anos 2000. A partir de 1999, ela estabeleceu uma parceria com a Universidade de Harvard nos Estados Unidos para formar professores e profissionais de informática em saúde no Brasil, passando a apoiar várias iniciativas da área como a realização do Oitavo Congresso Internacional de Informática em Enfermagem (NI, sigla em inglês), realizado em São Paulo no ano de 2003.[29,30]

Embora dados oficiais sobre a adoção do PEP no Brasil sejam escassos, é possível dizer que no fim dos anos 2000, diversos hospitais privados e filantrópicos do país já possuíam um PEP instalado. Seguindo uma tendência internacional, o Brasil passou a dar maior importância ao uso de padrões de comunicação em saúde e, em 2011, o Ministério da Saúde publicou a Portaria nº 2.073,[31] que regulamenta o uso de padrões de interoperabilidade para sistemas de informação em saúde, determinando, entre outros, a utilização de padrões de terminologia clínica, modelagem de dados clínicos e troca de mensagens entre sistemas de informação em saúde.[31] Esses padrões são analisados em detalhe no Capítulo 6.

Para atender à crescente demanda de profissionais especializados na área, a SBIS criou em 2012 o Programa de Profissionalização em Tecnologia da Informação e Comunicação em Saúde (proTICS), que visa promover a criação de novos cursos de graduação e pós-graduação na área de informática em saúde, e o Certificado Profissional em Tecnologia da Informação e Comunicação em Saúde (cpTICS), e desde 2012 realiza exames anuais para certificar profissionais da área.[32]

Confirmando o crescimento e a relevância da área de informática em saúde no Brasil, um marco extremamente importante aconteceu no ano de 2015, com a realização da Décima Quinta Conferência Internacional de Informática em Saúde da IMIA, a MedInfo 2015, na cidade de São Paulo, a primeira a ocorrer na América Latina.

Embora diversos esforços tenham sido implementados com sucesso nas últimas décadas, a adoção do PEP no Brasil ainda é muito baixa, sobretudo quando comparada à de países desenvolvidos. Uma pesquisa realizada em 2017 pelo Centro Regional de Estudos para o Desenvolvimento da Sociedade da Informação (Cetic.br) aponta que, apesar de mais de 90% dos estabelecimentos de saúde no Brasil possuírem uma infraestrutura de TI e utilizarem computadores, apenas 21% usam essa infraestrutura para a coleta de dados clínicos.[33] A grande maioria das organizações de saúde brasileiras ainda possui prontuário médico em papel ou parcialmente em papel. Se, por um lado, a adoção do PEP no Brasil é baixa e isso demonstra certo atraso em comparação com outros países, por outro lado, nosso país tem a oportunidade de, ao longo do processo de maturação do mercado de informática em saúde, aprender com os erros e acertos de países que já atingiram uma adoção universal do PEP, como é o caso dos Estados Unidos. Conforme discutido na Parte III deste livro, as lições aprendidas a partir da experiência americana podem ser de extrema importância para a realidade brasileira.

>>> CONSIDERAÇÕES FINAIS

Neste capítulo foram apresentadas as definições e os termos mais comuns da informática em saúde e foi traçada uma evolução histórica dos eventos mais relevantes para o desenvolvimento da área de informática em saúde e do PEP como o conhecemos hoje. Vimos que a adoção do PEP em países desenvolvidos como os Estados Unidos é bastante superior à do Brasil; porém, tal adoção tem sido fruto de políticas públicas que produziram resultados não totalmente satisfatórios.

O desenvolvimento da informática em saúde é fortemente influenciado pela evolução das áreas da saúde e de TI, bem como pelas tentativas de regulamentação do mercado por entidades governamentais, sendo esta uma realidade dentro e fora do Brasil. As oportunidades de colaboração entre os diversos profissionais da área podem contribuir para a criação de um sistema de saúde digital, que poderá vir a ser mais eficiente e eficaz que o atual e que também será mais interessante e motivador do que os obstáculos enfrentados durante o surgimento e expansão desta jovem área do conhecimento.

>> PERGUNTAS PARA DISCUSSÃO

■ O que é informática em saúde e qual é a diferença fundamental entre informática em saúde e tecnologia da informação?

■ O que faz a informática aplicada à saúde diferente da informática aplicada a uma empresa de manufatura?

■ Por que a informática em saúde é importante para profissionais de saúde e como ela pode contribuir para a prestação de assistência em saúde?

■ Quais são as principais áreas e subáreas que

compõem a disciplina de informática em saúde e qual é a interseção entre elas?

■ Quais foram os eventos históricos mais relevantes para o surgimento do PEP?

■ Quais foram os fatores fundamentais para a adoção universal do PEP nos Estados Unidos e quais fatores contribuem para a sua baixa adoção no Brasil?

■ Qual estratégia deve ser adotada pelo Brasil para aumentar a adoção do PEP? Quais os pontos positivos e negativos dessa estratégia?

// REFERÊNCIAS

1. Shortliffe EH, Cimino JJ. Biomedical informatics: computer applications in health care and biomedicine. 3rd ed. London: Springer; 2006.
2. Friedman CP. A "fundamental theorem" of biomedical informatics. J Am Med Inform Assoc. 2009;16(2):169-70.
3. Densen P. Challenges and opportunities facing medical education. Trans Am Clin Climatol Assoc. 2011;122:48-58.
4. Smith R. Strategies for coping with information overload. BMJ. 2010;341:c7126.
5. Institute of Medicine. Health professions education: a bridge to quality. Washington: The National Academy; 2003.
6. Nelson R, Joos I. On language in nursing: from data to wisdom. PLN Visions. 1989;Fall:6.
7. Englebardt S, Nelson R. Health care informatics: an interdisciplinary approach. St. Louis: Mosby; 2002.
8. Al-Awqati Q. How to write a case report: lessons from 1600 B.C. Kidney Int. 2006;69(12):2113-4.
9. Reiser SJ. The clinical record in medicine. Part 1: learning from cases. Ann Intern Med. 1991;114(10):902-7.
10. Alvarez Millan C. Graeco-Roman case histories and their influence on Medieval Islamic clinical accounts. Soc Hist Med. 1999;12(1):19-43.
11. McDonald L. Florence Nightingale and the early origins of evidence-based nursing. Evid Based Nurs. 2001;4(3):68-9.
12. Collen MF. The origins of informatics. J Am Med Inform Assoc. 1994;1(2):91-107.
13. Camp CL, Smoot RL, Kolettis TN, Groenewald CB, Greenlee SM, Farley DR. Patient records at Mayo Clinic: lessons learned from the first 100 patients in Dr Henry S. Plummer's dossier model. Mayo Clin Proc. 2008;83(12):1396-9.
14. Warner HR. History of medical informatics at Utah. In: Blum BI, Duncan K, editors. A history of medical informatics. Boston: Addison-Wesley; 1990. p. 357-69.
15. Warner HR, Toronto AF, Veasey LG, Stephenson R. A mathematical approach to medical diagnosis. Application to congenital heart disease. JAMA. 1961;177:177-83.
16. Warner HR, Olmsted CM, Rutherford BD. HELP-a program for medical decision-making. Comput Biomed Res. 1972;5(1):65-74.
17. Pryor TA, Gardner RM, Clayton PD, Warner HR. The HELP system. J Med Syst. 1983;7(2):87-102.
18. Gardner RM, Pryor TA, Warner HR. The HELP hospital information system: update 1998. Int J Med Inform. 1999;54(3):169-82.
19. Clayton PD, Narus SP, Huff SM, Pryor TA, Haug PJ, Larkin T, et al. Building a comprehensive clinical information system from components: the approach at Intermountain Health Care. Methods Inf Med. 2003;42(1):1-7.
20. Colicchio TK, Del Fiol G, Scammon DL, Facelli JC, Bowes WA, Narus SP. Comprehensive methodology to monitor longitudinal change patterns during EHR implementations: a case study at a large health care delivery network. J Biomed Inform. 2018;83:40-53.
21. University of Utah. Our history [Internet]. Salt Lake City: University of Utah; c2019 [capturado em 22 set. 2019]. Disponível em: https://medicine.utah.edu/dbmi/about/history.php.
22. Masic I. The most influential scientists in the development of medical informatics (15): Homer R. Warner (1922-2012). Acta Inform Med. 2016;24(6):422-3.
23. Greenes RA, Sidel VW. The use of computer mapping in health research. Health Serv Res. 1967;2(3):243-58.
24. El Camino Hospital. About El Camino health [Internet]. El Camino; c2019 [capturado em 22 set. 2019]. Disponível em: https://www.elcaminohealth.org/about-us.
25. Institute of Medicine. The computer-based patient record. Washington: National Academy; 1991.
26. HIMSS Analytics. Electronic Medical Records Adoption Model (EMRAM) score distribution: European countries [Internet]. HIMSS; 2016 [capturado em 22 set. 2019]. Disponível em: https://www.himss.eu/sites/himsseu/files/analytics/HE%20EMRAM%20Score%20Distribution%20Q3_2016.pdf.
27. The Telegraph. The sickening £12 billion NHS fiasco [Internet]. The Telegraph; 2007 [capturado em 22 set. 2019]. Disponível em: https://www.telegraph.co.uk/comment/personal-view/3639250/The-sickening-12-billion-NHS--fiasco.html.
28. Sabbatini RME. História da informática em saúde no Brasil. Informática Médica. 1998;1(5).
29. Marin HF, Massad E, Marques EP, Azevedo RS, Ohno-Machado L. Health informatics education in Brazil. In: Engelbrecht R., Geissbuhler A, Lovis C, Mihalas G, editors. Connecting medical informatics and bio-informatics. Amsterdam: IOS; 2005. p. 1126-31.
30. Ohno-Machado L, Marin HF, Marques EP, Massad E. Training in medical informatics: combining onsite and online instruction. Stud Health Technol Inform. 2001;84 (Pt 2):1066-70.
31. Brasil. Ministério da Saúde. Portaria n° 2.073, de 31 de agosto de 2011 [Internet]. Brasília: MS; 2011 [capturado em 22 set. 2019]. Disponível em: http://bvsms.saude.gov.br/bvs/saudelegis/gm/2011/prt2073_31_08_2011.html.
32. Sabbatini RME. Informática em saúde: um sonho que se tornou realidade [Internet]. Anais do 15. Congresso Brasileiro de Informática em Saúde; 2016. p. 8-9 [capturado em 22 set. 2019]. Disponível em: http://sbis.org.br/biblioteca_virtual/cbis/Anais_CBIS_2016_Diversos.pdf.
33. Cetic.br. TIC saúde 2017 [Internet]. Cetic; 2017 [capturado em 22 set. 2019]. Disponível em: https://cetic.br/pesquisa/saude/indicadores.

2

A COMPLEXIDADE DOS DADOS EM SAÚDE

AO FINAL DESTE CAPÍTULO, O LEITOR ESTARÁ PREPARADO PARA:

>> OBJETIVOS

- Descrever os principais tipos de dados utilizados na área da saúde.

- Descrever os principais usos para os dados coletados na área da saúde.

- Descrever as principais interfaces e equipamentos usados para coletar dados em saúde.

- Discutir potenciais soluções para diminuir as dificuldades enfrentadas pelos profissionais clínicos para registrar dados no prontuário eletrônico do paciente, bem como suas vantagens e desvantagens.

>> RESUMO

Dados são um ativo de extrema importância para a área da saúde. Vários tipos de dados são produzidos durante a prestação de assistência em saúde; exemplos incluem dados narrativos, valores numéricos, sinais analógicos, imagens e arquivos de áudio e vídeo. Os dados são utilizados em saúde para diversos fins, como produzir um repositório longitudinal de dados clínicos dos pacientes, auxiliar na antecipação de riscos futuros, facilitar a comunicação entre profissionais de saúde, gerar a conta do paciente, registrar dados para uso legal e dar suporte à pesquisa clínica. Um problema persistente da informática em saúde é a dificuldade que os profissionais clínicos enfrentam para registrar dados no prontuário eletrônico do paciente (PEP). Embora muitas melhorias tenham sido desenvolvidas recentemente, esse problema persiste e gera enormes desafios tanto para os profissionais de saúde quanto para os de informática em saúde.

TIPOS DE DADOS EM SAÚDE

A coleta de dados e sua adequada interpretação são atividades cruciais para uma prestação de assistência em saúde eficaz, pois servem de base para o complexo processo de decisão clínica. Toda atividade em saúde envolve coleta, análise, acesso e interpretação de dados. Os dados em saúde servem a diversos propósitos: categorização dos problemas do paciente, interpretação do estado de saúde do paciente, avaliação da eficácia dos tratamentos prescritos, identificação de dados faltantes para tomada de decisão clínica e categorização de pacientes em determinados grupos de acordo com suas características clínicas e demográficas.

Um dado em saúde pode ser qualquer observação individual de um paciente (p. ex., uma leitura de temperatura, a contagem de células brancas). O nível de detalhe em que uma observação clínica é considerada um dado isolado pode variar. Por exemplo, uma observação de medição da pressão arterial de um paciente pode ser armazenada como um único dado representado como 120/80, ou como dois dados separados: 120 para pressão sistólica (pressão arterial quando as cavidades do coração estão sendo contraídas) e 80 para pressão diastólica (pressão arterial quando as cavidades do coração estão no momento de repouso). Independentemente de qual será o nível de detalhe no armazenamento da observação, o mais relevante é que ela seja coletada e interpretada de forma correta.

Os seres humanos conseguem interpretar de maneira fácil e intuitiva o dado 120/80 e decompô-lo em dois valores separados, um representando a pressão sistólica e o outro, a diastólica; já para um computador, essa tarefa não é tão simples assim. O computador só pode fazer tal separação se receber instruções predefinidas que o programem para classificar esses dois valores em duas categorias distintas de dado. Nesse sentido, a necessidade de modelar dados clínicos se torna uma tarefa de extrema importância para possibilitar a interpretação de dados clínicos pelos sistemas de informação em saúde de forma inequívoca (para mais informações sobre modelagem de dados clínicos, ver Cap. 6).

Uma observação médica em geral é composta de quatro elementos distintos: 1) o **paciente**; 2) o **parâmetro observado** (p. ex., temperatura); 3) o **valor do parâmetro** (p. ex., 39,4ºC); e 4) a **data e hora da** observação (p. ex., 18/10/2018 – 22h30).[1] No caso de algumas observações, a precisão do registro pode ser extremamente importante para a tomada de decisão clínica. Por exemplo, para o registro de data e hora de uma consulta médica não é necessário alto grau de precisão; já para o registro do horário de medição dos níveis de açúcar no sangue de um paciente com cetoacidose diabética (produção de ácido decorrente de níveis inadequados de açúcar no sangue), a precisão é um fator bastante relevante. No primeiro caso, apenas a data e hora do agendamento seriam suficientes; no segundo caso, o registro deve ser muito mais preciso para garantir o controle do nível de açúcar no sangue do paciente ao longo do tempo.

Diversos tipos de dados são produzidos durante a prestação de assistência em saúde; os tipos mais comuns incluem dados narrativos (texto livre), valores numéricos, dados analógicos, imagens e arquivos de áudio e vídeo (dados visuais).

Os **dados narrativos** representam um dos componentes mais importantes dos registros em saúde. Exemplos incluem descrições do histórico de saúde do paciente ou relatórios contendo a interpretação dos sintomas e do exame físico realizado pelo médico seguidos de um plano de cuidados. Os profissionais médicos tendem a preferir o formato narrativo para o registro de dados em seus relatórios clínicos pelo fato de considerarem que ele oferece maior riqueza de detalhes para comunicar o estado de saúde do paciente a outros profissionais envolvidos no seu cuidado.[2] Em organizações de saúde que usam prontuário em papel, esses relatórios são documentados pelo profissional clínico em um formulário em papel que é armazenado no prontuário físico do paciente; já em organizações que utilizam um PEP, eles são registrados pelo profissional clínico direto no sistema ou transcritos para o sistema por outros profissionais.

Além de dados do histórico do paciente e informações sobre doenças atuais, os dados narrativos também são comuns em relatórios de evolução dos pacientes internados, procedimentos cirúrgicos, relatórios de exames de imagem e relatórios de alta ou transferência de pacientes. Esses relatórios costumam conter abreviações usadas pelos profissionais clínicos, como S/N (se necessário), PA (pressão arterial), TB (tubo), etc. Na maioria dos casos, o uso dessas abreviações não é padronizado e pode gerar interpretações ambíguas. Por exemplo, enquanto em alguns contextos clínicos a abreviação TB significa tubo, em outros contextos ela pode ser utilizada para descrever a doença tuberculose. O uso secundário de dados narrativos (p. ex., em pesquisas) pode se tornar bastante problemático devido à inerente complexidade dos procedimentos necessários para torná-los computáveis; em outras palavras, a expressividade de um conteúdo narrativo pode ser facilmente assimilada pelos seres humanos, mas não pelos computadores, pois estes precisam ser programados para interpretar a estrutura sintática e semântica de um texto (ver Cap. 10).

Diversos dados em saúde são representados como **valores numéricos**, e os exemplos incluem resultados de exames de laboratório (p. ex., contagem de glóbulos vermelhos) e sinais vitais (p. ex., pressão arterial). Os principais desafios da coleta de dados numéricos incluem a acurácia dos dados coletados e a precisão dos instrumentos usados para medi-los; em alguns casos, a precisão do valor coletado é demasiado importante. Por exemplo, é relevante registrar a concentração de sódio no sangue do paciente com duas casas decimais? Se sim, em todos os casos? O glicosímetro utilizado para medir o nível de açúcar no sangue dos pacientes de um hospital precisa ser recalibrado periodicamente? Respostas para perguntas como essas podem significar o registro correto de dados necessários para uma decisão clínica correta ou a facilitação de erros médicos.

Os **dados analógicos** representam sinais que são utilizados em determinadas áreas da medicina para apoiar as decisões relacionadas ao cuidado do paciente. O exemplo mais conhecido é o eletrocardiograma, que representa graficamente a atividade elétrica do coração.

Os **dados visuais** são bastante utilizados por profissionais de saúde, e os exemplos mais comuns advêm de **exames de imagem** como radiografia, tomografia computadorizada, ressonância magnética ou ultrassonografia. Alguns desses exames também possibilitam a produção de **vídeos** que registram o funcionamento de determinados órgãos observados durante a sua realização. Alguns sistemas permitem que o profissional de saúde edite uma imagem armazenada no PEP, para indicar, por exemplo, a posição específica de um tumor ou uma lesão na pele do paciente.

Em razão da sobrecarga de documentação introduzida pela adoção do PEP em conjunto com regras de faturamento complexas necessárias para a geração da conta do paciente (ver Cap. 12), sistemas de informação que oferecem recursos para a gravação de relatórios clínicos por áudio têm sido cada vez mais usados nos Estados Unidos. Os arquivos de **áudio** gravados podem ser manualmente transcritos por outros profissionais[3] ou por sistemas de reconhecimento de voz.[4]

Faz parte da rotina dos profissionais de saúde lidar com a grande variedade de tipos de dados, formatos, níveis de precisão e instrumentos de coleta e armazenamento de dados utilizados durante a prestação de assistência em saúde. Essa variedade apresenta enormes desafios para os profissionais de informática em saúde encarregados de desenvolver os sistemas de informação utilizados no cuidado do paciente.

USOS COMUNS DOS DADOS EM SAÚDE

Com base nos exemplos da seção anterior, fica bastante claro que os dados são um ativo de extrema importância para a saúde. Profissionais de saúde de diversas especialidades são treinados para não dependerem apenas de suas memórias, mas para registrarem todas as informações necessárias à continuidade do cuidado do paciente. Os dados produzidos pelos processos de assistência em saúde são registrados para atender a diferentes fins.[1] Eles podem ser utilizados tanto para dar suporte ao cuidado do paciente de forma individualizada quanto para ser agrupados e analisados no nível populacional, servindo de base para pesquisas científicas ou análises epidemiológicas de uma determinada população ou grupo de pacientes. Os principais usos dos dados coletados em saúde são discutidos a seguir.

REPOSITÓRIO LONGITUDINAL DE DADOS CLÍNICOS

Da mesma forma que um cientista precisa registrar dados coletados ao longo de sua pesquisa a fim de que sirvam de base para decisões futuras, os profissionais de saúde precisam armazenar dados de seus pacientes em repositórios de dados clínicos para que possam ser consultados no futuro e os auxiliem no seu processo de decisão clínica. Os registros de saúde do paciente contêm dados relevantes para a manutenção da sua saúde ao longo do tempo. Exemplos de dados que compõem o repositório longitudinal de dados clínicos incluem:

> Dados demográficos (identificação, endereço, data de nascimento, raça, etc.).
> Histórico de saúde (histórico de doença atual, doenças anteriores, doenças congênitas, doenças crônicas, cirurgias, histórico de saúde familiar e histórico social).
> Sintomas relatados pelo paciente.
> Evolução dos sintomas ao longo do tempo.
> Medicamentos em uso.
> Tratamentos anteriores e seus resultados.
> Interpretação do exame físico do paciente.
> Resultados de laboratório anteriores e atuais.
> Exames de imagem anteriores e atuais.

ANTECIPAÇÃO DE RISCOS FUTUROS

Uma assistência em saúde de qualidade vai além do cuidado imediato do paciente e da prescrição de tratamentos para problemas atuais ou doenças crônicas. É necessário também auxiliar o paciente na identificação e prevenção de problemas futuros associados ao seu estilo de vida, sua alimentação ou outros fatores e exposições do seu ambiente. Portanto, os dados coletados na assistência em saúde também servem para identificar fatores de risco, monitorá-los ao longo do tempo e auxiliar os profissionais de saúde na orientação de seus pacientes quanto à necessidade de tratamentos preventivos ou mudanças de estilo de vida (dieta, exercícios, uso adequado de medicamentos, etc.).

COMUNICAÇÃO COM OUTROS PROFISSIONAIS CLÍNICOS

Uma documentação clínica simples e não padronizada era suficiente no tempo em que os pacientes eram tratados por um médico de família, que normalmente os acompanhava ao longo de suas vidas. Com o advento da medicina moderna, uma equipe multidisciplinar formada por profissionais de saúde das mais variadas especialidades passou a ser responsável por processos de cuidado heterogêneos, que interagem entre si em um complexo sistema de saúde composto por organizações de níveis de complexidade distintos. Nesse contexto, a documentação dos registros médicos precisa atender não apenas à necessidade de registrar observações, interpretações, eventos ou decisões relevantes para o profissional que as documenta, mas também para comunicar informações relevantes aos demais profissionais envolvidos no cuidado do paciente.[5] O prontuário do paciente tornou-se uma importante ferramenta de comunicação entre médicos e outros profissionais de saúde para garantir a continuidade do cuidado do paciente.[6] Hoje em dia, o PEP tem se tornado uma ferramenta essencial para garantir a continuidade do cuidado (ainda que ele dependa de outras ferramentas para isso – ver Cap. 6), uma vez que em todas as regiões observa-se um aumento na expectativa de vida e, embora as pessoas estejam vivendo mais, essa longevidade é acompanhada de um aumento progressivo das chamadas doenças do envelhecimento, que exigem tratamento contínuo e equipes multidisciplinares.

GERAÇÃO DA CONTA DO PACIENTE

Outra consequência da medicina moderna foi a mudança no foco das organizações de saúde. Antigamente, a maioria dos hospitais eram filantrópicos e dependiam exclusivamente de doações; após o advento da era industrial e de diversos avanços da medicina moderna, essas organizações passaram a funcionar como empresas, que precisam lidar com uma competição natural do mercado. Portanto, além de prestarem assistência médica para garantir a saúde e o bem-estar de seus pacientes, essas instituições agora também precisam encontrar maneiras de gerar receitas (no caso das instituições com fins lucrativos) ou manter-se financeiramente sustentáveis (no caso das instituições sem fins lucrativos).

Nesse contexto, a manutenção das receitas de uma instituição de saúde depende do registro detalhado dos atendimentos oferecidos. Embora em alguns países os cidadãos tenham acesso a um sistema de saúde de cobertura universal, com serviços de saúde oferecidos ou financiados pelo governo, muitos países têm um sistema misto, composto por organizações de saúde privadas, públicas e sem fins lucrativos com diferentes modelos de pagamento. Independentemente do modelo adotado, todos os prestadores usam os dados registrados pelos profissionais de saúde ao longo dos atendimentos médicos para a geração da conta do paciente, que será enviada às fontes pagadoras, sejam estas entidades governamentais, planos de saúde privados ou o próprio paciente. Planos de saúde privados utilizam a conta do paciente para realizar auditorias que visam efetivar ou glosar (negar) os pagamentos solicitados pelos prestadores de serviços em saúde.

REGISTRO DE DADOS PARA USO LEGAL

Os dados em saúde também são utilizados para fins legais. Há casos em que os registros médicos de um paciente podem ser consultados para servir de base para decisões na justiça, sendo um exemplo comum o de ações legais em decorrência de erros médicos. Portanto, o prontuário do paciente pode ser considerado um documento legal que serve para dar suporte tanto ao paciente quanto aos profissionais ou organizações de saúde em ações judiciais. Alguns médicos usam seus relatórios clínicos para documentar informações sensíveis ao tratamento do paciente, que podem ser utilizadas em eventuais ações na justiça (p. ex., documentação de que ele se recusa a receber o tratamento recomendado para seu diagnóstico).[6]

SUPORTE À PESQUISA CLÍNICA

O aumento da expertise dos profissionais de saúde tende a ser um produto do acúmulo de experiência obtida por meio de atendimentos individuais; já o acúmulo de evidência científica necessária para apoiar esses atendimentos advém da análise de dados em estudos que envolvem grandes grupos de pacientes. Em muitos casos, os dados produzidos durante a assistência em saúde de milhares de indivíduos são utilizados para dar suporte a pesquisas clínicas. Pesquisadores clínicos usam dados do PEP com o objetivo de identificar pacientes elegíveis para determinados tratamentos experimentais ou a fim de produzir grandes bases de dados usadas em pesquisas que estudam padrões presentes em determinados grupos de pacientes, eficácia de tratamentos ou outras análises em nível populacional (ver Caps. 9 e 10).

REGISTRO DE DADOS NO PEP

Um problema persistente da informática em saúde é a dificuldade que os profissionais clínicos enfrentam para registrar dados no PEP. A entrada de dados no PEP é bastante dependente do chamado *kit desktop*: um mouse, um teclado e um monitor apresentando uma interface do PEP com navegação confusa.[7] Esse modelo de entrada de dados tende a consumir muito tempo dos profissionais clínicos, especialmente dos médicos e enfermeiros, que são responsáveis pela maior parte da documentação dos registros de saúde do paciente.

Embora o advento do PEP tenha introduzido melhorias significativas em comparação com o prontuário em papel (ver Cap. 5), em alguns casos, o PEP passou a demandar mais tempo e esforço dos profissionais clínicos para documentação eletrônica. O registro de determinados dados em papel tende a ser muito mais ágil e flexível do que o registro eletrônico dos mesmos dados no PEP. No prontuário em papel, o médico conta com a flexibilidade de poder descrever cada item da prescrição do paciente com frases curtas, que podem conter abreviações e outras facilidades da língua escrita; já no PEP, essa flexibilidade é perdida, pois cada item que compõe a prescrição de um medicamento, por exemplo, precisa ser selecionado a partir de um conjunto predefinido de dados.

Esse processo inclui etapas como a pesquisa do medicamento a ser prescrito (que agora precisa ser encontrado entre dezenas, centenas ou milhares de opções disponíveis), a digitação da dose ou ajuste da dose usual recomendada pelo sistema, além de outras informações como a via (p. ex., oral), a frequência (p. ex., de 6 em 6 horas) e, em alguns casos, o horário de início ou recomendações adicionais (p. ex., após as refeições). Ademais, ao confirmar a prescrição eletrônica, muitos sistemas apresentam alertas para informar o médico sobre riscos associados ao medicamento prescrito ou sobre a disponibilidade de outro tratamento mais barato, interrompendo o registro da prescrição, o que obviamente não ocorre na prescrição em papel.

Embora diversas alternativas de entrada de dados tenham sido oferecidas, como uso de dispositivos móveis, recursos *touch screen*, reconhecimento de voz ou, no caso da prescrição eletrônica, a criação de protocolos de prescrição com itens frequentemente prescritos prontos para serem adicionados à prescrição, essas soluções ainda apresentam importantes limitações, e as dificuldades para a entrada de dados no PEP persistem. Sistemas confusos, com interfaces poluídas e não intuitivas ainda são bastante comuns, o que contribui para a baixa adoção do PEP em alguns países.

Em países onde a adoção do PEP é alta, como nos Estados Unidos, estudos recentes indicam que para cada hora de contato com o paciente, os médicos gastam até duas horas documentando dados no PEP;[8] outros estudos indicam que o tempo gasto por profissionais de enfermagem com documentação aumenta em mais de 20% após a adoção do PEP.[9] Para minimizar esses impactos, diversas instituições de saúde optam por fazer investimentos complementares, como a transferência de entrada de dados dos profissionais clínicos para profissionais administrativos,[10] o escaneamento da prescrição médica feita em papel para posterior transcrição por outros profissionais[11] e a gravação de relatórios médicos em áudio para serem transcritos posteriormente.[12]

Para alguns tipos de dados, o registro no PEP é feito de forma automática por uma interface entre o sistema de um determinado equipamento médico e o PEP, sendo que muitos equipamentos médicos são capazes de coletar e enviar dados eletronicamente ao PEP em tempo real. Exemplos incluem dados de sinais vitais coletados por equipamentos de monitoramento do paciente, em geral utilizados em unidades de terapia intensiva, equipamentos que medem a função pulmonar, equipamentos de ventilação mecânica e aparelhos de eletrocardiograma. Mais recentemente, vários dispositivos móveis e vestíveis que se comunicam por meio de redes de comunicação sem fio (*wireless*) têm sido usados para o envio de dados clínicos ao PEP de forma automática, sendo os mais comuns os glicosímetros que enviam dados sobre o nível de açúcar no sangue de pacientes diabéticos e os relógios que monitoram a pressão arterial e sua variação de acordo com a atividade física do paciente.

Uma alternativa cada vez mais utilizada é a transferência de entrada de dados dos profissionais clínicos para os próprios pacientes, seja por meio de portais de acesso ao prontuário médico disponíveis na *internet*[13] ou via sistemas disponibilizados ao paciente no momento de sua admissão hospitalar ou consulta médica.[14]

>>> CONSIDERAÇÕES FINAIS

A variedade de formas de coleta e registro de dados produzidos durante o processo assistencial apresenta desafios importantes para os profissionais clínicos que lidam com esses dados no seu dia a dia. As dificuldades para entrada de dados no PEP afetam todos os profissionais de saúde, e embora alternativas promissoras para o registro de dados tenham sido desenvolvidas e testadas nos últimos tempos, de forma isolada, é pouco provável que elas solucionem o problema da entrada (e consulta) de dados em formato eletrônico.

Apesar das dificuldades e limitações dos sistemas atuais, diversos componentes do PEP são utilizados diariamente para apoiar o fluxo de trabalho dos profissionais de saúde (ver Caps. 5 e 7) e, por meio de avanços produzidos por pesquisas de informática em saúde, esses componentes têm se tornado ferramentas cada vez mais essenciais para a assistência em saúde nos níveis individual e populacional.

>> PERGUNTAS PARA DISCUSSÃO

- Por que os dados em saúde são mais complexos do que os dados de outros setores da economia?

- Por que os dados produzidos durante o cuidado do paciente têm usos tão diversificados?

- Quais são os principais desafios enfrentados para o registro de dados no PEP?

- Quanto mais dados no PEP, melhor? Por quê?

- Quais as implicações para a privacidade do paciente do uso secundário dos dados armazenados no PEP (p. ex., uso em pesquisas clínicas)?

- Como e quem deve ter acesso aos dados do paciente?

- Quais soluções para facilitar a entrada de dados no PEP tendem a ser mais eficientes e quais tendem a ser menos eficientes? Qual solução você propõe?

// REFERÊNCIAS

1. Shortliffe EH, Barnett OG. Biomedical data: their acquisition, storage, and use. In: Shortliffe EH, Cimino J, editors. Biomedical informatics: computer applications in health care and biomedicine. 4th ed. Hardcover: Springer; 2013. p. 45-55.
2. Anselm LS, Shizuko YF, Suczek B, Wiener CL. Social organization of medical work. Chicago: University of Chicago; 1985.
3. Pozdnyakova A, Laiteerapong N, Volerman A, Feld LD, Wan W, Burnet DL, et al. Impact of medical scribes on physician and patient satisfaction in primary care. J Gen Intern Med. 2018;33(7):1109-15.
4. Payne TH, Alonso WD, Markiel JA, Lybarger K, White AA. Using voice to create hospital progress notes: description of a mobile application and supporting system integrated with a commercial electronic health record. J Biomed Inform. 2018;77:91-6.
5. Hamilton WT, Round AP, Sharp D, Peters TJ. The quality of record keeping in primary care: a comparison of computerised, paper and hybrid systems. Br J Gen Pract. 2003;53(497):929-33.
6. Ho Y-X, Gadd CS, Kohorst KL, Rosenbloom ST. A qualitative analysis evaluating the purposes and practices of clinical documentation. Appl Clin Inform. 2014;5(1):153-68.
7. Colicchio TK, Cimino JJ, Del Fiol G. Unintended consequences of nationwide electronic health record adoption: challenges and opportunities in the post-meaningful use Era. J Med Internet Res. 2019;21(6):e13313.
8. Sinsky C, Colligan L, Li L, Prgomet M, Reynolds S, Goeders L, et al. Allocation of physician time in ambulatory practice: a time and motion study in 4 specialties. Ann Intern Med. 2016;165(11):753-60.
9. Baumann LA, Baker J, Elshaug AG. The impact of electronic health record systems on clinical documentation times: a systematic review. Health Policy. 2018;122(8):827-36.
10. Payne TH, Corley S, Cullen TA, Gandhi TK, Harrington L, Kuperman GJ, et al. Report of the AMIA EHR 2020 task force on the status and future direction of EHRs. J Am Med Inform Assoc. 2015;22(5):1102-10.
11. Bates DW, Leape LL, Cullen DJ, Laird N, Petersen LA, Teich JM, et al. Effect of computerized physician order entry and a team intervention on prevention of serious medication errors. JAMA. 1998;280(15):1311-6.
12. Johnson M, Lapkin S, Long V, Sanchez P, Suominen H, Basilakis J, et al. A systematic review of speech recognition technology in health care. BMC Med Inform Decis Mak. 2014;14:94.
13. Hulse NC, Ranade-Kharkar P, Post H, Wood GM, Williams MS, Haug PJ. Development and early usage patterns of a consumer-facing family health history tool. AMIA Annu Symp Proc. 2011;2011:578-87.
14. Basch E, Snyder C, McNiff K, Brown R, Maddux S, Smith ML, et al. Patient-reported outcome performance measures in oncology. J Oncol Pract. 2014;10(3):209-11.

3

MÉTODOS DE PESQUISA APLICADOS À INFORMÁTICA EM SAÚDE

>> OBJETIVOS

AO FINAL DESTE CAPÍTULO, O LEITOR ESTARÁ PREPARADO PARA:

- Descrever os principais propósitos da condução de avaliações de informática em saúde.

- Discutir como o escopo do projeto e seus propósitos contribuem para a generalização dos resultados de uma avaliação de informática em saúde.

- Descrever os principais métodos qualitativos utilizados em avaliações de informática em saúde.

- Descrever os principais métodos quantitativos utilizados em avaliações de informática em saúde.

- Discutir as vantagens e desvantagens dos métodos pré-teste/pós-teste e séries temporais interrompidas para a condução de avaliações de informática em saúde.

- Descrever as principais variáveis avaliadas em análises de satisfação do usuário do prontuário eletrônico do paciente.

>> RESUMO

Intervenções de informática em saúde consistem no desenvolvimento, teste e implantação de ferramentas de apoio ao fluxo de trabalho e processo decisório dos profissionais de saúde. Avaliações de informática em saúde, por sua vez, consistem na aplicação de um conjunto de métodos e ferramentas para avaliar a qualidade das soluções desenvolvidas, ou para avaliar os resultados produzidos por elas em ambientes clínicos reais. Profissionais e pesquisadores clínicos e de informática em saúde são os principais envolvidos nessas avaliações, que têm um papel fundamental para a produção de evidência científica e geração do conhecimento necessário ao desenvolvimento de sistemas de informação em saúde mais eficazes. Neste capítulo são apresentados os principais propósitos da avaliação de intervenções de informática em saúde e os métodos e ferramentas mais utilizados nessas avaliações.

AVALIAÇÃO DE INTERVENÇÕES DE INFORMÁTICA EM SAÚDE

Intervenções de informática em saúde consistem no desenvolvimento, teste e/ou implantação de ferramentas de apoio ao fluxo de trabalho e processo decisório dos profissionais de saúde. Em alguns casos, essas ferramentas são desenvolvidas pela instituição que fará uso delas ou por pesquisadores que as utilizam para testar uma hipótese científica; em outros casos, elas são adquiridas de terceiros e apenas testadas e implantadas para atender a uma necessidade específica.

Essas intervenções são frequentemente implementadas de forma atrelada aos processos e procedimentos da assistência em saúde e diferenciam-se de intervenções de tecnologia da informação em outras indústrias por alguns fatores inerentes à área da saúde. Em primeiro lugar, o conhecimento que os profissionais de saúde possuem sobre a ferramenta implantada tende a ser muito pequeno no começo do projeto e, em alguns casos, a curva de aprendizado desses profissionais pode afetar sua performance por meses ou até anos.[1] Segundo, estudos recentes demonstram que mesmo tendo recebido treinamento adequado antes da implantação, os profissionais de saúde tendem a tornar-se proficientes em uma nova ferramenta apenas quando a utilizam na sua rotina de trabalho.[2] Terceiro, à medida que os usuários aprendem a usar um sistema novo, eles tendem a demandar melhorias e customizações para adaptá-lo ao seu fluxo de trabalho e, por conseguinte, a ferramenta inicialmente implantada passa por diversas alterações ao longo do tempo.[3] E, por último, mas não menos importante, a implantação de um sistema de informação em saúde, sobremaneira quando diz respeito a um sistema de prontuário eletrônico do paciente (PEP) com múltiplos componentes, pode durar em média de seis meses a três anos, dependendo do tamanho da organização de saúde envolvida, podendo, em alguns casos, impactar os processos e o fluxo de trabalho dos profissionais clínicos por muito mais tempo do que isso.[4]

Nesse contexto, avaliações de intervenções de informática em saúde consistem na aplicação de um conjunto de métodos e ferramentas para avaliar a qualidade de uma ferramenta durante seu desenvolvimento ou teste, ou para avaliar os resultados produzidos por ela ao ser implantada em ambientes clínicos reais. A condução dessas avaliações pode ser deveras complicada devido à existência de fatores internos e externos das organizações de saúde que podem influenciar os resultados de uma implantação e, portanto, devem ser considerados para evitar resultados tendenciosos.[2]

Dependendo do escopo e da finalidade da intervenção, sua avaliação pode ter propósitos heterogêneos. As próximas seções apresentam os propósitos e tipos de avaliações mais comuns, bem como algumas considerações importantes para ambos os tipos de avaliação discutidos.

AVALIAÇÃO FORMATIVA E AVALIAÇÃO SOMATIVA

Dependendo do como os resultados da avaliação serão utilizados, podemos classificá-la em duas categorias distintas: **avaliação formativa** ou **avaliação somativa**. A avaliação formativa envolve o uso de métodos para analisar a qualidade do produto e a sua conformidade com os requisitos iniciais e/ou aceitação do usuário final. Uma avaliação formativa é conduzida durante o ciclo de desenvolvimento de um sistema de informação em saúde, e seus resultados são usados para identificar melhorias e ajustar o sistema conforme necessário. Tópicos analisados nesse estágio incluem a fidelidade do produto, a qualidade do produto, a forma como as características do fluxo de trabalho estão sendo implementadas, os recursos envolvidos no desenvolvimento e a usabilidade de determinada interface do produto.[5] O Quadro 3.1 lista as principais perguntas a serem respondidas em avaliações formativas.

>> QUADRO 3.1

PERGUNTAS A SEREM RESPONDIDAS EM AVALIAÇÕES FORMATIVAS

■ Qual é o problema a ser resolvido pelo sistema desenvolvido?

■ Qual é o estado atual do produto em teste e qual sua conformidade com os requisitos iniciais do produto?

■ Qual é a experiência dos usuários do produto?

■ Quais modificações precisam ser feitas para garantir a aceitação do produto final?

As avaliações somativas, por sua vez, são utilizadas para analisar os resultados obtidos com a implantação do produto final. Nesse tipo de avaliação, o impacto real do sistema de informação e sua efetividade são medidos. Métricas comumente usadas para avaliar o impacto de intervenções de informática em saúde incluem indicadores de qualidade (p. ex., tempo médio de internação, proporção de pacientes recebendo tratamento adequado), produtividade (p. ex., tempo médio de atendimento no pronto-socorro, custo de procedimentos, volume de prescrições eletrônicas) e segurança do paciente (p. ex., índice de eventos adversos, índice de erros de medicação).[6,7] Esse tipo de avaliação também pode ser utilizado para identificar consequências não esperadas (p. ex., insatisfação dos usuários com funcionalidades não testadas na fase de desenvolvimento). Uma análise detalhada de consequências não esperadas produzidas pela adoção do PEP é apresentada no Capítulo 12. O Quadro 3.2 lista as principais perguntas a serem respondidas em avaliações somativas.

>> QUADRO 3.2
PERGUNTAS A SEREM RESPONDIDAS EM AVALIAÇÕES SOMATIVAS

- Qual foi o grau de impacto do produto sobre os indicadores monitorados?
- Qual é o custo-benefício do produto?
- Quais são as consequências não esperadas introduzidas pelo produto?

Embora as duas avaliações possam ser realizadas de forma concomitante e sejam frequentemente implementadas com o uso de métodos e ferramentas similares, é fundamental distingui-las para identificar se os resultados obtidos guiarão um processo contínuo de melhoria inerente ao desenvolvimento de sistemas de informação em saúde (avaliação formativa) ou um processo de avaliação de impacto e efetividade do produto final (avaliação somativa).

// GENERALIZAÇÃO E ESCOPO

Outro fator importante na condução de avaliações de informação em saúde é o grau de sistematização da avaliação de acordo com o escopo do projeto. Se o objetivo final da avaliação é analisar um produto desenvolvido internamente para uso local em um hospital ou uma rede de saúde, visando identificar melhorias pertinentes apenas à organização que o utilizará, temos uma **avaliação local**. Por outro lado, se o escopo da avaliação visa testar hipóteses e descrever, testar ou manipular variáveis, a fim de obter resultados que possam ser generalizados para outras organizações, temos então uma avaliação mais sistemática com características de **pesquisa científica**.[8]

Um exemplo prático seria a avaliação de um sistema de apoio à decisão clínica acionado no momento em que uma prescrição é registrada pelos médicos de um hospital. O sistema oferece alertas para informar os médicos sobre uma alternativa de tratamento para pacientes com determinada mutação genética. Espera-se que, caso os médicos sigam a recomendação do sistema, os pacientes que carregam essa mutação obtenham melhores resultados em comparação com aqueles que continuarão sendo tratados sem a emissão dos mesmos alertas. Se o escopo do projeto for analisar o efeito dos alertas no número de prescrições do tratamento recomendado e no cuidado do paciente, temos uma avaliação com características mais locais. Os principais envolvidos seriam profissionais clínicos como médicos, enfermeiros e farmacêuticos que seriam responsáveis pelo tratamento do paciente, a equipe do laboratório de análises clínicas que faria o teste necessário para identificação da mutação genética, a equipe de informática médica que implantaria o sistema e os pacientes que receberiam um tratamento alternativo. A avaliação envolveria questões como o índice de aceitação dos alertas, a satisfação dos profissionais médicos com o sistema e alguma métrica clínica que meça a eficácia do tratamento alternativo de acordo com os protocolos clínicos estabelecidos e adotados pela organização de saúde em questão. Essa avaliação provavelmente teria um caráter mais informal e poderia ser realizada com uma simples comparação dos indicadores antes e depois (pré-teste/pós-teste) da implantação do sistema.

Porém, se o escopo do projeto for mais amplo, como, por exemplo, avaliar se sistemas de apoio à decisão clínica, de modo geral, afetam o comportamento dos profissionais médicos, com o intuito de produzir resultados que sejam aplicáveis aos profissionais de outras organizações, essa avaliação terá um caráter mais formal e precisará usar metodologias científicas mais robustas.

Avaliações de sistemas de informação em saúde locais tendem a ter um escopo mais amplo, usam uma combinação de múltiplos métodos e podem medir vários indicadores sem um determinado critério para sua seleção, e tal seleção tende a ser focada nas necessidades locais dos envolvidos no projeto. Já avaliações com caráter científico tendem a ter um escopo mais específico, com isolamento de variáveis que possam afetar os resultados do estudo, incluem análises estatísticas, testam hipóteses e normalmente têm um racional para a utilização dos indicadores a serem medidos.

MÉTODOS E TÉCNICAS DE AVALIAÇÃO

Avaliações de informática em saúde podem utilizar diversos métodos, e a seleção do(s) método(s) mais adequado(s) depende de fatores como a variedade da população impactada pelo sistema sob avaliação, tipo, escopo e propósitos do projeto. A maioria dessas avaliações são classificadas como **qualitativas** ou **quantitativas**. O método de avaliação deve ser escolhido de acordo com a questão a ser respondida. É comum o uso de ambos os métodos em estudos classificados como de **métodos múltiplos** (combinação de métodos quantitativos e qualitativos que medem indicadores distintos, mas complementares) ou de **métodos mistos** (combinação de métodos quantitativos e qualitativos para a interpretação do mesmo indicador).

A avaliação de sistemas de informação em saúde faz parte de um processo de melhoria contínua que visa responder perguntas específicas para cada etapa do ciclo de vida de um projeto. O ciclo de vida de um projeto pode ser representado em quatro fases: 1) iniciação (definição do projeto e de seu produto final); 2) planejamento (mapeamento detalhado dos objetivos, recursos e entregáveis do projeto); 3) execução e monitoramento (desenvolvimento, validação, implantação e monitoramento dos entregáveis); e 4) encerramento (conclusão do projeto e análise de lições aprendidas).[9] As avaliações de informática em saúde costumam ocorrer entre as fases 2, 3 e 4. A Tabela 3.1 lista exemplos de questões frequentemente estudadas nas avaliações de informática em saúde classificadas de acordo com a fase do projeto e o método utilizado.

>> TABELA 3.1
QUESTÕES DE AVALIAÇÕES DE INFORMÁTICA EM SAÚDE POR FASE DO PROJETO E MÉTODO

FASE DO PROJETO	QUESTÕES QUALITATIVAS	QUESTÕES QUANTITATIVAS
Planejamento	■ Quais são os valores dos diversos envolvidos no projeto (o que é importante para eles)? ■ Quais são as necessidades dos diversos envolvidos no projeto? ■ Quais são as expectativas dos participantes?	■ Qual é a prevalência do problema a ser resolvido? ■ Qual é o índice de adoção e uso de sistemas de informação em saúde para a população-alvo? ■ Quais são os recursos disponíveis? ■ Quais indicadores serão potencialmente afetados pelo sistema?
Execução e monitoramento	■ Qual é a experiência dos participantes? ■ Como o sistema impacta a relação e/ou comunicação entre os usuários? ■ Como o sistema impacta o fluxo de trabalho dos usuários?	■ Quais indicadores estão apresentando mudança de performance? ■ Qual é o índice de adoção e uso efetivo do sistema? ■ Quantos recursos estão sendo utilizados para a implantação? ■ Qual é o custo da implantação?
Encerramento	■ Como o sistema afetou a cultura da organização ou dos profissionais clínicos? ■ Quais temas descrevem a experiência dos usuários? ■ Quais histórias pessoais descrevem a experiência dos usuários? ■ Quais fatores internos ou externos influenciaram a implantação?	■ Houve mudança significativa nos indicadores de qualidade, produtividade ou segurança? ■ As mudanças de performance positivas foram mantidas após o término da implantação? ■ As mudanças de performance negativas foram corrigidas após o término da implantação? ■ Foram produzidos eventos adversos ou consequências não esperadas?

MÉTODOS QUALITATIVOS

Os métodos qualitativos referem-se à aplicação de ferramentas que produzem dados narrativos ou observações descritivas que, via de regra, não são usados para a produção de resultados numéricos. Muitos pensam que os métodos qualitativos são todos aqueles que coletam dados subjetivos produzidos por seres humanos, mas, em alguns casos, esses dados podem ser quantitativos. Por exemplo, uma pesquisa que aplica um questionário *on-line*, contendo perguntas de múltipla escolha, apesar de coletar a opinião e/ou percepção dos participantes sobre um determinado fenômeno ou objeto, produzirá uma análise quantitativa, pois analisará a porcentagem de participantes que escolheram determinadas respostas. Os métodos qualitativos, por sua vez, coletam dados narrativos, que resultam em histórias, temas, significados ou metáforas. A coleta de dados narrativos requer o uso de procedimentos sistemáticos com o propósito de explorar um determinado fenômeno e, ao mesmo tempo, minimizar efeitos tendenciosos que alterem o resultado da análise.[10] A seguir são apresentados os métodos qualitativos mais utilizados em avaliações de informática em saúde.

Entrevistas estruturadas e semiestruturadas

As entrevistas são bastante empregadas em avaliações de informática em saúde. Elas podem ser conduzidas em pessoa ou por vídeo/audioconferência, ser totalmente estruturadas com uma lista de perguntas predefinidas ou utilizar uma lista de perguntas mais informal, com questões abertas e/ou modificadas de acordo com o fluxo e conteúdo das respostas obtidas durante a entrevista. Elas podem ser feitas com um entrevistado de cada vez ou com dois ou mais entrevistados ao mesmo tempo; neste último caso, elas são chamadas de entrevistas de grupo focal. Os entrevistadores normalmente gravam as entrevistas para mais tarde transcrevê-las *verbatim*, e efetuam uma análise do conteúdo transcrito codificando-o para identificar temas recorrentes ou formular teorias que expliquem o fenômeno/processo discutido durante as entrevistas.

Exemplos de questões que demandam o uso de entrevistas incluem: "Qual é a percepção dos usuários de um determinado PEP?", "Como um PEP afeta o fluxo de trabalho dos profissionais de saúde?", "Quais são os temas recorrentes no uso de um sistema de informação em saúde?", "Quais e como são os processos apoiados pelo PEP?"

Alguns tipos de entrevista têm um foco mais específico, como é o caso do método de incidente crítico.[11] Esse método oferece uma série de princípios que podem ser adaptados para atender diversas situações que dependam da análise de um fenômeno ocorrido no passado. Sua aplicação consiste na identificação de um evento passado que tenha afetado o entrevistado de alguma forma; esse evento é então descrito em detalhe pelo entrevistado e, a partir dessa descrição, perguntas específicas são feitas para auxiliar os pesquisadores na construção de uma descrição narrativa do fenômeno estudado. Outro método com foco específico é a entrevista motivacional, que analisa as motivações e percepções pessoais dos entrevistados com relação a uma determinada intervenção.[12] Um método adicional bastante usado é a análise cognitiva de tarefas, que visa explorar uma determinada tarefa ou situação de trabalho, decompondo-a em partes e funções que descrevem o processo cognitivo seguido pelos indivíduos que a executam.[13]

Protocolo verbal *think aloud*

Em alguns casos, a condução de entrevistas pode não ser suficiente para produzir todos os dados necessários a uma interpretação mais precisa de determinada tarefa, fenômeno ou objeto. Nesses casos, faz-se necessária a utilização de métodos que envolvem a observação dos usuários enquanto executam tarefas ou usam um sistema de informação em saúde. Um método frequentemente empregado nessas situações é o protocolo verbal *think aloud* (pensar alto).[14]

Esse método consiste na observação dos participantes do estudo a partir de gravações de vídeo ou na combinação de observação dos participantes em pessoa, em conjunto com uma entrevista por meio da qual os participantes são solicitados a "pensar alto" enquanto executam uma determinada tarefa. Mediante esse processo, é possível identificar o que o participante estava pensando enquanto executava a tarefa e identificar, entre outras coisas, como ele interpreta determinada informação oferecida por um sistema de informação, como ele navega entre as diferentes funcionalidades do sistema ou quais fatores contribuem para a formulação de suas decisões a partir dos dados oferecidos pelo sistema. Esse método é bastante utilizado em avaliações de usabilidade de sistemas de informação em saúde, para avaliar fatores como a facilidade de uso das funcionalidades disponíveis no sistema, identificar padrões de navegação adotados pelos usuários ou caminhos cognitivos executados pelos usuários de um sistema para sintetizar dados e tomar decisões.

Observação etnográfica

Observação etnográfica é um método derivado da antropologia que visa entender um sistema cultural a partir de uma observação imersiva, na qual o observador convive com os observados no seu ambiente de trabalho real.[15] Tanto o grau de imersão do observador quanto os métodos usados para a coleta de dados podem variar de acordo o objetivo estudado, mas, de forma geral, o método requer uma interação com todos os aspectos do contexto de trabalho dos participantes sob observação. Via de regra, observações etnográficas demandam bastante tempo, podem ser complementadas por entrevistas e requerem a maior proximidade possível com o ambiente e o tipo de trabalho observados. Esse método é essencial para entender a cultura de determinadas organizações ou de grupos específicos de profissionais clínicos, bem como para entender de que forma um sistema de informação em saúde afeta organizações e profissionais no seu dia a dia.

MÉTODOS QUANTITATIVOS

Diversos métodos quantitativos e desenhos de pesquisa são aplicados em avaliações de informática em saúde. Os métodos utilizados variam desde uma simples pesquisa descritiva, que relata características de uma população, ferramenta ou processo, até o estudo controlado randomizado (ECR), que examina o efeito de uma intervenção no grupo-intervenção (grupo exposto à intervenção) comparado com o grupo-controle (grupo não exposto à intervenção), com os participantes de cada grupo sendo escolhidos de forma aleatória para evitar o viés de seleção.

Conforme mencionado antes, implantações de sistemas de informação em saúde, sobretudo aquelas que envolvem um PEP com múltiplas funcionalidades, são extremamente complexas, podem afetar as organizações e profissionais de saúde por meses ou até anos e costumam ser impactadas por fatores internos (p. ex., protocolos ou processos clínicos alterados durante a implantação) ou externos (p. ex., epidemia de doenças infecciosas causando aumento do volume de pacientes durante a implantação). Ademais, à medida que os usuários aprendem a utilizar o sistema, eles passam a demandar customizações para adaptar o produto às suas necessidades e, por conseguinte, a ferramenta inicialmente implantada tende a passar por várias alterações ao longo do tempo.[3] Modificações e correções são constantemente adicionadas em novas versões do sistema que foi inicialmente implementado, produzindo um processo de melhoria contínua; esse processo tende a não ter fim, pois os usuários do sistema estão constantemente adaptando seus fluxos de trabalho ao sistema e vice-versa. Devido a essa característica longitudinal das intervenções de informática em saúde, os métodos quantitativos mais eficazes para avaliá-las são aqueles capazes de detectar impactos que são observados ao longo do tempo. A seguir são apresentados os métodos quantitativos mais eficazes para avaliações de informática em saúde.

Análise de séries temporais interrompidas

Análises de séries temporais interrompidas consistem na medição de uma mesma variável em diversos momentos ao longo do tempo, tanto antes quanto depois de a intervenção ser implantada. As medições feitas antes da implantação formam a linha base de performance do indicador medido ou a fase pré-intervenção. Essa linha base é interrompida no momento em que a implantação é iniciada, ou seja, quando o usuário passa a utilizar o sistema sob avaliação; nesse momento, começa a coleta de dados da série pós-intervenção, quando a mesma variável continua sendo medida em diferentes pontos ao longo do tempo até o encerramento da coleta de dados. Esse método possibilita diversas comparações e análises que não são viáveis usando métodos mais simples como o tradicional pré--teste/pós-teste.

O método pré-teste/pós-teste consiste em fazer uma comparação simples entre o resultado de uma variável antes da introdução da intervenção (p. ex., em algum momento antes da implantação de uma nova versão do PEP) e em um determinado intervalo de tempo após a intervenção (p. ex., seis meses após a implantação da nova versão). O método pré-teste/pós-teste é um dos mais utilizados em avaliações do impacto da adoção de sistemas de informação em saúde por ser bastante simples e fácil de ser implementado. Entretanto, ele apresenta importantes limitações e tem sido bastante criticado por estudos recentes. Milene Lagarde apresenta quatro exemplos de vieses comuns em estudos pré-teste/pós-teste:[16]

1. **LINHA DE TENDÊNCIA CONSTANTE:** ocorre quando uma variável apresenta uma linha de tendência em ascensão antes da intervenção, e que se manteve em ascendência durante todo o estudo. Em um estudo pré-teste/pós-teste, esse indicador poderia ser interpretado como uma melhoria atribuída à intervenção, quando, na verdade, uma linha ascendente pode não estar associada a ela (Fig. 3.1A).

2. **LINHA DE TENDÊNCIA CONSTANTE ANTES DA INTERVENÇÃO:** ocorre quando um indicador apresenta uma linha de tendência ascendente antes da intervenção que é substituída por uma linha mais estável após a intervenção. Nesse caso, uma simples comparação pré-teste/pós-teste poderia levar a uma interpretação errônea de melhoria no indicador ou da ausência de efeito da intervenção (Fig. 3.1B).
3. **EFEITOS SAZONAIS:** efeitos sazonais podem distorcer as médias do indicador observado devido a picos altos ou baixos não identificados por uma simples comparação pré-teste/pós-teste (Fig. 3.1C).
4. **PICO APÓS A INTERVENÇÃO:** um pico alto, abrupto, observado após a introdução da intervenção, seguido de uma linha de tendência decrescente, sugere um problema na manutenção do efeito da intervenção. Tanto a mudança abrupta quanto a inversão da linha de tendência não seriam detectadas por uma simples comparação pré-teste/pós-teste (Fig. 3.1D).

Para evitar esses vieses e garantir a identificação dos efeitos longitudinais comuns às intervenções de informática em saúde, estudos recentes têm recomendado o uso de análises de séries temporais interrompidas em vez do método pré-teste/pós-teste.[4,17,18] Outro recurso que pode tornar esse tipo de método ainda mais eficaz é a inclusão de um grupo-controle, a ser monitorado em paralelo ao grupo-intervenção.[16] A inclusão de um grupo-controle pode auxiliar na identificação de

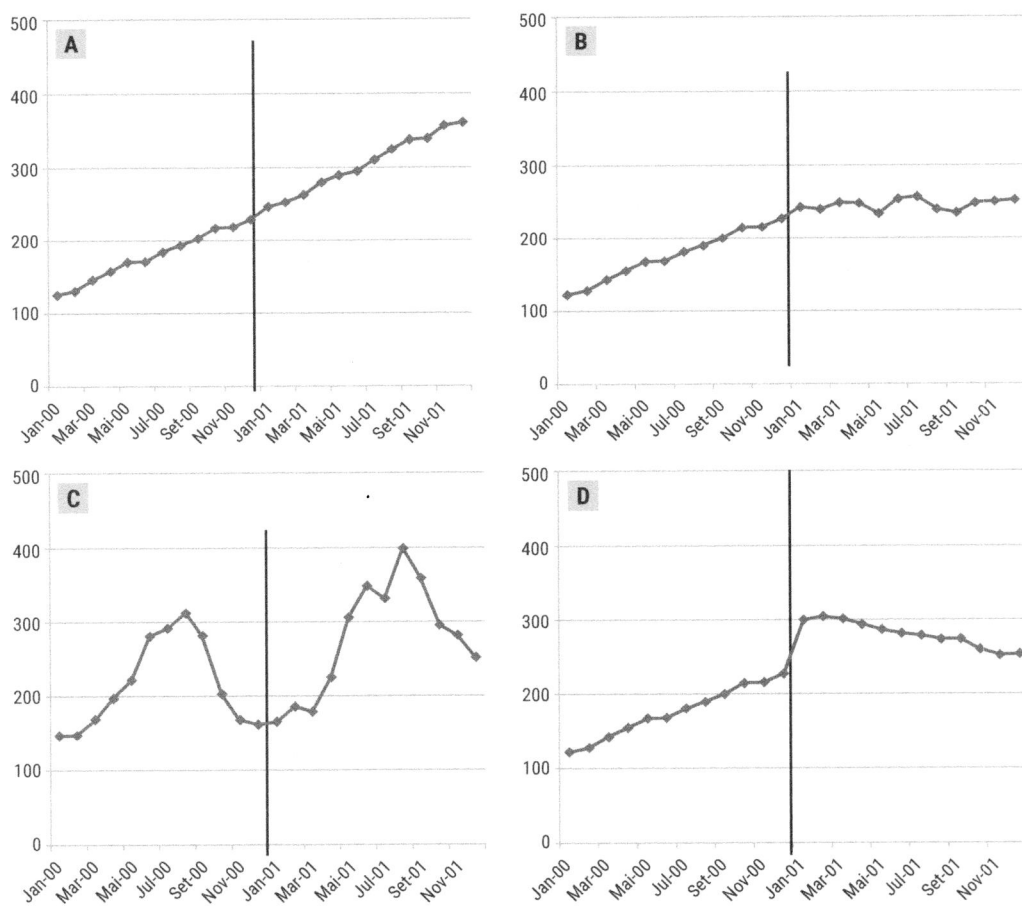

FIGURA 3.1 > A) Exemplo de linha de tendência constante durante todo o estudo. **B)** Exemplo de linha de tendência constante antes da intervenção. **C)** Exemplo de variações causadas por efeitos sazonais. **D)** Exemplo de pico após a intervenção. **Nota:** a linha vertical ao centro representa o momento em que a intervenção é introduzida e a série histórica da linha base é interrompida dando início à série pós-intervenção.

Fonte: Lagarde.[16]

fatores internos ou externos que afetam o indicador monitorado independentemente da presença da intervenção implementada. Para mais informações sobre comparações entre métodos pré-teste/pós-teste e séries temporais interrompidas, ver Capítulo 12.

Método descontinuado regressivo

Outro método bastante eficaz para avaliar intervenções de informática em saúde é o método descontinuado regressivo, que é bastante similar à análise de séries temporais, com a diferença de que o método regressivo usa como linha base o resultado de um determinado indicador para dois grupos distintos, um com boa performance, outro com baixa performance.

Por exemplo, imagine que um grupo de médicos de um determinado hospital tem baixa adesão a um protocolo clínico que determina o uso adequado de antimicrobianos na sua instituição, enquanto outro grupo apresenta alta adesão. Para aumentar a adesão ao protocolo no primeiro grupo, é desenvolvido um sistema de apoio à decisão clínica que emitirá alertas no sistema de prescrição eletrônica para auxiliar os médicos a selecionarem os antimicrobianos recomendados pela instituição. Com base no índice atual de adesão ao protocolo, os participantes são selecionados para o grupo-intervenção, que receberá os alertas (médicos com baixa adesão), ou para o grupo-controle, que não receberá os alertas (médicos com alta adesão). O índice de adesão ao protocolo é então medido após um determinado tempo, e o índice projetado para o grupo-intervenção (calculado com base no índice real deste grupo antes da intervenção) é comparado com o seu índice real atual após a exposição à intervenção. Dessa forma, a série histórica coletada no período pós-intervenção é comparada com a performance que foi estimada para cada grupo com base nos dados coletados no período pré-intervenção. A hipótese a ser testada é a de que, após a intervenção, o grupo que recebeu os alertas terá uma performance acima da que foi projetada para ele e aproximada (ou superior) à do grupo-controle.

Devido ao alto custo, à complexidade e à grande quantidade de recursos alocados para intervenções de informática em saúde, em especial aquelas relacionadas à implantação de um PEP multifuncional, a seleção de participantes de forma randomizada nem sempre é viável, pois a sequência de unidades, departamentos ou grupos de usuários que receberão o novo sistema é naturalmente uma decisão institucional, orientada pelos investimentos e prioridades da organização. Em decorrência disso, as avaliações dessas intervenções raras vezes utilizam o desenho de pesquisa que seria considerado o mais completo – o estudo controlado randomizado. Nesse caso, a análise de séries temporais interrompidas com grupo-controle e o método descontinuado regressivo são considerados alternativas bastante eficazes e substitutos naturais do ECR. Apesar de apresentarem algumas limitações na sua implementação, como a necessidade de múltiplas medições no caso das séries interrompidas ou de um grande número de participantes no caso do método regressivo, de modo geral, ambos são mais fáceis de implementar por não exigirem à randomização dos participantes.

MÉTODOS MÚLTIPLOS OU MISTOS

Além das variáveis diretamente relacionadas à intervenção estudada, as avaliações de informática em saúde em geral precisam analisar variáveis internas ou externas, que podem estar indiretamente associadas à intervenção e, dessa forma, afetar os resultados do estudo. Para aumentar a capacidade de identificação do real impacto das intervenções de informática em saúde, em muitos casos, os pesquisadores utilizam uma combinação de diversos métodos quantitativos e qualitativos em estudos de **métodos múltiplos** ou **métodos mistos**.

Estudos de métodos múltiplos combinam métodos quantitativos e qualitativos para analisar indicadores distintos e/ou complementares. Por exemplo, considere um estudo que visa medir o índice de adoção do PEP em um grupo de hospitais independentes e classificá-los em diferentes categorias de cultura organizacional, para então comparar o índice de adoção do PEP de acordo com a cultura organizacional de cada instituição. Nesse caso, a adoção do PEP pode ser medida por um questionário *on-line* (quantitativo), e a cultura organizacional pode ser identificada por meio de entrevistas para discutir as características culturais de cada organização (qualitativo). Após a identificação das classificações culturais de cada organização, será possível comparar os índices de adoção do PEP entre elas, a fim de verificar se há alguma associação entre a cultura organizacional predominante de uma organização e o seu índice de adoção do PEP.

Estudos de métodos mistos combinam métodos quantitativos e qualitativos para avaliar o mesmo indicador. Por exemplo, considere a implantação de um sistema de apoio à decisão clínica que auxilie os médicos na identificação de pacientes elegíveis para participar de um estudo sobre um tratamento experimental. A avaliação desse sistema pode envolver uma análise da proporção de pacientes que aceitaram participar do estudo (quantitativo), a qual pode ser complementada por observações etnográficas da interação dos médicos com os pacientes no momento em que o alerta é emitido para o médico (qualitativo). Nesse caso, ambos os métodos são utilizados para medir o mesmo indicador: a participação dos pacientes no estudo. O método quantitativo mede a quantidade de pacientes que aceitaram participar do estudo, e o método qualitativo identifica os fatores decorrentes da interação entre médicos e pacientes que contribuíram para que estes aceitassem participar do estudo.

// INSTRUMENTOS PARA AVALIAR A SATISFAÇÃO DO USUÁRIO

Uma das avaliações mais comuns envolvendo sistemas de informação em saúde é a avaliação da satisfação do usuário por meio de questionários padronizados. Os conceitos mais utilizados para medir a satisfação podem ser divididos em dois grupos: **usabilidade** e **utilidade**. No primeiro grupo, os indicadores avaliados medem a facilidade de uso do sistema (usabilidade); no segundo grupo, os indicadores usados medem a capacidade do sistema de facilitar a execução de determinadas tarefas (utilidade).

Um dos instrumentos mais empregados para medir a usabilidade de sistemas de informação em saúde é o System Usability Scale (SUS; Escala de Usabilidade de Sistema – não confundir com Sistema Único de Saúde).[19] Essa escala é composta de 10 perguntas que medem a facilidade de uso de um sistema de acordo com a percepção dos seus usuários; por se tratar de um questionário agnóstico (aplicável a qualquer sistema), é bastante utilizada em outros setores além da saúde. Para avaliar a utilidade de sistemas de informação em saúde e satisfação do usuário, a Unified Theory of Acceptance and Use of Technology (UTAUT; Teoria Unificada de Aceitação e Uso de Tecnologia) é o instrumento mais recomendado.[20] A UTAUT oferece um questionário robusto com perguntas que medem diversos domínios, como a utilidade do sistema, as normas sociais que regulam a implantação do sistema, o esforço percebido para usar o sistema, a autoeficácia percebida (como os usuários do sistema avaliam sua capacidade de usá-lo), a facilidade de uso e a intenção do usuário de efetivamente usar o sistema.

>>> CONSIDERAÇÕES FINAIS

As avaliações de informática em saúde podem variar desde uma simples análise de satisfação do usuário com uma interface isolada até a avaliação do impacto de um PEP multifuncional em grandes redes de saúde. A identificação do escopo do projeto e dos propósitos da avaliação é o ponto inicial do processo; a partir dessas definições, decisões sobre indicadores de resultado e métodos de coleta e análise de dados podem ser identificados e aplicados. As avaliações de informática em saúde podem ser bastante complexas, porque as intervenções analisadas raras vezes podem ser avaliadas de forma isolada sem que se considerem fatores internos ou externos que podem afetá-las direta ou indiretamente.

À medida que a informática em saúde se torna parte integrante do sistema de saúde, avaliações que visam identificar o impacto da adoção e uso do PEP e seus componentes tendem a incluir análises não apenas de indicadores pertinentes à usabilidade e utilidade do sistema, mas também indicadores diretamente afetados pela prestação de assistência em saúde, como indicadores de qualidade do cuidado, produtividade dos profissionais e organizações de saúde e segurança do paciente. Profissionais e pesquisadores clínicos e de informática em saúde são os principais envolvidos nessas avaliações, que têm um papel fundamental na produção de evidência científica e geração do conhecimento necessário para o desenvolvimento de sistemas mais eficazes, capazes de melhorar processos e resultados clínicos.

>> PERGUNTAS PARA DISCUSSÃO

■ Quais são os principais propósitos da condução de avaliações de informática em saúde e por que é importante identificar o propósito de uma avaliação?

■ Qual é o papel do escopo do projeto em avaliações de informática em saúde?

■ Quais fatores contribuem para a generalização dos resultados de uma avaliação de informática em saúde?

■ Em sua opinião, qual tipo de método de coleta de dados é mais eficiente para avaliar o impacto de um PEP multifuncional: o quantitativo ou o qualitativo?

■ Explique por que o método de séries temporais interrompidas é mais eficaz do que o método pré-teste/pós-teste.

■ Por que é importante medir a usabilidade e utilidade de sistemas de informação em saúde?

// REFERÊNCIAS

1. Vishwanath A, Singh SR, Winkelstein P. The impact of electronic medical record systems on outpatient workflows: a longitudinal evaluation of its workflow effects. Int J Med Inform. 2010;79(11):778-91.

2. Colicchio TK, Borbolla D, Colicchio VD, Del Fiol G, Scammon DL, Facelli JC, et al. Looking behind the curtain: identifying factor affecting care outcomes during a large commercial EHR implementation. EGEMS. 2019;7(1):21.
3. Harrison MI, Koppel R, Bar-Lev S. Unintended consequences of information technologies in health care: an interactive sociotechnical analysis. J Am Med Inform Assoc. 2007;14(5):542-9.
4. Colicchio TK, Del Fiol G, Scammon DL, Facelli JC, Bowes WA, Narus SP. Comprehensive methodology to monitor longitudinal change patterns during EHR implementations: a case study at a large health care delivery network. J Biomed Inform. 2018;83:40-53.
5. Ainsworth L, Viegut D. Common formative assessments. Thousand Oaks: Corwin; 2006.
6. Kumar K. Post implementation evaluation of computer-based information systems: current practices. CACM. 1990;33(2):203-12.
7. Kibble JD. Best practices in summative assessment. Adv Physiol Educ. 2017;41(1):110-9.
8. Weir RC. Methods, theories, and research for program evaluation. In: Nelson R, Staggers N, editors. Health informatics: an interprofessional approach. 2nd ed. St. Louis: Elsevier; 2018. p. 61-2.
9. Duncan, W. R. The process of project management. J Proj Manag. 1993;24(3):5-10.
10. Hesse-Biber SN. The practice of qualitative research: engaging students in the research process. Los Angeles: SAGE; 2017. p. 4-9.
11. FitzGerald K, Seale NS, Kerins CA, McElvaney R. The critical incident technique: a useful tool for conducting qualitative research. J Dent Educ. 2008;72(3):299-304.
12. Miller WR, Rollnick S. Motivational interviewing: preparing people to change. 2nd ed. New York: Guilford; 2002.
13. Kushniruk AW, Patel VL. Cognitive and usability engineering methods for the evaluation of clinical information systems. J Biomed Inform. 2004;37(1):56-76.
14. Broekhuis M, van Velsen L, Hermens H. Assessing usability of eHealth technology: a comparison of usability benchmarking instruments. Int J Med Inform. 2019;128:24-31.
15. Schaeffer JH. Videotape: new techniques of observation and analysis in anthropology. In: Hockings P, editor. Principles of visual anthropologe. Rotterdam: Mouton de Greuyer; 1995.
16. Lagarde M. How to do (or not to do) ... Assessing the impact of a policy change with routine longitudinal data. Health Policy Plan. 2012;27(1):76-83.
17. Rudin RS, Jones SS, Shekelle P, Hillestad RJ, Keeler EB. The value of health information technology: filling the knowledge gap. Am J Manag Care. 2014;20(11):eSP1-8.
18. Colicchio TK, Cimino JJ, Del Fiol G. Unintended consequences of nationwide electronic health record adoption: challenges and opportunities in the post-meaningful use Era. J Med Internet Res. 2019;21(6):e13313.
19. Brooke J. SUS-A quick and dirty usability scale. In: Jordan PW, Thomas B, McClelland IL, Weerdmeester B, editors. Usability evaluation in industry. Padstow: CRC; 1996. p. 189-94.
20. Venkatesh V, Morris MG, Davis GB, Davis FD. User acceptance of information technology: toward a unified view. MIS Quarterly. 2003;27(3):425-78.

4

EDUCAÇÃO EM INFORMÁTICA EM SAÚDE

AO FINAL DESTE CAPÍTULO, O LEITOR ESTARÁ PREPARADO PARA:

>> OBJETIVOS

- Descrever o caminho percorrido pela informática em saúde para que ela seja hoje reconhecida internacionalmente como uma especialidade.

- Identificar os principais recursos que formam o corpo de conhecimento da especialidade de informática em saúde.

- Discutir as vantagens e desvantagens dos treinamentos de curta e longa duração.

- Descrever os principais tipos de treinamento disponíveis para a formação de especialistas em informática em saúde.

- Sumarizar as experiências de projetos de educação a distância nos Estados Unidos e na América Latina.

>> RESUMO

A área de informática em saúde possui hoje todo o corpo de conhecimento necessário para ser considerada uma especialidade. Após as primeiras aplicações de computadores em pesquisas biomédicas e assistência em saúde nos Estados Unidos, entre os anos de 1950 e 1960, o conhecimento produzido por atividades de pesquisa e desenvolvimento na área tem sido disseminado por livros, revistas acadêmicas, conferências especializadas, programas educacionais e certificações. O interesse e a necessidade de formar profissionais especializados têm aumentado nas últimas décadas em resposta ao crescente uso de tecnologias da informação e comunicação aplicadas à saúde. Hoje em dia, diversas modalidades de programas de treinamento e certificações de profissionais da área são oferecidas por uma variedade de organizações e instituições de ensino. Neste capítulo são apresentados os principais recursos de produção e disseminação de conhecimento da área, bem como os principais programas de treinamento de profissionais especializados. Também são discutidos os treinamentos voltados para profissionais clínicos e os programas de educação continuada no modelo de educação a distância (EAD).

O SURGIMENTO DE UMA ESPECIALIDADE E SEU CORPO DE CONHECIMENTO

Especialidades surgem a partir do acúmulo de conhecimento produzido por atividades de pesquisa e desenvolvimento ou por atividades aplicadas na resolução de determinados problemas. Esse conhecimento é frequentemente disseminado por meio de livros, revistas acadêmicas, conferências especializadas, programas educacionais e certificações. Os resultados produzidos e disseminados ao longo do tempo formam o corpo e a base de conhecimento da especialidade em questão. Após as primeiras aplicações de computadores em pesquisas biomédicas e assistência em saúde nos Estados Unidos, entre os anos de 1950 e 1960, todo o corpo de conhecimento necessário para a formação de uma nova especialidade foi produzido para constituir a especialidade de informática em saúde.

O interesse e a necessidade de formar profissionais especializados nessa área têm aumentado muito nas últimas décadas em resposta ao crescente uso de tecnologias da informação e comunicação aplicadas à saúde, mais especificamente a utilização de sistemas de informação em saúde e a necessidade cada vez maior de realizar análises de grandes volumes de dados produzidos na área da saúde.[1] Em decorrência disso, diversos programas educacionais voltados para a formação de profissionais, corpo docente e pesquisadores especializados em informática em saúde também têm sido criados em diferentes países. Em paralelo ao desenvolvimento de novos programas de treinamento, há também um interesse no desenvolvimento de programas de certificação de profissionais da área. Nos Estados Unidos, em particular, o ímpeto para a criação dos primeiros programas de treinamento em informática em saúde foi resultado direto das inovações produzidas por pioneiros da área, dando início à tradição de excelentes programas de treinamento existentes hoje na maioria dos estados americanos.

Na década de 1970, o termo "informatics", inspirado no termo francês "informatique", e que em tradução literal significa "informática", passou a ser utilizado nos Estados Unidos como termo de referência para a área de informática aplicada à saúde, sendo que termos como "computer science" (ciência da computação) ou, mais recentemente, "information technology" (tecnologia da informação) têm sido usados para se referir ao que no Brasil conhecemos apenas como "informática" (conjunto das ciências relacionadas ao uso de dados em meios digitais). O profissional americano de informática em saúde é conhecido como "informaticist" ou "informatician"; o equivalente no Brasil seria o "informata médico" ou "informata clínico".

Tanto a prática quanto o treinamento de especialistas em informática em saúde envolvem a aplicação de diversas disciplinas como ciência da informação, ciência da computação e ciência cognitiva, que são combinadas com conhecimento proveniente de diferentes domínios da saúde como medicina, biologia e saúde pública. Em alguns casos, técnicas e métodos da disciplina de ergonomia e fatores humanos também são utilizados para estudar a usabilidade e utilidade dos sistemas de informação em saúde e, mais recentemente, métodos da ciência de dados usados na análise de grandes volumes de dados, conhecidos como *big data*, têm sido incorporados aos treinamentos de informática em saúde. O contexto e a cobertura dos treinamentos podem ser baseados na aplicação de tecnologia para determinados usuários finais, como pacientes (informática do consumidor), no tipo de serviço, como serviços de assistência em saúde (informática clínica), ou em determinados grupos de usuários, por exemplo enfermeiros (informática em enfermagem). De forma geral, os treinamentos aplicam conceitos e ferramentas das disciplinas antes mencionadas a fim de preparar pesquisadores para a condução de pesquisas que visam aumentar a base de conhecimento da área e preparar profissionais que aplicarão esse conhecimento no desenvolvimento de sistemas de informação em saúde.

LIVROS

Livros relacionados ao uso de computadores na área da saúde começaram a ser publicados já na década de 1960.[2] Exemplos incluem *Computer applications in medicine* (Aplicações de computadores em medicina, 1964), de Edward E. Mason e William G. Bulgren; *Use of computers in biology and medicine* (Uso de computadores em biologia e medicina, 1965), de Robert S. Ledley; e *Computers in biomedical research* (Computadores na pesquisa biomédica, 1965), de Ralph W. Stacy e Bruce D. Waxman. A partir dos anos 1970, o termo "informatics" passou a ser utilizado em livros como *An introductory course in informatics* (Curso introdutório de informática, 1971), de A. I. Mikhailov e R. S. Giljarevskij, e *Informatics and medicine: an advanced course* (Informática e medicina: curso avançado, 1977), de P. L. Reichertz e G. Goos.

Nos anos 1980, livros focados na aplicação de informática em saúde para usuários específicos, como enfermeiros, começaram a ser publicados, incluindo *Nursing informatics systems* (Sistemas de informática em enfermagem, 1980), de H. Werley e M. R. Grier, e *Nursing informatics: where caring and technology meet* (Informática em enfermagem: onde o cuidado e a tecnologia se encontram, 1988), de M. Ball, K. Hanna, S. Newbold e J. Douglas. Este último foi o primeiro livro de uma série intitulada *Health informatics* (Informática em saúde), criada pela editora Springer em 1988, que atualmente conta com mais de 100 publicações e contempla alguns dos livros mais renomados da área. Em 1990, a Addison-Wesley publicou a primeira edição do livro *Medical informatics: computer applications in health care* (Informática médica: aplicação de computadores em saúde), de Edward Shortliffe e colaboradores. Sua segunda edição foi publicada em 2001, quando o livro foi incorporado à série da Springer, tornando-se um dos livros de informática em saúde mais vendidos, hoje chegando à sua quinta edição e intitulado *Biomedical informatics: computer applications in health care and biomedicine* (Informática biomédica: aplicação de computadores na saúde e biomedicina).

A maioria das editoras americanas com foco nas ciências da saúde tem pelo menos uma publicação relacionada à informática em saúde, e a diversidade de tópicos e subespecialidades cobertas é enorme. Uma simples pesquisa do termo "health informatics" na seção de livros da Amazon (versão americana) apresenta mais de mil resultados (que contabilizam múltiplas edições do mesmo livro); entretanto, quando pesquisamos o termo "informática em saúde" em sites de livrarias brasileiras, dificilmente encontramos mais de cinco livros da área, o que indica uma defasagem significativa do mercado editorial brasileiro. A Tabela 4.1 lista exemplos de livros relevantes da área publicados no mercado editorial americano.

REVISTAS CIENTÍFICAS

Assim como no caso dos livros, as primeiras revistas científicas especializadas em informática em saúde começaram a surgir na década de 1960. A primeira revista da área foi a *Methods of Information in Medicine* (Métodos de Informação em Medicina), fundada em 1962 na Alemanha. A primeira revista americana foi a

>> **TABELA 4.1**

EXEMPLOS DE LIVROS DE INFORMÁTICA EM SAÚDE NO MERCADO EDITORIAL AMERICANO

LIVRO	AUTORES/ EDITORES	TEMA	EDIÇÃO, PUBLICAÇÃO E EDITORA
The history of medical informatics in the United States	Morris F. Collen	História da informática em saúde	2ª edição, 2015 (Springer, série Health informatics)
Biomedical informatics: computer applications in health care and biomedicine	Edward Shortliffe, James J. Cimino	Aplicações da informática em saúde	4ª edição, 2013 Obs.: a 5ª edição deve ser lançada ainda em 2020 (Springer, série Health informatics)
Health informatics: an interprofessional approach	Ramona Nelson, Nancy Staggers	Aplicações da informática em saúde	2ª edição, 2018 Elsevier
Clinical decision support systems: theory and practice	Eta Berner	Sistemas de suporte à decisão clínica e sistemas especialistas	3ª edição, 2016 (Springer, série Health informatics)
Essentials of nursing informatics	Virginia Saba, Kathleen McCormick	Informática em enfermagem	6ª edição, 2015 McGraw-Hill Education
Evaluation methods in biomedical informatics	Charles P. Friedman, Jeremy Wyatt	Métodos de pesquisa aplicados à informática em saúde	2ª edição, 2006 (Springer, série Health informatics)

Computers and Biomedical Research (Computadores e Pesquisa Biomédica), fundada em 1967, hoje intitulada *Journal of Biomedical Informatics* (Jornal da Informática Biomédica). Em 1984, começou a ser publicada a primeira revista especializada em informática em enfermagem nos Estados Unidos, intitulada *CIN: Computers, Informatics, Nursing* (Computadores, Informática, Enfermagem).

Embora a maioria dos artigos científicos da área fossem publicados nessas revistas, vários outros estudos de informática em saúde também eram – e ainda são – publicados em revistas científicas dedicadas aos profissionais clínicos. Em 1960, existiam 38 artigos indexados em bases bibliográficas categorizados como "computers in medicine" (computadores em medicina);[3] hoje, mais de 15 mil artigos são indexados nas principais bases bibliográficas de estudos das ciências da saúde como estudos de "informatics" ou "health informatics".[2]

Atualmente, cinco revistas especializadas em informática em saúde se destacam entre as de maior audiência e fator de impacto (número médio anual de citações): nos Estados Unidos, a revista oficial da Associação Americana de Informática Médica, a *Journal of the American Medical Informatics Association* (JAMIA; Jornal da Associação Americana de Informática Médica); e, na comunidade internacional, a revista oficial da Associação Internacional de Informática Médica, a *International Journal of Medical Informatics* (IJMI; Jornal Internacional de Informática Médica), a *Journal of Biomedical Informatics* (Jornal da Informática Biomédica), a *Journal of Medical Internet Research* (Jornal de Pesquisa Médica na Internet) e a *Applied Clinical Informatics* (Informática Clínica Aplicada).

ORGANIZAÇÕES PROFISSIONAIS

Entre os anos de 1960 e 1970, diversos profissionais interessados na área perceberam que existiam poucos programas de treinamento especializados e que outros profissionais de sua comunidade também tinham interesse no crescente impacto do uso de computadores na medicina. Como resultado, as primeiras organizações profissionais de informática em saúde foram fundadas e passaram a realizar um papel importantíssimo no desenvolvimento e *networking* dos primeiros profissionais da área.[4]

Inicialmente, a maioria dessas organizações era formada dentro de outras organizações profissionais já estabelecidas. Por exemplo, um dos primeiros grupos formados nos Estados Unidos foi o Computers in Medicine (Computadores em Medicina), formado em 1969 como um subgrupo da Associação Americana de Medicina.[3]

À medida que esses subgrupos ampliavam seu escopo de atuação, eles desfiliavam-se de suas organizações de origem para se tornarem organizações independentes.[2] Na Europa, a primeira conferência internacional da área, intitulada Elsinore Conference, foi realizada na Dinamarca em 1966.[5] Em 1967, os integrantes da Elsinore Conference fundaram o Technical Committee 4 (TC4), dando origem à International Medical Informatics Association (IMIA; Associação Internacional de Informática Médica), que se tornou uma organização independente em 1979,[6] e hoje é a organização profissional de informática em saúde de maior destaque na comunidade internacional. A IMIA organiza a MedInfo, a maior conferência internacional de informática em saúde sediada em diferentes países desde 1974; inicialmente, a conferência era realizada a cada três anos; hoje ela ocorre a cada dois anos.

Nos Estados Unidos, a junção de três organizações independentes (Symposium on Computer Applications in Medical Care, American Association for Medical Systems e American College of Medical Informatics) resultou, em 1989, na fundação da American Medical Informatics Association (AMIA; Associação Americana de Informática Médica).[7] Como reflexo do crescente interesse na aplicação de sistemas de informação em saúde, em 1986 uma afiliada da Associação Americana de Medicina, a Hospital Management Systems Society (Sociedade de Sistemas de Gestão Hospitalar), passou a se chamar Healthcare Information and Management Systems Society (HIMSS; Sociedade de Sistemas de Informação e Gestão em Saúde), tornando-se uma organização independente e sem fins lucrativos em 1993.[8] A AMIA e a HIMSS são hoje as duas maiores organizações profissionais americanas na área de informática em saúde; ambas realizam os dois maiores congressos anuais da área, o AMIA Annual Symposium (Simpósio Anual AMIA, focado na academia) e a HIMSS Conference (Conferência HIMSS, focada no mercado da saúde).

No Brasil, a principal organização de informática em saúde é a Sociedade Brasileira de Informática em Saúde (SBIS), fundada em 1986 na cidade de Campinas.[9] A SBIS realiza o Congresso Brasileiro de Informática em Saúde (CBIS) a cada dois anos desde 1986, e mais recentemente, nos anos em que não sedia o CBIS ela promove o congresso PEP, que em 2011 passou a se chamar e-Saúde & PEP.[10]

PROGRAMAS DE TREINAMENTO

Durante os anos 1950, diversas universidades americanas passaram a investir na criação de laboratórios de computação para a condução de pesquisas biomédicas. A partir da década de 1960, os Institutos

Nacionais de Saúde (NIH, do inglês National Institutes of Health) dos Estados Unidos foram autorizados a aumentar seu orçamento em 2 milhões de dólares para financiar a construção de vários centros de computação para pesquisa biomédica; em 1968, mais de 40 centros já haviam sido construídos.[2]

Ao permitir que estudantes de medicina passassem a conduzir pesquisas em laboratórios de computação, esses laboratórios tornaram-se terreno fértil para o desenvolvimento da informática em saúde como uma especialidade. Um dos primeiros laboratórios de computadores para pesquisas biomédicas foi o da Universidade de Utah, com atividades iniciadas em 1956.[11] Nesse laboratório foram realizadas as pesquisas de Homer R. Warner, que contribuíram para o desenvolvimento do primeiro sistema de apoio à decisão clínica, em 1961,[12] e para a fundação do primeiro departamento de informática em saúde dos Estados Unidos, em 1964[13] (ver Cap. 1).

A partir da década de 1980, o governo americano passou a financiar programas de treinamento de nível superior por meio da Biblioteca Nacional de Medicina (NLM, do inglês National Library of Medicine). No ano de 1984, a NLM lançou o programa Integrated Advanced Information Management Systems (IAIMS; Sistemas Integrados e Avançados de Gestão da Informação), com o objetivo de fomentar programas de treinamento para formar pesquisadores especializados em informática médica.[14] No primeiro ano, cinco universidades receberam financiamento: Universidade da Califórnia em São Francisco, Universidade de Minnesota, Universidade de Harvard, Universidade de Tufts e Universidade de Stanford. Ao longo dos anos, mais de 18 programas de treinamento foram financiados pela NLM. Embora a maioria desses programas fossem alocados em escolas de medicina e, portanto, atraíssem majoritariamente estudantes de medicina, alguns deles passaram a oferecer cursos de mestrado e doutorado para atrair estudantes de outras especialidades clínicas.

O envolvimento de estudantes de outras especialidades contribuiu para o entendimento de que os programas de informática médica eram, na verdade, programas interprofissionais, e que o uso da palavra "médica" não representava de maneira adequada outras especialidades clínicas, como a enfermagem, por exemplo. Em decorrência disso, programas de treinamento específicos para estudantes de enfermagem passaram a ser oferecidos a partir dos anos 1980.[2] Em 1988, a Universidade de Maryland passou a oferecer o primeiro curso de mestrado em informática em enfermagem, e alguns anos depois o curso de doutorado da mesma especialidade. A Universidade de Utah passou a oferecer um programa de mestrado de informática em enfermagem em 1990, e a Universidade de Nova York implementou o mesmo programa em 1995.[15]

No início dos anos 2000, o projeto de sequenciamento do genoma humano promoveu o surgimento de uma nova especialidade, a bioinformática, que também não era representada pelo termo "informática médica". Desde então, o termo "informática biomédica" passou a ser utilizado nos Estados Unidos, dando nome a uma disciplina que agora incorpora bioinformática e informática médica.[16] Embora esse termo não seja universalmente aceito, ele ainda é o mais usado nos Estados Unidos, sendo que diversos departamentos acadêmicos da área são chamados de "Departamento de Informática Biomédica".

Em 2009, o congresso americano aprovou a lei conhecida como HITECH Act, que previa, entre outras coisas, a alocação de financiamento público para a expansão de programas de treinamento de informática em saúde. O objetivo era dar suporte à formação da mão de obra especializada que seria necessária para garantir a implementação do programa de certificação e adoção do prontuário eletrônico do paciente (PEP) nos Estados Unidos, o Meaningful Use (Uso Significativo) (ver Caps. 1 e 12). Em 2015, a secretaria de saúde do governo americano aprovou um novo projeto de financiamento para programas de treinamento que oferecia um total de 6,7 milhões de dólares. Sete instituições foram financiadas para expandir programas de treinamento já existentes e formar um total de 6 mil especialistas.[2]

A AMIA oferece em sua página na *internet* uma lista com todos os programas de treinamento de informática em saúde disponíveis nos Estados Unidos, sendo que até o fim de 2018 a lista incluía um total de 139 programas de treinamento, a grande maioria no nível de pós-graduação, dos quais 67 são cursos de mestrado e 18 de doutorado; existem também oito programas no nível de graduação e 46 programas de treinamento de curta duração, a maior parte oferecidos no modelo educação a distância (EAD). No total, 84 instituições de ensino localizadas em 34 estados americanos oferecem algum tipo de treinamento especializado em informática em saúde.[17]

No Brasil, a demanda por profissionais especializados em informática em saúde tem aumentado recentemente, resultando na criação de diversos programas de treinamento em diferentes regiões do país. Existem alguns programas mais tradicionais, como os de mestrado e doutorado em informática em saúde da Universidade Federal de São Paulo (UNIFESP) criados em 2001, e outros mais recentes, como o primeiro curso de graduação em informática em saúde no modelo EAD, oferecido pela Escola Bahiana de Medicina e Saúde Pública. Assim como a AMIA, a SBIS também traz em sua página na *internet* uma lista com os programas de treinamento de informática em saúde oferecidos no Brasil; até 2018, essa lista incluía um total de 21 programas de treinamento, sendo cinco de graduação, quatro de pós-graduação *lato sensu* e 12 de pós-graduação *stricto sensu*.[18] Esses programas são oferecidos por 13 instituições de ensino localizadas em oito estados; no entanto, existe uma concentração muito grande no estado de São Paulo, que oferece mais da metade dos programas de treinamento existentes no Brasil.

CERTIFICAÇÃO DE PROFISSIONAIS DE INFORMÁTICA EM SAÚDE

O processo de certificação de profissionais de informática em saúde já é bastante tradicional nos Estados Unidos. Os primeiros profissionais clínicos a receber uma certificação foram os profissionais de enfermagem. Em 1992, a Associação Americana de Enfermagem (ANA, do inglês American Nurses Association) criou um programa para delimitar o escopo de trabalho dos profissionais especializados em informática em enfermagem.[19] Tal escopo serviu de base para a criação de uma especialidade para esses profissionais e, em 1995, um processo de certificação foi oficialmente criado para certificar profissionais com diploma de graduação em enfermagem no nível de bacharelado.

A segunda organização profissional a oferecer uma certificação foi a HIMSS, que em 2002 criou o programa Certified Professional in Healthcare Information and Management Systems (CPHIMS; Profissional Certificado em Sistemas de Informação e Gestão em Saúde). Essa certificação atesta que o profissional certificado possui um conhecimento compatível com os padrões internacionais de competência em sistemas de informação e gestão em saúde, conforme definidos pela HIMSS.[20] As qualificações mínimas incluem diploma de graduação no nível de bacharelado e cinco anos de experiência prática, ou diploma de pós-graduação *stricto sensu* e três anos de experiência prática.

A terceira organização a promover uma certificação na área foi a AMIA, que na sua conferência anual em 2005 promoveu uma reunião para discutir o papel da organização na promoção de treinamentos de profissionais de informática clínica. O comitê diretor da AMIA iniciou então um processo para a criação de certificações profissionais para especialistas em informática clínica, que incluiu inicialmente um programa de certificação de profissionais médicos. Em 2007, a AMIA recebeu um financiamento da Robert Wood Johnson Foundation para produzir os documentos exigidos pela Associação Americana de Especialidades Médicas (ABMS, do inglês American Board of Medical Specialties) para aprovação de uma subespecialidade médica denominada "informática clínica". Em 2011, a ABMS aprovou a nova subespecialidade, que passaria a ser uma subcategoria da especialidade médica de medicina preventiva e patologia.[21] Médicos certificados em qualquer uma das 24 especialidades médicas da ABMS são elegíveis para obter a subespecialidade de informática clínica. Em 2015, mais de 1.100 profissionais médicos já haviam sido certificados.[22]

Em 2016, a AMIA formou uma força-tarefa para a criação de uma segunda certificação para profissionais clínicos de outras especialidades fora da medicina, que hoje não são elegíveis para a subespecialidade de informática clínica. A nova certificação está em desenvolvimento e se chamará Advanced Interprofessional Informatics Certification (AIIC; Certificação de Informática em Saúde Interprofissional Avançada).[23]

No Brasil, o processo de certificação de profissionais de informática em saúde é bastante recente. O primeiro programa de certificação a ser oferecido foi o Certificado Profissional em Tecnologia da Informação e Comunicação em Saúde (cpTICS), criado pela SBIS em 2012.[24]

EDUCAÇÃO CONTINUADA EM INFORMÁTICA EM SAÚDE NO MODELO EAD

Embora os treinamentos de longa duração como cursos de graduação e pós-graduação sejam os mais tradicionais para a formação de especialistas em informática em saúde, há também a necessidade de treinamentos de curta duração para uma grande variedade de audiências. Vários programas de treinamento no modelo EAD têm sido oferecidos nos Estados Unidos para atender a crescente demanda de formação básica para profissionais que queiram iniciar uma carreira em informática em saúde, ou para profissionais que já atuam na área, mas não possuem um treinamento formal.

Uma das iniciativas mais importantes nesse sentido é o AMIA 10 x 10 (AMIA dez por dez). O AMIA 10 x 10 é um programa de treinamento de informática em saúde de nível introdutório desenvolvido pela AMIA. O treinamento é ministrado via *internet* em parceria com diversas universidades americanas, e mais recentemente foi exportado para diferentes países.

A necessidade de criação do programa foi formulada pelo então presidente da AMIA, Charles Safran, que no ano de 2004 iniciou uma discussão em torno da necessidade de a associação promover treinamentos de curta duração para formar um número maior de especialistas de informática em saúde no país – de forma mais rápida e barata que os longos e caros treinamentos de pós-graduação.[25] Segundo Safran, em um curto espaço de tempo a maioria dos quase 6 mil hospitais americanos teriam que contar com pelo menos um médico e/ou enfermeiro com treinamento em informática em saúde, e ele gostaria de avaliar a possibilidade de a AMIA assumir um papel de protagonista no treinamento desses profissionais. A fim de pôr seu plano em prática, Safran consultou diversos departamentos de informática em saúde nos Estados Unidos para calcular uma estimativa de crescimento de seus programas de treinamento atuais. Um dos departamentos consultados foi o da Universidade da Ciência e Saúde de Oregon (OHSU, do inglês Oregon Health & Science University). Desde 1999, a OHSU já oferecia programas de treinamento de curta e longa duração no modelo EAD e, com base nessa experiência, um dos professores consultados, Willian R. Hersh, sugeriu que se o modelo EAD fosse adotado, desde que houvesse tempo e recursos suficientes (aumento do corpo docente, recursos de tecnologia, etc.), seria possível oferecer o treinamento via *internet* para um número ilimitado de profissionais. Isso levou Hersh a sugerir o nome do programa como AMIA 10 x 10, com o objetivo de treinar 10 mil profissionais até o ano de 2010.[26]

A AMIA e a OHSU trabalharam juntas para adaptar um curso introdutório de informática em saúde que era oferecido pela OHSU à época, o qual serviria de piloto para a criação do AMIA 10 x 10. O mesmo material coberto nesse curso seria utilizado com pequenas modificações adicionadas sob demanda. O curso introdutório da OHSU tinha duração de 10 semanas (um quarto do ano acadêmico americano) e incluía videoaulas com apresentações em PowerPoint disponibilizadas aos alunos por uma plataforma EAD, as quais eram acompanhadas de material de leitura complementar, fóruns de discussão *on-line* e testes de múltipla escolha. Decidiu-se finalizar o curso com uma aula presencial de encerramento a ser realizada nos simpósios anuais da AMIA, que ocorrem todo mês de novembro em diferentes cidades americanas. Nessa aula de encerramento, os alunos teriam a oportunidade de apresentar um trabalho de conclusão de curso e aumentar seu *networking*. Um exame final também foi oferecido, mas como o curso seria de educação continuada, optou-se por oferecê-lo de forma opcional. Alunos que optassem pela realização do exame final e obtivessem nota B ou superior poderiam ganhar créditos pelas matérias cursadas, que poderiam ser utilizados para dispensá-los de cursos introdutórios em programas de pós-graduação *stricto sensu*, caso eles tenham interesse de, no futuro, buscar um treinamento formal de longa duração.

O curso inicial era voltado para três públicos em particular:

> Profissionais que já atuavam na área de informática em saúde, mas que nunca receberam um treinamento formal na área.
> Profissionais que interagiam com informática em saúde, mas que não eram profissionais da área (p. ex., profissionais clínicos envolvidos em implantações do PEP).
> Profissionais que gostariam de obter um conhecimento introdutório da área antes de se inscreverem em treinamentos longos como mestrado e doutorado.

O primeiro AMIA 10 x 10 foi ministrado pela OHSU em 2005 e contou com a inscrição de 51 alunos, dos quais 44 permaneceram no curso até sua conclusão, a maioria deles tendo frequentado o simpósio da AMIA no referido ano.[27]

O curso original da OHSU que possui um foco mais generalista e introdutório é oferecido até hoje, sendo o curso com maior número de alunos treinados; outros cursos introdutórios foram criados na Universidade do Alabama em Birmingham (UAB) e na Universidade de Illinois em Chicago. Cursos com foco mais especializado também foram criados, incluindo:

> Informática Translacional, na Universidade de Stanford.
> Terminologias e Padrões de Comunicação em Saúde, na Universidade de Utah.
> Sistemas de Apoio à Decisão Clínica, na Universidade de Utah.
> Informática em Pesquisa Clínica, na Universidade de Ohio.
> Usabilidade, na Universidade do Texas em Houston.

A OHSU estabeleceu parcerias com diversas instituições de ensino nacionais e internacionais que passaram a utilizar o material do seu curso original adaptado às suas necessidades locais. Um desses parceiros foi o Hospital Italiano de Buenos Aires (HIBA), na Argentina, que, por intermédio de uma ex-aluna do primeiro AMIA 10 x 10 da OHSU, reuniu uma força-tarefa no HIBA para traduzir o material da OHSU do inglês para o espanhol. O primeiro treinamento do AMIA 10 x 10 no HIBA foi ministrado em 2006, com uma versão do programa original da OHSU traduzida sem modificações em seu conteúdo. Após a conclusão do primeiro curso, o material foi adaptado para atender às necessidades locais das organizações de saúde da América Latina.[28] O curso atual ministrado no HIBA tem duração de 16 semanas e é dividido em 15 módulos. Ao fim de 2012, o HIBA já havia treinado mais mil profissionais de toda a América Latina, ficando atrás apenas do curso original da OHSU, que havia treinado 1.248 profissionais nesse mesmo ano.[26]

Uma pesquisa envolvendo gestores/diretores de informática médica (CMIOs, do inglês *chief medical informatics officers*) dos Estados Unidos conduzida anualmente pelo Gartner constatou que, em 2012, o AMIA 10 x 10 já havia se tornado a primeira opção de treinamento para CMIOs que buscam um treinamento formal em informática em saúde (de acordo com 19% dos participantes), sendo a segunda opção os programas de Master of Business Administration (MBA) (16%), seguidos dos cursos de mestrado acadêmico em informática em saúde (10%).[29]

Parcerias semelhantes com universidades americanas para treinamento de profissionais de informática em saúde também já foram implementadas no Brasil. Em 1999, a UNIFESP estabeleceu uma parceria envolvendo professores da Universidade de Harvard e do Massachusetts Institute of Technology (MIT) para treinamento de profissionais de informática em saúde brasileiros. A princípio, dois tipos de cursos eram oferecidos: um curso presencial em diferentes regiões do Brasil e um curso a distância utilizando material das universidades americanas. O objetivo era formar professores e profissionais da área no Brasil com cursos de curta duração. A modalidade presencial era um curso intensivo de cinco dias, ao passo que o curso a distância tinha duração de dois semestres.[30] O programa também promoveu diversos *workshops* com profissionais brasileiros e americanos realizados no Brasil e nos Estados Unidos. O material das aulas era disponibilizado via *internet* e via CD-ROM para os participantes, mas a sua distribuição por parte dos alunos era irrestrita, o que dificulta o cálculo preciso do número de beneficiados pelo programa. O programa foi encerrado em 2003, e estima-se que mais de 1.700 profissionais tenham tido acesso ao material produzido.[31]

A UNIFESP e a Escola Bahiana de Medicina e Saúde Pública são umas das poucas instituições de ensino brasileiras que oferecem hoje programas de treinamento em informática em saúde no modelo EAD. Por se tratar de programas de especialização e graduação, esses programas são de média e longa duração e, portanto, tendem a ter um alcance menor do que os cursos de curta duração como o AMIA 10 x 10 ou o da parceria UNIFESP/Harvard-MIT. A exemplo do sucesso do AMIA 10 x 10 do HIBA, há uma enorme oportunidade para a criação de programas de treinamento de curta duração no Brasil, que suplantariam os atuais programas de longa duração e facilitariam o treinamento de profissionais especializados em informática em saúde.

>>> CONSIDERAÇÕES FINAIS

Diversos recursos para a formação de profissionais especializados em informática em saúde têm sido criados desde a década de 1960. A demanda por profissionais especializados nessa área tem aumentado significativamente nos Estados Unidos devido à crescente adoção do PEP no país, uma tendência que começa a ser observada em outros países, como a Argentina e o Brasil. Além de treinamentos formais, diversas organizações profissionais, revistas acadêmicas, conferências especializadas e programas de treinamento e certificação também oferecem recursos valiosos para a formação e educação continuada desses profissionais.

Embora os treinamentos tradicionais de longa duração como cursos de graduação, mestrado e doutorado sejam o caminho tradicional para a formação de profissionais de informática em saúde, treinamentos de curta duração são uma alternativa bastante interessante para proporcionar treinamentos introdutórios a profissionais que já atuam na área ou que pretendem atuar nela no futuro. A experiência americana com o AMIA 10 x 10 mostra que esse tipo de treinamento pode atingir um número enorme de profissionais em um curto espaço de tempo. Esse programa foi implantado com sucesso em países de realidade socioeconômica similar à do Brasil, como a Argentina, que fornece um bom exemplo de como aumentar a oferta de treinamentos para profissionais brasileiros.

>> PERGUNTAS PARA DISCUSSÃO

■ Por que a informática em saúde pode ser considerada uma subespecialidade clínica para profissionais de saúde como médicos, enfermeiros, farmacêuticos, etc.?

■ Profissionais clínicos deveriam receber um treinamento formal em informática em saúde durante a sua formação profissional básica? Por quê?

■ Descreva os principais fatores que contribuem para que a informática em saúde seja considerada uma especialidade com profissionais formalmente treinados e capacitados.

■ Quais fatores contribuíram para o surgimento de uma diversidade tão grande de treinamentos nos Estados Unidos? Quais lições aprendidas do processo de desenvolvimento de treinamentos nos Estados Unidos são relevantes para o Brasil?

■ Quais as vantagens e desvantagens dos treinamentos formais de longa duração como mestrado e doutorado e dos de curta duração como o AMIA 10 x 10? Qual alternativa seria mais produtiva para o Brasil e por quê?

■ Quais seriam as suas recomendações para o Brasil aumentar sua capacidade de treinamento de profissionais de informática em saúde?

// REFERÊNCIAS

1. The Office of the National Coordinator for Health Information Technology. These data visualizations of key data and statistics provide quick access to the latest facts and figures about health IT. You can search all the quick stats below [Internet]. Dashboard; 2019 [capturado em 30 set. 2019]. Disponível em: https://dashboard.healthit.gov/quickstats/quickstats.php.
2. Nelson R, Staggers N. Health informatics: an interprofessional approach. 2nd ed. St. Louis: Elsevier; 2018.
3. Collen MF. The origins of informatics. J Am Med Inform Assoc. 1994;1(2):91-107.
4. Arnold JM, Pearson GA. Computer applications in nursing education and practice. New York: National League for Nursing; 1992.
5. Elsinore Conference: Proceedings from the International Meeting on Automated data Processing in Hospitals [Internet]. Denmark; 1966 [capturado em 30 set. 2019]. Disponível em: http://infohistory.rutgers.edu/imia-documents/Elsinore1966-TOC-Program.pdf.
6. International Medical Informatics Association. Welcome to IMIA! [Internet]. Heidelberg: IMIA; c2019 [capturado em 30 set. 2019]. Disponível em: https://imia-medinfo.org/wp/welcome-to-imia-2/.
7. Lindberg DAB, Humphreys BL. "You have to be there." J Am Med Inform Assoc. 2002;9(4):332-45.
8. Healthcare Information and Management Systems Society. History of the Healthcare Information and Management Systems Society (Formerly Hospital Management Systems Society) [Internet]. Chicago: HIMSS; c2012 [capturado em 30 set. 2019]. Disponível em: https://www.himss.org/sites/himssorg/files/HIMSSorg/Content/files/HistoryHIMSS_January2013.pdf.
9. Sabbatini RME. História da informática em saúde no Brasil. Informática Médica. 1998;1(5).
10. Sabbatini RME. Campinas Redux: 25 anos de realizações e um brilhante porvir. J Health Inform. 2011;3(4):1.
11. Warner HR. History of medical informatics at Utah. In: Blum BI, Duncan K, editors. A history of medical informatics. New York: Addison-Wesley; 1990. p. 357-69.
12. Warner HR, Toronto AF, Veasey LG, Stephenson R. A mathematical approach to medical diagnosis. Application to congenital heart disease. JAMA. 1961;177:177-83.
13. Gardner RM. University of Utah medical informatics research and training program. Yearb Med Inform. 2001;(1):103-11.
14. National Library of Medicine. Programs and Services. Fiscal year 1984. Bethesda: U.S. Department of Health, Education, and Welfare; 1985.
15. Saba V, McCormick K. Essentials of nursing informatics. 5th ed. New York: McGrawHill; 2012.
16. Shortliffe EH, Blois MS. The computer meets medicine and biology: the emergence of a discipline. In: Shortliffe EH, editor. Biomedical informatics: computer applications in health care and biomedicine. New York: Springer; 2006. p. 3-45.
17. American Medical Informatics Association. Informatics academics & training programs [Internet]. AMIA; c2019 [capturado em 30 set. 2019]. Disponível em: https://www.amia.org/education/programs-and-courses.
18. Sociedade Brasileira de Informática em Saúde. Formação em informática em saúde [Internet]. São Paulo: SBIS; c2019 [capturado em 30 set. 2019]. Disponível em: http://www.sbis.org.br/formacao-pesquisa-is/79-sbis/400-formacao-em-informatica-em-saude.
19. American Nurses Association. Scope of practice for nursing informatics. Silver Spring: ANA; 1994.
20. Healthcare Information and Management Systems Society. CPHIMS certification [Internet]. Chicago: HIMSS; c2019 [capturado em 30 set. 2019]. Disponível em: https://www.himss.org/health-it-certification/cphims.
21. American Medical Informatics Association. Clinical informatics becomes a board-certified medical subspecialty [Internet]. AMIA; 2011 [capturado em 30 set. 2019]. Disponível em: https://www.amia.org/news-and-publications/press-release/ci-is-subspecialty.
22. American Medical Informatics Association. 2015 clinical informatics diplomates [Internet]. AMIA; 2015 [capturado em 30 set. 2019]. Disponível em: https://www.amia.org/clinical-informatics-board-review-course/2015-diplomates.
23. American Medical Informatics Association. Advanced health informatics certification [Internet]. AMIA; c2019 [capturado em 30 set. 2019]. Disponível em: https://www.amia.org/ahic.
24. Sabbatini RME. Informática em saúde: um sonho que se tornou realidade. Anais do 15. Congresso Brasileiro de Informática em Saúde; 2016 [Internet]. Goiânia; 2016 [capturado em 30 set. 2019]. Disponível em: http://sbis.org.br/biblioteca_virtual/cbis/Anais_CBIS_2016_Diversos.pdf.
25. Safran C. Reactor panel: private industry. Unifying the industry. Secretarial Summit on Health Information Technology Launching the National Health Information Infrastructure; 2004. Washington: Cornerstones for Electronic Healthcare; 2004.
26. Berner ES. Informatics education in healthcare. London: Springer; 2014.
27. Hersh W, Williamson J. Educating 10,000 informaticians by 2010: the AMIA 10×10 program. Int J Med Inform. 2007;76(5):377-82.
28. Otero P, Hersh W, Luna D, González Bernaldo de Quirós F. A medical informatics distance-learning course for Latin America. Translation, implementation and evaluation. Methods Inf Med. 2010;49(3):310-5.
29. Shaffer V. Physician-computer connection symposium. 8th Annual AMDIS-Gartner Survey of CMIOs; 2012. jun. 28. Ojai; 2012.
30. Ohno-Machado L, Marin HF, Marques EP, Masssad E. Training in medical informatics: combining onsite and online instruction. Stud Health Technol Inform. 2001;84(Pt 2):1066-70.
31. Marin HF, Massad E, Marques EP, Ohno-Machado L. International training in health informatics: a Brazilian experience. Stud Health Technol Inform. 2004;107(Pt 2):898-902.

PARTE II
APLICAÇÕES DA INFORMÁTICA EM SAÚDE

5

SISTEMAS UTILIZADOS NO CUIDADO DO PACIENTE:
O PRONTUÁRIO ELETRÔNICO DO PACIENTE E SEUS COMPONENTES

>> OBJETIVOS

AO FINAL DESTE CAPÍTULO, O LEITOR ESTARÁ PREPARADO PARA:

- Discutir as principais diferenças entre o prontuário em papel e o prontuário eletrônico.

- Descrever os modelos de adoção do prontuário eletrônico do paciente mais utilizados internacionalmente.

- Descrever os principais componentes do prontuário eletrônico do paciente: prescrição eletrônica, administração eletrônica da prescrição, sistemas de documentação clínica, sistemas de apoio à decisão clínica, sistemas departamentais e sistemas auxiliares.

- Discutir as perspectivas dos diferentes *stakeholders* envolvidos na adoção do prontuário eletrônico do paciente.

- Discutir os desafios e barreiras para a adoção do prontuário eletrônico do paciente.

>> RESUMO

Os capítulos anteriores introduziram os conceitos do prontuário médico e dos registros de saúde do paciente, sua evolução histórica, o advento do prontuário eletrônico do paciente (PEP) e os diferentes tipos de dados registrados no PEP. Neste capítulo são discutidas as principais diferenças entre o prontuário médico em papel e o prontuário eletrônico, os diferentes componentes do PEP e como eles são utilizados no cuidado do paciente. Também são discutidos os modelos de adoção do PEP mais empregados internacionalmente, as diferentes perspectivas dos envolvidos na adoção do PEP e os temas recorrentes sobre sua adoção e uso como ferramenta de apoio à assistência em saúde.

DIFERENÇAS ENTRE O PRONTUÁRIO EM PAPEL E O PRONTUÁRIO ELETRÔNICO

O prontuário médico do paciente, seja ele em papel ou eletrônico, serve a vários propósitos: facilitar o registro de observações clínicas, fornecer acesso a observações anteriormente documentadas, facilitar a comunicação entre profissionais clínicos e fornecer instrução e justificativa para intervenções clínicas.[1] Comparado com o prontuário em papel, que é limitado pela sua apresentação – uma única cópia física –, o PEP é mais flexível e mais facilmente adaptável às necessidades dos profissionais de saúde. O conteúdo do prontuário armazenado no PEP é mais legível e organizado do que o tradicional prontuário em papel. Isso ocorre porque o uso de sistemas de informação pode aumentar a qualidade dos dados documentados aplicando verificações de validade à medida que os dados são registrados eletronicamente.

Sistemas de informação reduzem erros tipográficos usando menus de entrada de dados padronizados e recursos de verificação ortográfica. Esses sistemas também podem exigir entrada de dados em campos específicos ou impor determinados formatos aos dados registrados. Dessa forma, o sistema garante que apenas os dados relevantes para determinada conduta clínica sejam registrados pelo usuário. Contudo, um sistema bem desenvolvido deve ser programado para facilitar a entrada de dados que estão disponíveis, a fim de evitar que os usuários do sistema tenham dificuldade para completar determinadas tarefas por necessitar de dados não acessíveis ou não relevantes do ponto de vista clínico.[2]

A Figura 5.1 apresenta um exemplo típico de prescrição do paciente documentada em um prontuário em papel.

Além de vantagens imediatas como aumento da legibilidade dos registros médicos, maior acessibilidade ao prontuário do paciente e controle de acesso ao prontuário, o PEP oferece outras vantagens muito mais significativas e inatingíveis para o prontuário em papel. O PEP tem a capacidade de coletar dados em um formato e apresentá-los em outros formatos de acordo com a necessidade de seus usuários finais. Por exemplo, dados registrados em formato numérico por um profissional (registro da temperatura do paciente pela enfermagem) podem ser apresentados a outros profissionais em outros formatos (variação da temperatura ao longo do tempo em um gráfico acessado pelo médico).

O PEP também pode incorporar dados de multimídia não disponíveis no prontuário em papel, como estudos de imagem extensos (p. ex., exame de ressonância magnética ou tomografia computadorizada) e, mediante componentes de apoio à decisão clínica, pode analisar dados do paciente para apoiar o processo decisório em saúde. Exemplos de processos de decisão clínica que podem ser auxiliados pelo PEP incluem identificação de tendências perigosas como um aumento consistente do índice de massa corporal, necessidade de mudança de tratamento para pacientes com alergia a tratamentos convencionais ou ações preventivas como um exame periódico de hemoglobina glicada A1c para pacientes com risco de desenvolver diabetes. Nesses casos, o PEP funciona como um controlador aéreo que auxilia os pilotos na sua tomada de decisão em pleno voo. O PEP pode ser utilizado tanto para organizar informações clínicas de um paciente individualmente como para auxiliar na identificação de padrões e tendências de uma população ou grupo de pacientes.

Em 2003, o Instituto de Medicina (IOM, do inglês Institute of Medicine) dos Estados Unidos publicou um

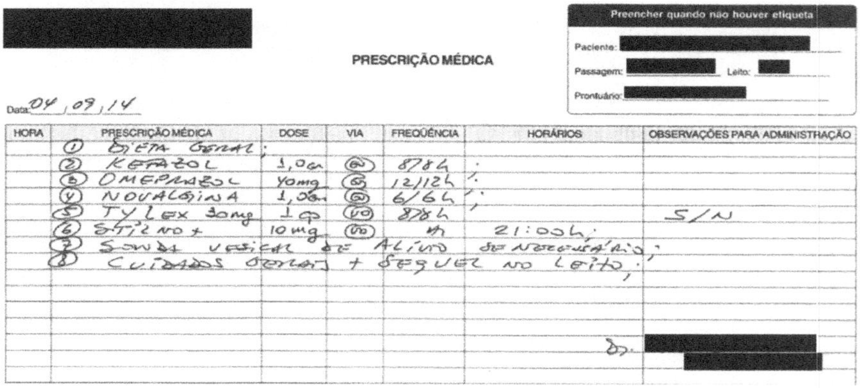

FIGURA 5.1 > *Formulário em papel contendo a prescrição médica de um paciente hospitalizado.*

relatório propondo as 12 principais funções do PEP que, se implementadas, podem melhorar a qualidade do cuidado, a segurança do paciente e a produtividade dos profissionais de saúde (Quadro 5.1).[3]

>> QUADRO 5.1

PRINCIPAIS FUNÇÕES DO PEP DE ACORDO COM O IOM

- Oferecer uma lista de problemas e diagnósticos do paciente para cada atendimento, lincando-os com prescrições e resultados de exames com terminologias padronizadas

- Incorporar medidas aceitáveis para melhorar o estado de saúde do paciente

- Melhorar a habilidade de documentar decisões clínicas; automatizar, rastrear e compartilhar o racional dessas decisões com outros profissionais de saúde

- Proporcionar interface com registros médicos de outros sistemas de informação em saúde

- Garantir a confidencialidade, privacidade e auditoria de acesso aos dados clínicos

- Propiciar acesso autorizado de forma contínua

- Dar suporte a múltiplos acessos de forma simultânea

- Fornecer acesso à informação local e remotamente

- Facilitar a solução de problemas clínicos

- Facilitar a entrada de dados no sistema por profissionais médicos

- Oferecer métricas de custo e qualidade

- Dar suporte às necessidades das demais especialidades clínicas

PEP, prontuário eletrônico do paciente.
Fonte: Institute of Medicine.[3]

>>

MODELOS DE ADOÇÃO DO PEP

Embora a adoção do PEP possa ser medida usando métricas que calculam a proporção de instituições que possuem um PEP instalado, há outros modelos mais específicos que medem a sua adoção com base no grau de informatização, ou seja, no grau de utilização do PEP. Um exemplo deste último é o Electronic Medical Record Adoption Model (EMRAM; Modelo de Adoção do Registro Médico Eletrônico). Esse modelo foi criado em 2005 pelo grupo de análises de dados da Healthcare Information and Management Systems Society (HIMSS; Sociedade de Sistemas de Informação e Gestão em Saúde). No início, o modelo avaliava a adoção do PEP em hospitais, e mais recentemente passou a incorporar a adoção em clínicas ambulatoriais.[4] O modelo EMRAM foi criado para avaliar os níveis de adoção do PEP nos Estados Unidos, mas tem sido adotado em outros países da Europa, no Canadá e há pouco tempo na América Latina, em países como a Argentina, o Chile e o próprio Brasil.

O modelo oferece métricas para avaliar o grau de adoção do PEP e classifica a adoção em oito níveis (estágios de 0 a 7). Ele também oferece suporte às organizações de saúde mediante uma sequência de tarefas estruturadas que facilitam a implantação progressiva do PEP alinhada à estratégia de negócios da instituição, fornecendo dados de adoção de outras instituições para comparação. A Tabela 5.1 apresenta os oito estágios do modelo EMRAM para hospitais americanos. Um modelo similar é utilizado em outros países com pequenas modificações para atender às características locais de cada região.

Ao final de 2017, 5.487 hospitais americanos haviam sido avaliados no modelo EMRAM e 74% estavam acima do estágio 5 (32,9% no estágio 5, 33,8% no estágio 6 e 6,4% no estágio 7) (Tab. 5.2). Até o ano de 2016, 11 hospitais brasileiros, dois hospitais argentinos e um hospital chileno haviam sido reconhecidos como EMRAM estágio 6.[5] Em 2017, o Hospital Unimed Recife III foi o primeiro hospital da América Latina a ser reconhecido como estágio 7[6] e, em 2019, as unidades da Beneficência Portuguesa de São Paulo também atingiram esse estágio.[7]

>>

COMPONENTES DO PEP UTILIZADOS NO CUIDADO DO PACIENTE

O PEP é composto de múltiplas funcionalidades que podem fazer parte do mesmo sistema de informação (sistema de informação integrado) e/ou podem ser implementadas em sistemas de informação independentes que se comunicam usando interfaces de dados. Essas aplicações podem variar em termos de apresentação dos dados, usabilidade e processos clínicos informatizados. Esta seção apresenta os componentes do PEP comumente utilizados no cuidado do paciente: prescrição eletrônica do paciente, administração eletrônica da prescrição, sistemas de documentação clíni-

>> TABELA 5.1
MODELO EMRAM DE ADOÇÃO DO PEP PARA HOSPITAIS AMERICANOS

CAPACIDADES ACUMULADAS POR ESTÁGIO DE ADOÇÃO

Estágio 7	PEP completo utilizando padrões de comunicação em saúde para comunicação com sistemas externos, eliminação do prontuário em papel, análise de métricas de qualidade, segurança e produtividade a partir de dados armazenados em *enterprise data warehouse*, leitura de código de barras para administração de itens da prescrição como transfusão de sangue e central de dados *backup* (*disaster recovery*)
Estágio 6	Circuito fechado de medicação com código de barras à beira do leito, documentação clínica contendo dados estruturados utilizados em regras de sistemas de suporte à decisão avançados
Estágio 5	PACS integralmente instalado usando padrão de comunicação DICOM
Estágio 4	Prescrição eletrônica do paciente com prescrições inseridas pelo médico, sistemas de suporte à decisão clínica intermediários
Estágio 3	Documentação clínica incluindo equipe clínica multidisciplinar (enfermagem e demais profissionais clínicos), administração eletrônica de medicamentos, informatização do pronto-socorro, PACS disponível fora da radiologia e sistemas de suporte à decisão clínica básicos
Estágio 2	Repositório de dados clínicos com uso de vocabulário médico padronizado, com garantia de segurança e criptografia dos dados armazenados
Estágio 1	Sistemas auxiliares instalados: laboratório, farmácia e radiologia incluindo PACS
Estágio 0	Nenhum sistema auxiliar instalado

EMRAM, Electronic Medical Record Adoption Model; PEP, prontuário eletrônico do paciente; DICOM, Digital Imaging and Communication in Medicine; PACS, Picture Archiving and Communication System.
> **Nota:** os estágios são complementares, ou seja, o estágio 7 engloba os requisitos de todos os outros estágios mais os seus próprios requisitos.

>> TABELA 5.2
DISTRIBUIÇÃO DOS HOSPITAIS AMERICANOS NO MODELO EMRAM EM DEZEMBRO DE 2017

ESTÁGIO	% HOSPITAIS
Estágio 7	6,4%
Estágio 6	33,8%
Estágio 5	32,9%
Estágio 4	10,2%
Estágio 3	12,0%
Estágio 2	1,8%
Estágio 1	1,5%
Estágio 0	1,4%

EMRAM, Electronic Medical Record Adoption Model.
Fonte: HIMSS Analytics.[4]

ca, sistemas de apoio à decisão clínica, sistemas departamentais e sistemas auxiliares.

PRESCRIÇÃO ELETRÔNICA DO PACIENTE

A prescrição do paciente é um documento criado por um profissional médico (e em alguns países pelo assistente médico ou por determinadas categorias da enfermagem) que contém os itens necessários para o diagnóstico e tratamento do paciente (p. ex., medicamentos, exames de laboratório, procedimentos), fornecendo as diretrizes para que esses itens sejam executados. A prescrição também é fundamental para a geração da conta do paciente.

A ideia por trás da prescrição eletrônica do paciente (CPOE, do inglês *computerized provider order entry*) é que o profissional prescritor registre diretamente no sistema a prescrição do paciente. Durante esse processo, alertas como os de dose incorreta, risco de alergia ou interações medicamentosas (interação entre dois ou mais medicamentos produzindo reações adversas) são emitidos pelo sistema para que o prescritor seja informado de tais riscos e possa ajustar a prescrição conforme necessário. Nesse contexto, a prescrição eletrônica do paciente torna-se um dos componentes mais importantes do PEP. Uma vez que a prescrição é registrada no PEP, seus dados são enviados para outros sistemas, como o sistema de dispensação de medicamentos da farmácia hospitalar ou o sistema de laboratório onde os itens da prescrição são processados e executados. A prescrição eletrônica funciona como um sistema de gestão das prescrições do paciente, onde estas podem ser registradas, rastreadas, atualizadas ou suspensas.

Em 1999, o IOM publicou o relatório mundialmente famoso chamado *To Err is Human: Building a Safer Health System* (Errar é Humano: Criando um Sistema de Saúde Mais Seguro),[8] recomendando o uso da prescrição eletrônica do paciente para diminuir erros no processo de medicação. Embora anos mais tarde esse relatório tenha sido criticado por se concentrar demasiadamente em erros de medicação, em detrimento de outros erros tão ou mais deletérios como os erros de diagnóstico médico,[9] ele ainda é tido como um dos principais fatores para o aumento do uso de prescrição eletrônica do paciente nos Estados Unidos e em outros países.

Alguns desafios em relação à adoção da prescrição eletrônica ainda persistem, como a resistência dos médicos em registrar prescrições eletronicamente, sistemas com usabilidade ruim, alto custo de implementação, entre outros. Além disso, há estudos que identificaram consequências não esperadas em decorrência da adoção da prescrição eletrônica do paciente. Em certos casos, essas consequências têm sido associadas a erros médicos introduzidos pela adoção de tecnologia em saúde.[10] Exemplos de fatores que contribuem para esses erros incluem a fragmentação de dados e processos clínicos após a adoção da prescrição, a falta de integração adequada entre a prescrição e outros componentes do PEP e interfaces de sistema subótimas que dificultam o registro da prescrição eletronicamente.[11]

Outro desafio é o número excessivo de alertas emitidos pelos componentes de apoio à decisão clínica integrados à prescrição eletrônica. Payne e colaboradores conduziram um estudo no qual identificaram que, em mais de 40 mil itens prescritos com pelo menos um alerta de interação medicamentosa severa, cerca de 88% dos alertas foram ignorados.[12] Tal situação indica que, ao longo do tempo, os profissionais clínicos podem ficar "imunes" aos alertas emitidos pelo sistema, ignorando alertas clinicamente relevantes. Isso ocorre devido a uma combinação complexa de fatores heterogêneos que, em alguns casos, vão além das limitações e problemas relacionados à tecnologia em si.

A maioria dos PEPs utilizados em hospitais e clínicas (sobretudo os PEPs comerciais desenvolvidos por empresas especializadas) permitem que seus clientes configurem o sistema para definir em quais situações esses alertas devem ser emitidos, e se eles devem interromper uma determinada etapa do processo (p. ex., impedir que uma prescrição seja finalizada sem que o alerta seja verificado); entretanto, tais configurações aparentam não antecipar todas as condutas clínicas possíveis. Em muitos casos, uma medicação pode ser contraindicada para um paciente, mas ainda assim ser considerada a opção de menor risco de acordo com o julgamento do profissional clínico, seja por falta de uma alternativa viável ou por uma escolha baseada no contexto clínico do paciente. Estudos recentes indicam que o PEP não dispõe de informações suficientes sobre o contexto do paciente e sobre o racional por trás das decisões dos profissionais clínicos, fazendo com que ele frequentemente dispare alertas pouco relevantes, apenas para serem ignorados pelos prescritores.[13]

Apesar das dificuldades e barreiras, a prescrição eletrônica do paciente é, sem sombra de dúvida, um dos componentes mais importantes do PEP: além de facilitar a gestão e execução de diversas tarefas envolvidas no cuidado do paciente, quando bem implementada, ela se torna uma excelente aliada para o aumento da segurança do paciente. A Figura 5.2 apresenta um exemplo de sistema de prescrição eletrônica desenvolvido na Universidade de Vanderbilt.

ADMINISTRAÇÃO ELETRÔNICA DA PRESCRIÇÃO

O sistema de administração eletrônica da prescrição disponibiliza a lista de itens prescritos para o paciente aos demais profissionais clínicos (enfermeiros, farmacêuticos, etc.) para que eles possam documentar a execução dos itens prescritos, ou modificá-los conforme necessário. Uma das funcionalidades mais importantes desse componente do PEP é o registro da administração eletrônica de medicamentos (eMAR, do inglês *electronic medication administration record*). Essa funcionalidade permite que os medicamentos prescritos para o paciente sejam visualizados e a sua administração seja documentada. Quando a prescrição de uma nova medicação é registrada no sistema de prescrição eletrônica, essa informação é enviada para o sistema de dispensação de medicamentos da farmácia hospitalar (no caso de um atendimento hospitalar), que efetua a separação das medicações e as envia para a enfermaria. A farmácia geralmente dispensa as medicações em conjunto com os materiais descartáveis necessários para sua administração no paciente.

Por exemplo, medicações administradas por via endovenosa são dispensadas em um "pacote" contendo

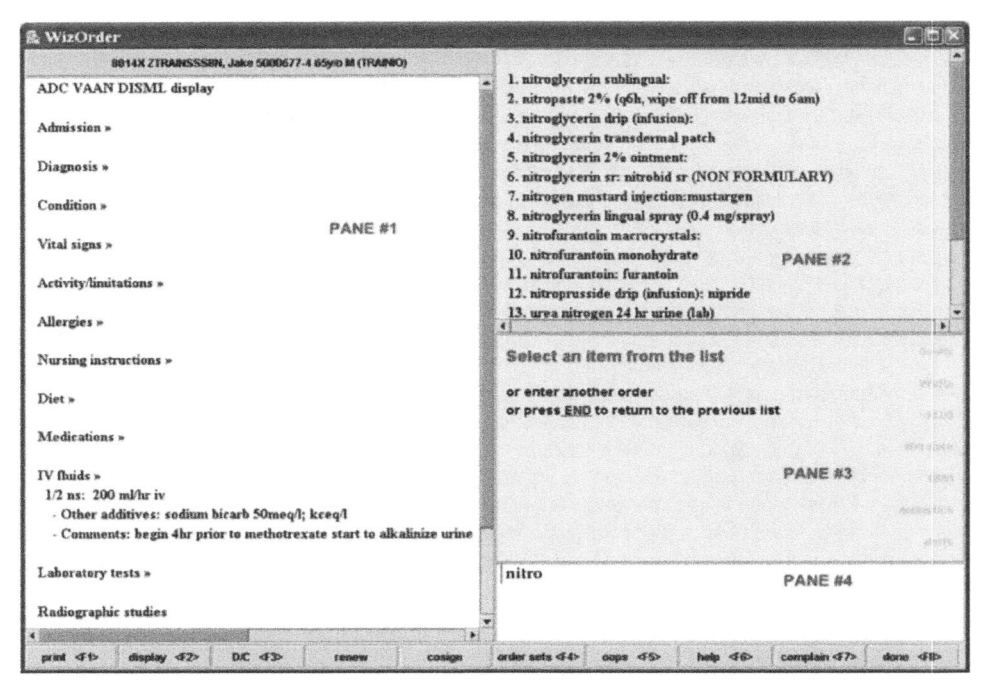

FIGURA 5.2 > *Exemplo de sistema de prescrição eletrônica desenvolvido na Universidade de Vanderbilt, Tennessee, Estados Unidos, otimizado para facilitar a navegação do prontuário eletrônico do paciente ao apresentar os itens atualmente prescritos e os itens sendo modificados/adicionados na mesma tela. O Painel 1 (PANE#1) apresenta os itens vigentes na prescrição do paciente agrupados por categoria (Sinais vitais, Medicamentos, etc.); o Painel 2 (PANE#2) apresenta a lista de itens a serem escolhidos para inclusão de novos itens na prescrição; o Painel 3 (PANE#3) apresenta instruções para edição da prescrição; e o Painel 4 (PANE#4) refere-se à caixa de diálogo para pesquisa de itens a serem prescritos (retornados no Painel 2).*

Fonte: Miller e colaboradores.[14]

ampola da medicação, seringa, agulha e demais materiais necessários para a administração; na enfermaria, a equipe de enfermagem prepara a solução a ser administrada no paciente (em alguns casos, a medicação já vem preparada e identificada desde a farmácia hospitalar). As medicações dispensadas ficam disponíveis no eMAR, que inclui informações sobre o nome do medicamento, apresentação (p. ex., comprimido), dose, via de administração (p. ex., via oral) e a frequência de administração da medicação. O sistema apresenta a lista de medicações prescritas para o paciente, incluindo soluções endovenosas de administração contínua, e permite que essas medicações sejam visualizadas de várias maneiras por meio de filtros de visualização. Frequentemente são utilizadas combinações de cores e ícones para a identificação de eventuais situações de risco, a fim de evitar erros durante a administração de medicamentos. A Figura 5.3 apresenta um exemplo de sistema de administração eletrônica de medicamentos desenvolvido no Centro Médico Acadêmico da Universidade de Duke.

Os sistemas de administração eletrônica de medicamentos normalmente são integrados ao sistema de leitura de código de barras à beira do leito (BCMA, do inglês *bar code medication administration*). Essa funcionalidade é usada para aumentar a segurança do paciente no momento da administração de medicamentos; entretanto, ela também pode ser utilizada durante a execução de outros itens da prescrição, como transfusão de sangue ou coleta laboratorial.

Embora a prescrição eletrônica seja utilizada para aumentar a segurança no processo de prescrição de medicamentos e, dessa forma, contribuir para a diminuição de erros de medicação, ela não tem como prevenir erros em outras etapas do processo. Erros de medicação podem acontecer em diversas etapas: prescrição, dispensação, preparo e administração do medicamento. Contudo, a etapa de administração oferece mais riscos à segurança do paciente, por ser a última etapa antes de a medicação ser de fato administrada, ou seja, ela é a última barreira para a prevenção de erros.

INTRODUÇÃO À INFORMÁTICA EM SAÚDE ///////////////

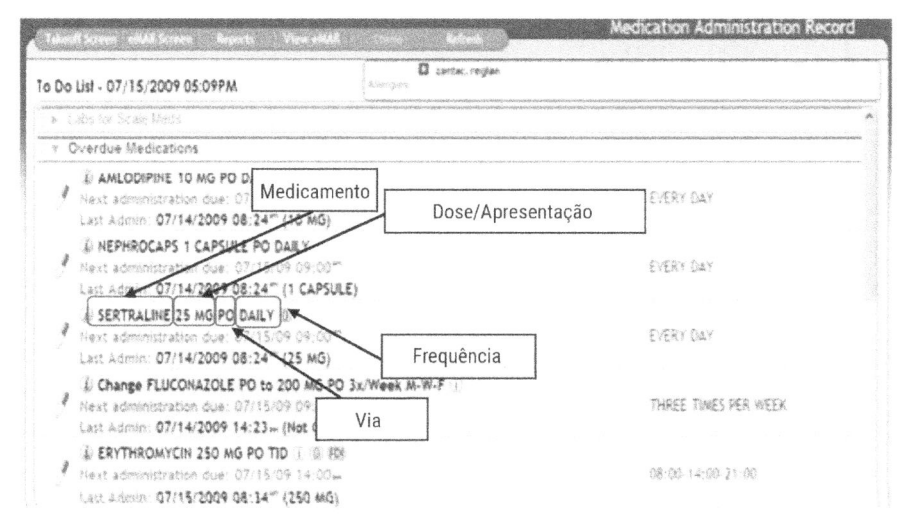

FIGURA 5.3 > Exemplo de sistema de administração eletrônica de medicamentos.
Fonte: Adaptada de Poon e colaboradores.[15]

Em 2004, o Food and Drug Administration (FDA) dos Estados Unidos emitiu um relatório indicando que o uso do BCMA tem um grande potencial para diminuir erros de medicação e recomendou o seu uso em nível nacional; desde então, a impressão de um código de barras na pulseira de identificação do paciente passou a ser um padrão adotado dentro e fora dos Estados Unidos.[16] O BCMA funciona com três *checkpoints* executados imediatamente antes da administração da medicação no paciente:

1. O sistema eMAR é aberto e o código de barras de identificação do profissional clínico é lido.
2. O código de barras de identificação da pulseira do paciente é lido.
3. O código de barras da medicação é lido.

Por meio desse processo, o sistema verifica os "cinco certos em medicação":

1. Paciente certo.
2. Medicação certa.
3. Dose certa.
4. Horário certo.
5. Via certa.

Se, durante a leitura do código de barras, o sistema identificar desvios como a medicação lida não ter sido prescrita para o paciente lido ou não ter sido prescrita para ele naquele horário, um alerta é emitido informando a inconsistência identificada. O mesmo processo pode ser implementado para verificar se um exame de laboratório foi de fato prescrito para o paciente antes de a coleta de material biológico ser realizada.

Estudos na área de sistemas de administração eletrônica de medicamentos com uso do BCMA apresentam resultados bastante positivos no que diz respeito à prevenção de erros[15] e diminuição do tempo entre a prescrição e a administração de medicamentos.[17]

SISTEMAS DE DOCUMENTAÇÃO CLÍNICA

Sistemas de documentação clínica são ferramentas usadas para documentar, gerenciar e compartilhar interpretações e decisões relacionadas ao cuidado do paciente. Na maioria dos casos, a documentação é registrada em texto livre (formato narrativo), que pode ser complementado com dados estruturados, numéricos e visuais (tabelas, gráficos, etc.). Esses sistemas são utilizados para a geração de relatórios, como o relatório de admissão, evolução diária, consulta ambulatorial, transferência ou resumo de alta.

Os sistemas de documentação clínica também oferecem funcionalidades para a criação do plano de cuidados do paciente, e em muitos casos permitem a rápida geração de planilhas ou tabelas contendo informações sobre sinais vitais e outros parâmetros clínicos coletados e analisados ao longo do tempo. Alguns sistemas oferecem funcionalidades para importar dados como lista de medicamentos em uso ou resultados de exames de laboratório de outros componentes do PEP. Um sistema de documentação clínica avançado pode conter regras lógicas de apoio à decisão clínica, oferecendo alertas que indicam valores anormais importados de outras partes do PEP (p. ex., ao importar as últimas medições da pressão arterial do paciente, o sistema pode alertar o médico sobre a ocorrência de valores anormais).

Um sistema de documentação clínica eficaz deve facilitar a comunicação entre os diversos profissionais de saúde envolvidos no cuidado do paciente, promover a responsabilidade no cuidado do paciente mediante documentação das ações e decisões clínicas e facilitar a continuidade do cuidado do paciente. A Figura 5.4 apresenta um exemplo de sistema de documentação clínica desenvolvido na Universidade de Columbia.

SISTEMAS DE APOIO À DECISÃO CLÍNICA

Sistemas de apoio à decisão clínica (SADCs) são sistemas que auxiliam os profissionais de saúde em algum aspecto do seu processo decisório. Uma breve introdução dos SADCs é apresentada nesta seção; esses sistemas são discutidos em mais detalhe no Capítulo 7.

Os SADCs são um componente crucial do PEP e funcionam em conjunto com outros componentes, como o sistema de prescrição eletrônica do paciente, sistemas de documentação clínica ou outros sistemas auxiliares e departamentais. Os SADCs mais comuns consistem em componentes integrados à prescrição eletrônica na forma de alertas e lembretes para prevenir erros como prescrição duplicada, alergia, dose incorreta ou interação medicamentosa. Esses sistemas também podem oferecer alertas relacionados a mudanças na condição de saúde do paciente que demandam intervenção clínica ou monitoramento contínuo, bem como lembretes sobre ações preventivas ou atualizações de informações críticas. Alguns SADCs apresentam conteúdo extraído de repositórios de conhecimento médico como UpToDate®, Micromedex® ou ClinicalKey® para auxiliar os profissionais de saúde no seu processo decisório (ver "Infobuttons" no Cap. 7).

Um exemplo de SADC com melhorias clínicas comprovadas é o sistema de assistência à prescrição de antibióticos para pacientes críticos desenvolvido na Intermountain Healthcare. Por meio de regras pré-programadas, o sistema recomenda os antimicrobianos e a conduta terapêutica adequados para pacientes com insuficiência renal ou determinados microrganismos. Evans e colaboradores do hospital Latter Day Saints (LDS) e da Universidade de Utah estudaram o impacto desse sistema nas prescrições de antimicrobianos da unidade de terapia intensiva do hospital LDS, comparando pres-

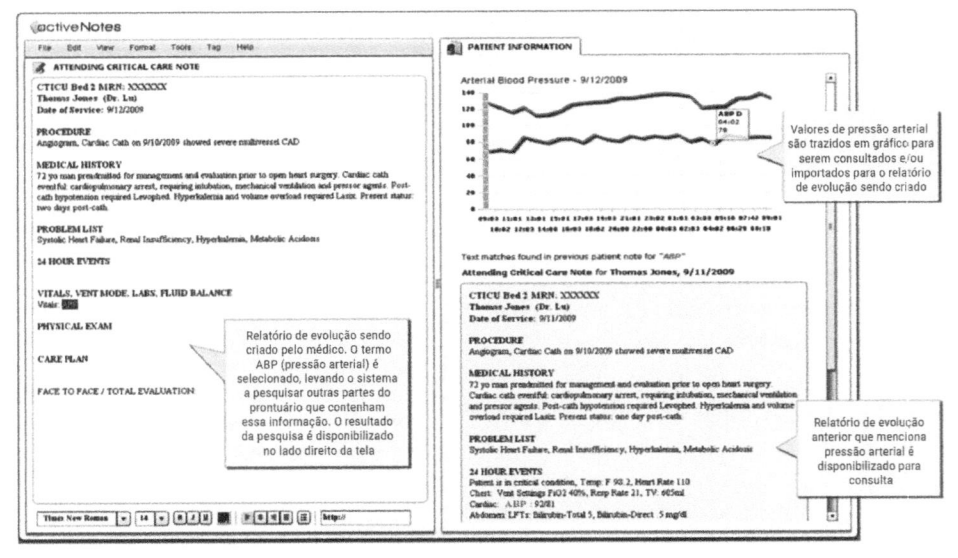

FIGURA 5.4 > *Sistema de documentação clínica ActiveNotes desenvolvido por Wilcox e colaboradores na Universidade de Columbia. O sistema possui uma funcionalidade para pesquisar em outras partes do prontuário algum termo que tenha sido selecionado pelo médico durante a criação do relatório de evolução (lado esquerdo da tela). Nesse caso, o sistema disponibiliza do lado direito da tela o resultado de pesquisa para ABP (sigla de arterial blood pressure [pressão arterial]).*

Fonte: Adaptada de Wilcox e colaboradores.[18]

crições feitas durante o primeiro ano de uso do sistema com prescrições feitas nos dois anos anteriores à sua implantação. O estudo completo, publicado na revista *The New England Journal of Medicine*,[19] identificou que o sistema contribuiu para uma diminuição significativa no número de prescrições para pacientes com alergia documentada, no número de doses excessivas de antimicrobianos e no número de prescrições de antimicrobianos inadequados para os microrganismos identificados em exames de cultura com antibiograma (Fig. 5.5).

// SISTEMAS DEPARTAMENTAIS

Além dos componentes mais tradicionais do PEP, como prescrição eletrônica, administração eletrônica da prescrição, SADCs e sistemas de documentação clínica, é comum o uso de sistemas departamentais para informatizar processos e departamentos clínicos específicos. Alguns exemplos de sistemas departamentais incluem sistemas de informação para centros cirúrgicos, sistemas de pronto-socorro ou sistemas de departamentos ambulatoriais como a oncologia clínica.

Um sistema de informação para centros cirúrgicos oferece funcionalidades para a gestão de toda a cadeia de processos envolvidos na cirurgia do paciente, informatizando processos desde o seu pré-operatório até as etapas do pós-operatório, bem como a gestão de faturamento para a geração da conta do paciente contendo os serviços e materiais utilizados durante a cirurgia. Esses sistemas geralmente incluem funções de gestão da agenda do centro cirúrgico, gestão de inventário e estoque de materiais, gestão de anestesia, documentação cirúrgica e, em alguns casos, gestão da central de esterilização de materiais cirúrgicos.

O pronto-socorro de um hospital também costuma ter um fluxo de trabalho específico, o que exige o uso de sistemas com funcionalidades para documentar e gerenciar atividades típicas dos atendimentos de emergência. Exemplos de processos administrados por sistemas de pronto-socorro incluem triagem e classificação de pacientes de acordo com a gravidade do caso, localização e rastreamento dos pacientes nas diversas etapas do atendimento de emergência, gestão de riscos, protocolos clínicos (p. ex., para apresentações mais comuns como gripe sazonal ou mais graves como sepse), gestão de qualidade e gestão de faturamento.

Sistemas de departamentos ambulatoriais, como os sistemas de oncologia clínica, também oferecem funcionalidades específicas, adaptadas aos processos de gestão de pacientes oncológicos. Esses pacientes

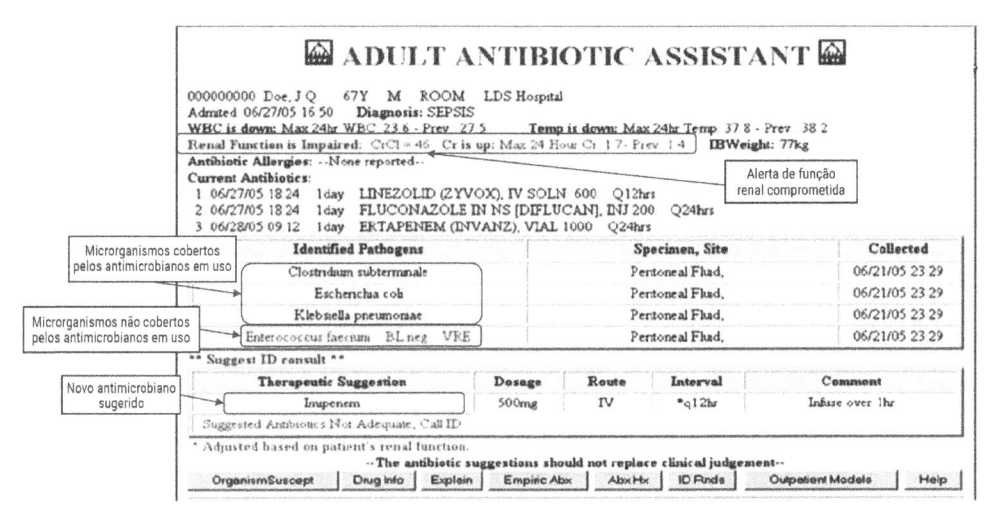

FIGURA 5.5 > *Sistema de apoio à prescrição de antimicrobianos desenvolvido na Intermountain Healthcare. Neste exemplo, o sistema indica que a função renal do paciente está comprometida de acordo com um exame de laboratório. Ele também sugere a inclusão de um novo antimicrobiano na prescrição do paciente para tratar um microrganismo identificado após exames de laboratório. É recomendado que o uso do novo antimicrobiano seja ajustado de acordo com a função renal do paciente e que o Departamento de Controle de Infecção Hospitalar seja contatado para auxiliar no tratamento. O sistema foi inicialmente desenvolvido por Evans e colaboradores na Intermountain Healthcare em 1998;[19] a tela apresentada aqui é de uma versão atualizada do sistema.*

Fonte: Cortesia de Scott R. Evans.

normalmente têm tratamentos de longa duração, com visitas frequentes a clínicas ambulatoriais, onde são administrados tratamentos como quimioterapia, radioterapia e, mais recentemente, imunoterapia. Esses tratamentos em geral utilizam protocolos clínicos que combinam uma série de medicamentos e procedimentos, e os pacientes costumam ser monitorados para identificação de eventuais efeitos colaterais e avaliação do progresso e eficácia do tratamento. Sistemas de oncologia clínica normalmente oferecem funcionalidades de gestão dos ciclos de tratamento do paciente e prescrição de protocolos de tratamento oncológico, que em muitos casos são integrados a SADCs com regras específicas do processo decisório em oncologia clínica. Alguns sistemas também oferecem funcionalidades para a documentação de relatórios clínicos, gestão de farmácia oncológica e gestão de faturamento.

SISTEMAS AUXILIARES

Sistemas auxiliares são sistemas utilizados em departamentos de suporte ao cuidado do paciente como a farmácia, o laboratório e o departamento de radiologia.

Sistemas de gestão de farmácia permitem a gestão da cadeia de medicamentos desde o momento em que eles são registrados na prescrição eletrônica do paciente até o momento em que são dispensados para a enfermaria. Esses sistemas incluem funcionalidades para gestão de estoque e inventário das farmácias centrais e farmácias satélites localizadas nas unidades de internação ou postos de enfermagem e gestão da dispensação de medicamentos e materiais.

Sistemas de informação laboratorial (LIS, do inglês *laboratory information systems*) e sistemas de informação em radiologia (RIS, do inglês *radiology information systems*) são sistemas utilizados para atender às demandas de departamentos de exames de diagnóstico. Esses sistemas têm sido usados desde antes do conceito do PEP ser universalmente aceito e aplicado para referir-se aos sistemas de informação em saúde.[16]

PRINCIPAIS ENVOLVIDOS NA ADOÇÃO E USO DO PEP

A implantação do PEP é um processo complexo, que envolve mudanças contínuas nos processos e fluxos de trabalho dos diversos profissionais clínicos e administrativos que interagem com o sistema. Essas implantações podem afetar os profissionais envolvidos por meses ou até anos e, à medida que os usuários do sistema passam a incorporar os componentes do PEP na sua rotina de trabalho, eles tendem a demandar melhorias no sistema inicialmente implantado, produzindo um ciclo contínuo de modificações e customizações. Esse processo afeta não apenas os usuários finais do sistema, como médicos, enfermeiros, farmacêuticos, etc., mas também outros *stakeholders* internos e externos envolvidos direta ou indiretamente na adoção do PEP. Alguns exemplos de *stakeholders* impactados pela adoção do PEP incluem pacientes, profissionais clínicos, organizações de saúde, fontes pagadoras e governo.

PACIENTES

Os pacientes têm uma perspectiva única do processo da assistência em saúde: além de terem uma visão de fora, ou seja, uma visão não enviesada pela rotina de trabalho dos profissionais de saúde, eles frequentemente recebem cuidado em diversas organizações e podem identificar falhas no atendimento nem sempre visíveis aos profissionais que os atendem. Como toda adoção de tecnologia, a adoção do PEP pode ter um impacto temporário na eficiência dos profissionais clínicos e, por conseguinte, afetar a experiência do paciente. Porém, passada a fase crítica da implantação, os pacientes tendem a reagir de forma favorável com relação ao uso de tecnologia em saúde. Uma pesquisa realizada em 2014, envolvendo 2.045 pacientes adultos nos Estados Unidos, identificou que os pacientes frequentemente reconhecem que a informática em saúde contribui para a diminuição de erros médicos, a redução do custo dos serviços de saúde e o aumento da qualidade do serviço prestado.[20]

O PEP tem potencial para aumentar a comunicação entre o paciente e os profissionais de saúde, e a demanda por acesso ao prontuário médico por parte dos pacientes tem crescido nos Estados Unidos e em outros países. Diversas organizações permitem que seus pacientes acessem seus respectivos registros de saúde via portais *on-line*, que disponibilizam ao paciente uma versão simplificada do seu prontuário. Na maioria dos casos, esses portais são utilizados apenas para consulta de dados, mas é cada vez mais comum a inclusão de funcionalidades para permitir que os próprios pacientes possam inserir dados no seu prontuário remotamente (ver Cap. 8).

PROFISSIONAIS CLÍNICOS

De forma geral, os profissionais clínicos têm uma visão positiva em relação à adoção e uso do PEP. PEPs que oferecem funcionalidades robustas para documentação clínica ou SADCs capazes de identificar tendências e desvios de padrões de normalidade são peças fundamentais para o processo decisório em saúde. Entretanto, esses sistemas também podem provocar consequências não esperadas e, em alguns casos, com potencial para facilitar erros médicos. Embora alguns problemas relacionados ao PEP sejam provenientes de limitações dos sistemas hoje disponíveis no mercado, em muitos casos, os profissionais clínicos são afetados negativamente por implantações mal planejadas.

Implantações de sistemas de informação em saúde podem afetar os profissionais clínicos em decorrência de fatores como falta de adaptação dos fluxos de trabalho; infraestrutura tecnológica inadequada; pouco suporte durante a implantação; customizações inapropriadas; e, em casos mais graves, a escolha do produto inadequado. Um estudo recente avaliando uma implantação de grande porte de um PEP comercial nos Estados Unidos demonstrou que a produtividade dos profissionais médicos tende a diminuir tanto nos hospitais quanto nas clínicas ambulatoriais em decorrência da adoção do PEP, podendo levar vários meses para sua completa recuperação.[21] Um estudo complementar demonstrou que, embora tais impactos tenham sido provocados por fatores que poderiam ter sido controlados pelos gestores da organização, como alocação de mais profissionais para dar suporte durante a implantação ou identificação de funcionalidades cruciais não oferecidas pelo PEP adotado, esses fatores só foram identificados após o início da implantação, quando o sistema já estava em uso em vários hospitais e clínicas.[22] A curva de aprendizado dos profissionais clínicos após a adoção do PEP tende a ser longa, podendo durar meses ou anos.

Outra alteração importante introduzida pela adoção do PEP refere-se a mudanças no padrão de comunicação entre profissionais clínicos. Diversos estudos demonstram que, quando a documentação clínica é feita no prontuário em papel, a comunicação entre os profissionais clínicos é majoritariamente verbal, ao passo que, com a adoção do PEP, a comunicação verbal é cada vez mais substituída pela comunicação eletrônica por meio do PEP.[23] Essa diminuição de comunicação verbal produz um aumento de interrupções para esclarecer condutas documentadas no PEP, podendo induzir os profissionais de saúde ao erro.[24]

ORGANIZAÇÕES DE SAÚDE

No nível organizacional, o PEP oferece mais vantagens do que desvantagens. Organizações de saúde estão sendo cada vez mais pressionadas para reduzir custos – uma tendência mundial. Nesse contexto, o PEP pode se tornar um grande aliado das organizações (e gestores) de saúde, uma vez que facilita o registro e o controle de todos os serviços e materiais utilizados no cuidado do paciente de forma mais precisa e em tempo real.

O registro eletrônico oferece melhor controle dos recursos necessários para cada serviço prestado e facilita a identificação de desperdícios. Todavia, o custo da implantação do PEP pode ser um fator negativo extremamente relevante. A implantação de um PEP comercial envolve não apenas a aquisição do direito de uso do sistema, mas também a aquisição de uma complexa infraestrutura de equipamentos e licenças de *softwares* complementares necessários para o funcionamento do PEP.

Outro custo relevante é o da alocação de profissionais técnicos especialistas no produto adquirido para dar suporte durante a configuração, instalação e implantação do PEP. Além do custo inicial de implantação, contratos de prestação de serviço para suporte especializado e manutenção do produto após a implantação trazem custos adicionais que precisam ser administrados em médio e longo prazo.

FONTES PAGADORAS

O PEP é uma ferramenta fundamental para os planos de saúde, pois é por meio de consultas ao prontuário eletrônico que a maioria dos planos de saúde conferem ou glosam (negam) o pagamento dos serviços cobrados pelos prestadores (p. ex., hospitais, clínicas, laboratórios). Com o uso do PEP, os dados de cobrança dos serviços podem ser enviados em formato eletrônico dos prestadores para os planos de saúde, que conferem ou glosam os pagamentos eletronicamente. Em alguns casos, profissionais de auditoria de contas são enviados para analisar o prontuário do paciente dentro da organização de saúde que o atendeu. Esse é o procedimento mais comum nos casos em que o prontuário é registrado em papel ou parcialmente em papel e a comunicação eletrônica com a operadora não está implementada por completo.

GOVERNO

Entidades governamentais no nível municipal, estadual e federal são afetadas e/ou podem afetar diretamente a adoção do PEP (ver Caps. 1 e 12). A adoção de sistemas de informação na área da saúde tende a ser mais lenta do que em outros setores da economia, devido a fatores como complexidade dos processos de assistência em saúde; complexidade dos dados produzidos na área da saúde; aumento exponencial do conhecimento médico; resistência dos profissionais clínicos; sistemas de informação subótimos; e alto custo de implantação e manutenção do PEP. Apesar dessas barreiras, há diversos exemplos de PEPs – sobretudo aqueles desenvolvidos por organizações de saúde pioneiras em informática em saúde – que produzem um impacto clínico significativo. Além dos exemplos apresentados nas seções anteriores deste capítulo, outros exemplos interessantes podem ser encontrados no Capítulo 7.

Com a intenção de facilitar a adoção do PEP, governos de diversos países têm implementado projetos de lei e de incentivos financeiros ou fiscais para promover a adoção e uso do PEP em nível nacional. O governo brasileiro já tem portarias, projetos de lei e outros documentos oficiais aprovados ou em discussão definindo processos e recursos tecnológicos necessários para atender às recomendações da Organização Mundial da Saúde (OMS) para implantação do PEP em todo o território nacional, mediante implantação de uma estratégia chamada "e-Saúde". Em 2011, uma portaria foi publicada pelo Ministério da Saúde definindo padrões de comunicação necessários para facilitar a adoção do PEP no Brasil.[25] Em 25 de agosto de 2016, o Ministério da Saúde publicou uma resolução instituindo o Comitê Gestor da Estratégia e-Saúde. Desde então, esse comitê passou a ser o órgão oficial do governo responsável pela elaboração da estratégia e-Saúde para o Brasil. O documento oficial contendo a estratégia e-Saúde foi publicado oficialmente em 2017,[26] estabelecendo as diretrizes e os objetivos para o desenvolvimento de uma estratégia e-Saúde para ser implementada no Brasil até 2020. Dando continuidade à implantação dessa estratégia, criou-se o Centro Nacional de Terminologia em Saúde (CENTERMS), o qual publicou em 2018 a estratégia para a adoção de padrões de terminologias clínicas no Brasil para o período 2018-2020.[27] Mais recentemente, foi aprovada a Lei Geral de Proteção de Dados que, embora não seja uma lei específica da área da saúde, poderá ter impacto significativo na forma como os dados são armazenados e acessados no PEP.

Há uma clara tendência de continuidade do processo de intervenção estatal para promoção da adoção do PEP no Brasil. Essa tendência pode ser observada em depoimentos, entrevistas e comunicações em redes sociais do então presidente eleito Jair Messias Bolsonaro, que no dia 23 de outubro de 2018 postou em sua página no Facebook: "O Prontuário Eletrônico Nacional Interligado será o pilar de uma saúde na base informatizada. O cadastro do paciente reduz custos e facilitará o atendimento futuro por outros médicos, em outros postos ou hospitais. Além de tornar possível cobrar desempenho dos gestores locais".*

Embora a adoção do PEP no Sistema Único de Saúde (SUS) tenha aumentado recentemente, sobremaneira nas Unidades Básicas de Saúde (UBSs), ela ainda é muito baixa em nível nacional. Em 2016, o Ministério da Saúde implementou o projeto "Chamada e-SUS AB", que determina a implantação de um PEP disponibilizado gratuitamente pelo governo nas 41.600 UBSs de todo o país. As UBSs que não implantassem o sistema deveriam justificar a não implantação para o Ministério em até 60 dias. Ao final do projeto, o governo brasileiro registrou a implantação do PEP em mais de 10.000 UBSs, e em 2017 11.112 UBSs (27% das UBSs do país) haviam implantado o PEP e já enviavam dados em formato eletrônico para uma base de dados central do Ministério da Saúde.[28]

>>
TEMAS-CHAVE NA ADOÇÃO DO PEP

//
CUSTO

Conforme já mencionado, o custo da adoção de um PEP comercial pode ser um fator impeditivo para muitas organizações; além disso, o desenvolvimento de sistemas proprietários, embora demonstre ser mais flexível para as organizações de saúde e produza melhores resultados do ponto de vista clínico, não é sustentável em longo prazo. É natural que as organizações de saúde concentrem-se na otimização do seu custo operacional e maximizem a redução de custos de departamentos não produtivos, como é o caso do departamento de tecnologia da informação, onde se encontram os profissionais e ferramentas de informática em saúde. As organizações de saúde que adotam PEPs comerciais tendem a diminuir sua infraestrutura de tecnologia interna, visando manter apenas investimentos necessários para garantir a continuidade da operação clínica e facilitar o desenvolvimento de aplicações para demandas específicas, invariavelmente em áreas nas quais os sistemas comerciais são deficitários.

Em decorrência desses fatores – e de outros discutidos no Capítulo 12 –, a adoção do PEP em nível nacional nos Estados Unidos é composta sobretudo de PEPs comerciais, o que aparentemente reflete uma tendência mundial, afinal de contas, o *business* das instituições de saúde é saúde, e não tecnologia. Entretanto, os sistemas comerciais não são capazes de atender a todas as necessidades das organizações de saúde; algumas limitações importantes desses sistemas são tema de discussões diárias nos Estados Unidos (ver Cap. 13).

O custo da adoção de um PEP comercial pode variar desde algumas dezenas de milhares de dólares para

---
* Disponível em https://bit.ly/2t51QbG.

organizações pequenas, como consultórios médicos, até bilhões de dólares no caso de implantações de larga escala, em grandes redes de saúde. Enquanto a implantação de um PEP comercial em uma clínica de atenção básica custa em média entre 54.000 e 100.000 dólares,[16] a implantação do PEP comercial da empresa americana Epic Systems na rede de saúde Partners Healthcare ultrapassou a marca de 1 bilhão de dólares,[29] e a adoção do PEP da sua concorrente, a Cerner Corporation, na rede americana Veterans Health Administration – a maior do país –, custará aos cofres públicos a impressionante cifra de 16 bilhões de dólares.[30]

PRIVACIDADE, CONFIDENCIALIDADE, SEGURANÇA E PROPRIEDADE SOBRE O PRONTUÁRIO

Apesar de avanços significativos na área de segurança cibernética, a segurança dos dados inseridos em um prontuário eletrônico ainda é tema de debates diuturnos de extrema importância. Ataques recentes de *hackers* a hospitais americanos e europeus, com vazamento de dados confidenciais e, em alguns casos, bloqueio de acesso ao PEP seguido de cobrança de "resgate", têm gerado preocupação e demandam cuidados redobrados com as políticas de segurança da informação nas organizações de saúde. Em decorrência disso, nos Estados Unidos, um profissional de nível executivo dedicado à gestão da segurança da informação é cada vez mais comum nas organizações de saúde: o executivo de segurança da informação (CISO, do inglês *chief information security officer*).

Com o aumento da comunicação entre sistemas de informação em saúde e a possibilidade de envio eletrônico de dados do prontuário do paciente de uma organização para outra,[31,32] controles e regulamentações sobre o uso e compartilhamento dos registros de saúde do paciente passam a ser um problema do dia a dia dos profissionais de saúde. Incorpora-se a esse problema o fato de que, na era digital, a propriedade sobre o prontuário médico é cada vez menos clara. Quem é o dono do prontuário do paciente: a organização que retém as informações ou o próprio paciente? Quando dados do prontuário são compartilhados com outras instituições, para garantir a continuidade do cuidado do paciente, a instituição que recebe informações de outra passa a ter propriedade sobre o conteúdo recebido? Qual conteúdo do PEP pode ser compartilhado? Quem deve autorizar tal compartilhamento? Essas perguntas passarão a fazer parte do dia a dia dos profissionais de saúde, dos profissionais de informática em saúde e dos pacientes em diversos países desenvolvidos e devem surgir nos demais países conforme a tecnologia é adotada e passa a permitir o compartilhamento de dados entre prestadores (ver Cap. 6).

CULTURA ORGANIZACIONAL

A substituição do prontuário em papel pelo prontuário eletrônico pode gerar mudanças de ordem cultural profundas.[33] Profissionais clínicos, sejam eles médicos, enfermeiros, farmacêuticos, fisioterapeutas, nutricionistas, etc., são condicionados a utilizar o PEP para a execução de suas tarefas diárias e, em muitos casos, enfrentam dificuldades para adaptar-se à "nova forma de trabalho" introduzida pelo prontuário eletrônico.

Vários fatores podem influenciar esse processo de adaptação, como, por exemplo, dificuldades com uso de computadores, sistemas ou equipamentos confusos e com usabilidade ruim, falta de suporte por parte da liderança da organização ou baixa resiliência por parte dos usuários do sistema.

Embora a adoção do PEP facilite a geração da conta do paciente e a gestão de diversos processos clínicos e administrativos, os profissionais de saúde, em especial os médicos, frequentemente veem o processo de inserção de dados no sistema como trabalho administrativo que não deveria ser executado por eles, e sim por profissionais auxiliares. Tal resistência se deve, em parte, ao uso de sistemas subótimos que demandam tempo excessivo para a entrada de dados, conforme discutido antes. Ademais, após a implantação do PEP, a maioria das decisões relacionadas ao cuidado do paciente dependerão de consultas constantes ao prontuário eletrônico. A necessidade de acessar o sistema constantemente em conjunto com interrupções frequentes, um efeito muitas vezes observado na adoção do PEP, causa perda de eficiência e pode contribuir para a ocorrência de erros. Esses fatores precisam ser devidamente antecipados e gerenciados para facilitar a adoção do PEP e diminuir a resistência dos profissionais de saúde.

FATORES HUMANOS E A EXPERIÊNCIA DO USUÁRIO DO PEP

O PEP, como substituto do prontuário em papel, passar a ser a principal ferramenta de documentação e comunicação de todas as atividades clínicas, e isso pode ser fonte de frustração por parte dos profissionais de saúde.[34] Problemas com usabilidade, SADCs mal desenhados e falta de suporte adequado estão entre os principais fatores que contribuem para a ocorrência de erros associados ao uso da tecnologia e para a resistência na adoção do PEP.[35,36]

A complexidade dos PEPs disponíveis no mercado, com incontáveis funcionalidades distribuídas em diversos componentes distintos, gera preocupações relacionadas ao surgimento de novas modalidades de erros não existentes na era do prontuário em papel.[11] Médicos relatam que o uso do PEP para documentação clínica aumenta sua carga de trabalho, forçando-os a diminuir o número de pacientes atendidos.[22] Alguns pesquisadores sugerem que o PEP impõe um processamento linear da informação, o qual é conflitante com a forma naturalmente interativa e interpretativa da prestação de assistência em saúde.[37]

Problemas relacionados à experiência dos usuários do PEP são complexos e demandam seu envolvimento na escolha e customização do produto o mais cedo possível.[16] Para mais informações sobre os problemas de usabilidade do PEP e as pesquisas em andamento sobre o tema, ver Capítulos 13 e 14.

>>> CONSIDERAÇÕES FINAIS

O PEP apresenta vantagens significativas em relação ao prontuário em papel, mas também oferece desafios para sua plena adoção. Vários componentes do PEP são utilizados no cuidado do paciente, como a prescrição eletrônica do paciente, a administração eletrônica da prescrição, sistemas de documentação clínica, SADCs, sistemas departamentais e sistemas auxiliares. Esses componentes são essenciais para apoiar processos administrativos, auxiliar na documentação e comunicação de condutas clínicas, dar suporte à decisão clínica, facilitar o armazenamento, processamento e acesso a informações de saúde, gerenciar a prescrição do paciente e sua administração, dar suporte ao paciente, facilitar a gestão da qualidade e segurança e facilitar a gestão da saúde nos níveis individual e populacional.

Com o advento da medicina de precisão e a incorporação de dados de análises genéticas ao PEP, ele terá um papel cada vez mais importante no cuidado do paciente. Testes genéticos avançados em conjunto com PEPs equipados com métodos computacionais capazes de analisar grandes volumes de dados poderão ser utilizados para facilitar o processo de diagnóstico e prevenção de doenças preexistentes ou com risco de desenvolvimento no futuro e, mediante identificação de marcadores biológicos individuais, permitir que tratamentos altamente individualizados possam ser oferecidos.

>> PERGUNTAS PARA DISCUSSÃO

■ Quais são as principais vantagens e desvantagens do PEP em relação ao prontuário em papel?

■ Como o modelo de adoção EMRAM pode ser utilizado para auxiliar as organizações de saúde a formularem sua estratégia de adoção do PEP? Esse modelo pode auxiliar na adoção do PEP no SUS? Justifique sua resposta.

■ Quais as principais vantagens e desvantagens da prescrição eletrônica do paciente? Qual estratégia pode ser adotada para aumentar a sua adoção pelos profissionais médicos?

■ Como os controles de segurança criados pela adoção do PEP podem auxiliar os profissionais de saúde na sua tomada de decisão clínica e como eles podem atrapalhar esse processo?

■ Quem é o dono do prontuário médico: o paciente ou a organização de saúde que armazena os dados do prontuário? O formato do prontuário (papel ou eletrônico) interfere na propriedade sobre o prontuário?

■ Por que é necessário desenvolver sistemas departamentais? Qual é o melhor modelo de adoção para esses sistemas?

■ Quais estratégias podem ser adotadas para favorecer o desenvolvimento de sistemas mais intuitivos que facilitem a entrada de dados no PEP?

■ Como garantir que a adoção do PEP não causará frustração e perda de produtividade dos profissionais clínicos?

■ Qual estratégia deve ser adotada pelo governo brasileiro para facilitar a adoção do PEP em nível nacional?

// REFERÊNCIAS

1. Strauss AL, Shizuko FY, Suczek B, Wiener CL. Social organization of medical work. Chicago: University of Chicago; 1985.
2. Shortliffe EH, Cimino JJ. Biomedical informatics: computer applications in health care and biomedicine. 4th ed. Palo Alto: Springer; 2013. p. 391-4.
3. Institute of Medicine. Key capabilities of an electronic health record system: letter report from the Committee on Data Standards for Patient Safety: board of healthcare services [Internet]. Washington: The National Academies; 2003 [capturado em 06 out. 2019]. Disponível em: https://www.ncbi.nlm.nih.gov/books/NBK221802/.
4. HIMSS Analytics. HIMSS Analytics launches EMRAM for ambulatory practices [Internet]. Chicago: HIMSS; 2012 [capturado em 06 out. 2019]. Disponível em: https://www.healthcareitnews.com/news/himss-analytics-launches--emram-ambulatory-practices.
5. HIMSS Brazil. Hospitais na América Latina Reconhecidos como Estágio 6 EMRAM [Internet]. Chicago: HIMSS Brazil; 2016 [capturado em 06 out. 2019]. Disponível em: http://www.himssbrazil.org/ehome/174122/analytics/.
6. E-health Reporter. Primeiro hospital EMRAM estágio 7 na América Latina [Internet]. E-health Reporter; 2017 [capturado em 06 out. 2019]. Disponível em: https://ehealthreporter.

com/pt/noticia/por-primera-vez-un-hospital-de-america-latina-alcanza-el-reconocimiento-emram-nivel-7/.
7. Fórum Saúde Digital. Unidades da Beneficência Portuguesa recebem nível 7 da Himss na adoção de prontuário eletrônico [Internet]. Fórum Saúde Digital; 2019 [capturado em 06 out. 2019]. Disponível em: https://forumsaudedigital.com.br/unidades-da-beneficencia-portuguesa-recebem-nivel-7-na-adocao-de-prontuario-eletronico/.
8. Institute of Medicine. To err is human: building a safer health system. Washington: IOM; 1999.
9. Wachter RM. Why diagnostic errors don't get any respect—and what can be done about them. Health Affairs. 2010;29(9):1605-10.
10. Cowan L. Literature review and risk mitigation strategy for unintended consequences of computerized physician order entry. Nurs Econ. 2013;31(1):27-31.
11. Koppel R, Metlay JP, Cohen A, Abaluck B, Localio AR, Kimmel SE, et al. Role of computerized physician order entry systems in facilitating medication errors. JAMA. 2005;293(10):1197-203.
12. Payne TH, Nichol WP, Hoey P, Savarino J. Characteristics and override rates of order checks in a practitioner order entry system. Proc AMIA Symp. 2002;602-6.
13. Cimino JJ, Li Z, Wneg C. An exploration of the terminology of clinical cognition and reasoning. AMIA Annu Symp Proc. 2018;321-9.
14. Miller RA, Waitman LR, Chen S, Rosenbloom ST. The anatomy of decision support during inpatient care provider order entry (CPOE): empirical observations from a decade of CPOE experience at Vanderbilt. J Biomed Inform. 2005;38(6):469-85.
15. Poon EG, Keohane CA, Yoon CS, Ditmore M, Bane A, Levtzion-Korach O, et al. Effect of bar-code technology on the safety of medication administration. N Engl J Med. 2010;362(18):1698-707.
16. Nelson R, Staggers N. Health informatics: an interprofessional approach. 2nd ed. St. Louis: Elsevier; 2018.
17. Tseng K-J, Feng R-C, Chou S-S, Lin S-L, Yan H-F, Huang H-Y. Implementation and evaluation the effectiveness of the bar-coded medication administration system in a medical center. NI 2012. 2012;2012:416.
18. Wilcox L, Lu J, Lai J, Feiner S, Jordan D. Physician-driven management of patient progress notes in an intensive care unit. Proc SIGCHI Conf Hum Factor Comput Syst. 2010;2010:1879-88.
19. Evans RS, Pestotnik SL, Classen DC, Clemmer TP, Weaver LK, Orme JF Jr, et al. A computer-assisted management program for antibiotics and other antinfective agents. N Engl J Med. 1998;338(4):232-8.
20. Cox B, Thornewill J. The consumer's view of the electronic health record: engaging patients in EHR adoption. J Healthc Inf Manag. 2008;22(2):43-7.
21. Colicchio TK, Del Fiol G, Scammon DL, Facelli JC, Bowes WA, Narus SP. Comprehensive methodology to monitor longitudinal change patterns during EHR implementations: a case study at a large health care delivery network. J Biomed Inform. 2018;83:40-53.
22. Colicchio TK, Borbolla D, Colicchio VD, Del Fiol G, Scammon DL, Facelli JC, et al. Looking behind the curtain: identifying factor affecting care outcomes during a large commercial EHR implementation. eGEMs. 2019;7(1):21.
23. Weir CR, Hammond KW, Embi PJ, Efthimiadis EN, Thielke SM, Hedeen AN. An exploration of the impact of computerized patient documentation on clinical collaboration. Int J Med Inform. 2011;80(8):e62-71.
24. Li SYW, Magrabi F, Coiera E. A systematic review of the psychological literature on interruption and its patient safety implications J Am Med Inform Assoc. 2012;19(1):6-12.
25. Brasil. Ministério da Saúde. Portaria nº 2.073, de 31 de agosto de 2011 [Internet]. Brasília: MS; 2011 [capturado em 06 out. 2019]. Disponível em: http://bvsms.saude.gov.br/bvs/saudelegis/gm/2011/prt2073_31_08_2011.html.
26. Brasil. Ministério da Saúde. Resolução nº 19, de 22 de junho de 2017 [Internet]. Brasília: MS; 2017 [capturado em 06 out. 2019]. Disponível em: http://www.lex.com.br/legis_27468388_RESOLUCAO_N_19_DE_22_DE_JUNHO_DE_2017.aspx.
27. Brasil. Ministério da Saúde. Centro Nacional de Terminologias em saúde: planejamento estratégico 2018-2020 [Internet]. Brasília: MS; 2018 [capturado em 06 out. 2019]. Disponível em: http://portalarquivos2.saude.gov.br/images/pdf/2018/junho/14/planejamento-estrategico-centerms.pdf.
28. Departamento de Informática do SUS. Prontuário eletrônico chega a 57 milhões de brasileiros [Internet]. Brasília: DATASUS; 2017 [capturado em 06 out. 2019]. Disponível em: http://datasus.saude.gov.br/noticias/atualizacoes/1073-prontuario-eletronico-chega-a-57-milhoes-de-brasileiros.
29. Beckers Hospital Review. Partners HealthCare launches Epic EHR for $1.2B [Internet]. Chicago: Beckers Hospital Review; 2015 [capturado em 06 out. 2019]. Disponível em: https://www.beckershospitalreview.com/healthcare-information-technology/partners-healthcare-launches-epic-ehr-for-1-2b.html.
30. EHR Intelligence. VA Cerner Implementation Contract Balloons to $16 Billion [Internet]. Danvers: EHR Intelligence; 2019 [capturado em 06 out. 2019]. Disponível em: https://ehrintelligence.com/news/va-cerner-implementation-contract-balloons-to-16-billion.
31. Payne TH, Detmer DE, Wyatt JC, Buchan IE. National-scale clinical information exchange in the United Kingdom: lessons for the United States. J Am Med Inform Assoc. 2011;18(1):91-8.
32. Cross DA, Cohen GR, Nong P, Day A-V, Vibbert D, Naraharisetti R, et al. Improving EHR capabilities to facilitate stage 3 meaningful use care coordination criteria. AMIA Annu Symp Proc. 2015;2015:448-55.
33. Nowinski CJ, Becker SM, Reynolds KS, Beaumont JL, Caprini CA, Hahn EA, et al. The impact of converting to an electronic health record on organizational culture and quality improvement. Int J Med Inform. 2007;76, Supplement 1:S174-83.
34. Gillespie G. EHR game changer focuses on taking invisible path to change. Health Data Manag. 2012;20(6):48-9.
35. Gardner E. EHR success all in the details. Health Data Manag. 2012;20(5):30-2, 34.
36. Miller RH, Sim I. Physicians' use of electronic medical records: barriers and solutions. Health Aff. 2004;23(2):116-26.
37. Ash JS, Berg M, Coiera E. Some unintended consequences of information technology in health care: the nature of patient care information system-related errors. J Am Med Inform Assoc. 2004;11(2):104-12.

PADRÕES DE COMUNICAÇÃO EM SAÚDE

>> OBJETIVOS

AO FINAL DESTE CAPÍTULO, O LEITOR ESTARÁ PREPARADO PARA:

- Discutir a necessidade de padrões de comunicação em saúde.

- Descrever o conceito de interoperabilidade de sistemas e seus diferentes níveis.

- Descrever o processo de criação de padrões de comunicação em saúde.

- Descrever os principais padrões de troca de dados entre sistemas de informação em saúde.

- Descrever os principais padrões de terminologia clínica utilizados na comunidade internacional.

- Discutir a necessidade e exemplos de modelos de dados clínicos.

>> RESUMO

Diversos setores da economia utilizam padrões para otimizar processos e diminuir retrabalho, e a área de informática em saúde não é uma exceção. Dados em saúde são produzidos dentro de um complexo ecossistema composto por várias organizações de saúde que operam de forma descentralizada e independente. Por conseguinte, a coordenação do cuidado do paciente é comprometida, pois, em vez de o paciente ter um único prontuário, acessível aos profissionais responsáveis pelo seu cuidado, ele possui diversos fragmentos do seu prontuário espalhados pelas instituições que o atenderam ao longo de sua vida. O uso de padrões de comunicação em saúde visa garantir a interoperabilidade de sistemas para diminuir o retrabalho com integração de sistemas distintos, aumentar o fluxo de dados e facilitar a continuidade do cuidado. Neste capítulo são apresentados os principais padrões de comunicação em saúde usados na comunidade internacional, bem como os padrões desenvolvidos e adotados no Brasil.

POR QUE ADOTAMOS PADRÕES?

Um padrão pode ser definido como um conjunto de regras e definições que especificam como executar um processo ou produzir um determinado produto. Padrões são importantes porque fornecem instruções para a solução de um problema, de forma que outras pessoas possam se orientar para solucionar o mesmo problema sem a necessidade de "reinventar a roda". Com o uso de padrões, as mesmas etapas e ferramentas utilizadas por uma pessoa para a solução de um problema podem ser aplicadas por outras pessoas que lidam com problemas similares. Exemplos de padrões incluem especificação de tamanho e modelo de peças para a fabricação de um carro, especificação de tamanho e formato de soquetes de lâmpadas ou formatação de referências bibliográficas em um trabalho acadêmico.

Padrões são extremamente importantes para o desenvolvimento de sistemas e equipamentos de tecnologia da informação e comunicação. Exemplos incluem especificações para a produção de componentes de *hardware* e de equipamentos como computadores, servidores ou *smartphones*, bem como especificações para o desenvolvimento de sistemas de informação, linguagens de programação, *websites* e padrões de comunicação entre sistemas distintos. Tanto os componentes de *software* quanto os de *hardware* dependem do uso de padrões para se comunicarem uns com os outros.

POR QUE PRECISAMOS DE PADRÕES DE COMUNICAÇÃO EM SAÚDE?

De acordo com o que foi discutido no Capítulo 1, a informática em saúde concentra-se mais na informação do que na tecnologia; em outras palavras, seu foco está na coleta, manipulação e transmissão de informações para dar suporte ao processo de decisão em saúde. Essas informações são produzidas dentro do complexo ecossistema da área da saúde, composto por organizações de saúde públicas, filantrópicas ou privadas, de atenção primária, secundária ou terciária, que operam, em sua maioria, de forma descentralizada e independente.

Nesse ambiente complexo, os pacientes são atendidos por profissionais de várias especialidades. Geralmente esses atendimentos são conduzidos com pouca comunicação entre as organizações e os profissionais envolvidos. Isso dificulta a coordenação do cuidado do paciente, pois, em vez de ter um único prontuário médico acessível aos profissionais responsáveis pelo seu cuidado, ele possui diversos fragmentos do seu prontuário espalhados pelas instituições que o atenderam ao longo de sua vida. A fragmentação de dados pode ocorrer até mesmo dentro de uma mesma organização, com departamentos que funcionam de forma isolada, onde o paciente é tratado por especialistas que frequentemente cuidam de seus pacientes sem considerar o tratamento prestado por outras especialidades ou departamentos.[1] Nesse contexto, o uso de padrões para facilitar a comunicação entre sistemas de informação em saúde torna-se deveras importante. Tais padrões são utilizados para diminuir as barreiras de comunicação impostas pela enorme diversidade de pontos de coleta e armazenamento de informações na área da saúde.

Além da fragmentação do prontuário, a manutenção da integração entre diferentes sistemas de informação, mantidos por uma organização sem o uso de padrões de comunicação, torna-se insustentável ao longo do tempo, produzindo um efeito chamado **explosão combinatória**.[2] Conforme demonstrado no capítulo anterior, vários componentes do prontuário eletrônico do paciente (PEP) são utilizados no cuidado do paciente, e mesmo nos casos em que um PEP comercial com múltiplos componentes é adotado, ele raramente oferecerá todas as funcionalidades necessárias para atender às demandas de seus usuários. Quanto maior a complexidade e diversidade dos serviços de saúde oferecidos, maior a necessidade de adotar sistemas especialistas ou departamentais.

Em hospitais de alta complexidade ou grandes redes de saúde, não é raro encontrar mais de 100 sistemas de informação diferentes usados para dar suporte à operação da instituição, e embora não necessariamente todos esses sistemas precisem estar integrados uns aos outros, inevitavelmente a maioria precisará. Quando dois sistemas precisam ser integrados para garantir a troca de dados entre eles, o desenvolvimento de uma única interface de dados é suficiente (nesse contexto, interface é o mecanismo de comunicação entre sistemas diferentes, e não a tela utilizada pelo usuário); no entanto, à medida que mais sistemas passam a ser utilizados, a quantidade de interfaces cresce exponencialmente.

O número de interfaces necessárias para integrar diferentes sistemas pode ser calculado usando uma simples equação: $n(n-1)/2$. Nessa equação, n representa o número de sistemas de informação a serem integrados. Ao aplicarmos a equação a fim de identificar o número de interfaces necessárias para integrar dois sistemas, substituímos *n* por 2 para obter o número de interfaces igual a 1; entretanto, se o número de sistemas passar para 3, o número de interfaces não passa para 2, mas sim para 3; já se o número de sistemas passar para 4, o número de interfaces passa para 6, e assim por diante. A Tabela 6.1 apresenta uma estimativa de interfaces a serem desenvolvidas de acordo com o número de sistemas a serem integrados.

>> TABELA 6.1

ESTIMATIVA DO NÚMERO DE INTERFACES DE ACORDO COM O NÚMERO DE SISTEMAS A SEREM INTEGRADOS

SISTEMAS	INTERFACES
6	15
8	28
10	45
20	190
30	435
40	780
50	1.225
100	4.950

Caso essas interfaces não utilizem padrões de comunicação, sua manutenção pode ser viável temporariamente, mas ao longo do tempo ela se torna insustentável do ponto de vista operacional e financeiro.

A ideia por trás do uso de padrões de comunicação em saúde é de que, por meio deles, o número de interfaces a serem desenvolvidas para integrar sistemas diferentes diminui de maneira significativa, conforme demonstrado na Figura 6.1.

>> INTEROPERABILIDADE DE SISTEMAS DE INFORMAÇÃO EM SAÚDE

Interoperabilidade é definida pelo Institute of Electrical and Electronic Engineers (IEEE) como "[...] a capacidade de dois ou mais sistemas ou componentes de sistemas trocarem informações e usarem as informações trocadas".[3] O uso de padrões de comunicação em saúde visa garantir a interoperabilidade entre os diferentes sistemas mantidos por uma organização ou por um grupo de organizações de saúde. Há quatro níveis de interoperabilidade: básica, sintática, semântica e organizacional.[2]

- **INTEROPERABILIDADE BÁSICA:** as mensagens podem ser transmitidas eletronicamente entre dois sistemas, mas não utilizam um padrão de estruturação da mensagem nem de seu conteúdo; portanto, elas não podem ser interpretadas pelo sistema destinatário (p. ex., e-mail, arquivo Excel).
- **INTEROPERABILIDADE SINTÁTICA:** as mensagens podem ser transmitidas entre dois sistemas utilizando um padrão de estruturação da mensagem (sintaxe) suportado por ambos os sistemas. Nesse caso, o formato da mensagem pode ser interpretado pelo sistema destinatário, mas o conteúdo da mensagem, não (Fig. 6.2).

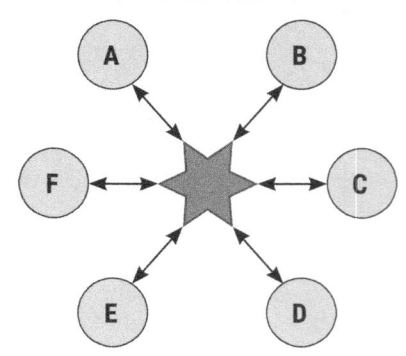

FIGURA 6.1 > *Exemplo do número de interfaces necessárias para integrar seis sistemas sem o uso de padrões de comunicação em saúde (esquerda) e com o uso de padrões de comunicação em saúde (direita).*

Fonte: Adaptada de Benson e Grieve.[2]

- **INTEROPERABILIDADE SEMÂNTICA:** as mensagens podem ser transmitidas entre dois sistemas e utilizam tanto um padrão de estruturação da mensagem (sintaxe) quanto de terminologia (semântica) suportados por ambos os sistemas. Nesse caso, o sistema destinatário é capaz de interpretar o formato e o conteúdo da mensagem transmitida (Fig. 6.2).
- **INTEROPERABILIDADE ORGANIZACIONAL:** troca de mensagens além das fronteiras da organização. Utiliza interoperabilidade semântica combinada com definições de elementos de dados clínicos suportados pelos sistemas das organizações envolvidas.

Nos Estados Unidos, a maioria das organizações de saúde garante a interoperabilidade de seus sistemas utilizando padrões de comunicação tanto para estruturar as mensagens trocadas entre sistemas quanto para especificar o conteúdo dessas mensagens usando terminologias clínicas padronizadas. Apesar de haver um custo inicial para adoção e necessidade de manutenção contínua desses padrões, uma vez implementados e efetivamente gerenciados, eles oferecem diversas vantagens, como simplificação da implementação de interface entre sistemas; diminuição do tempo, esforço e custo de desenvolvimento de integração entre sistemas; facilidade na troca de informações com agentes externos como laboratórios, farmácias comunitárias, governo e planos de saúde, etc.; aumento da qualidade dos dados armazenados; e facilidade na geração de relatórios operacionais, gerenciais e estratégicos. Embora muitos dos padrões discutidos a seguir tenham um alto índice de adoção em diferentes países, e alguns deles já estejam disponíveis em língua portuguesa, sua adoção é muito baixa no Brasil, mesmo quando comparada com vizinhos da América Latina, como a Argentina.[4]

>> DESENVOLVIMENTO DE PADRÕES DE COMUNICAÇÃO EM SAÚDE

A maioria dos padrões de comunicação em saúde é criada por voluntários. O processo de criação de padrões é demorado, pois em geral implica consenso e aprovação de todos os voluntários envolvidos ou grande parte deles. Vários grupos internacionais criam padrões que, a princípio, serviriam para cobrir apenas um domínio da saúde, mas que acabam se sobrepondo a outros padrões existentes quando criados sem uma criteriosa análise dos padrões disponíveis. De forma geral, ape-

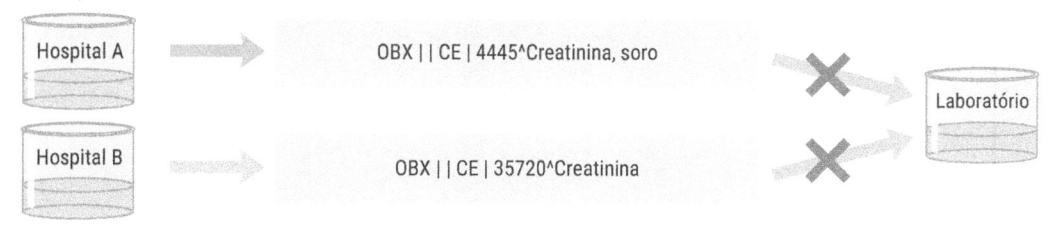

Interoperabilidade sintática

Hospital A → OBX | | CE | 4445^Creatinina, soro ✗ → Laboratório

Hospital B → OBX | | CE | 35720^Creatinina ✗

Interoperabilidade semântica

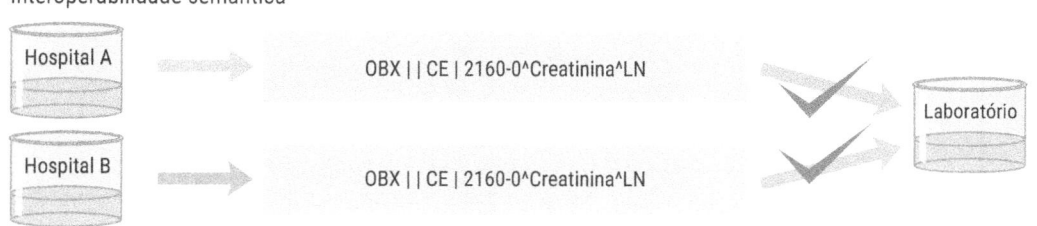

Hospital A → OBX | | CE | 2160-0^Creatinina^LN ✓ → Laboratório

Hospital B → OBX | | CE | 2160-0^Creatinina^LN ✓

FIGURA 6.2 > *Exemplo de interoperabilidade sintática (parte superior) e semântica (parte inferior). No primeiro caso, ambos os hospitais enviam uma mensagem estruturada utilizando o padrão HL7 V2 (discutido adiante), indicando que a mensagem se trata de uma observação clínica (OBX), contendo código (Coded Element – CE), referente a uma solicitação de exame de creatinina. Entretanto, pelo fato de não utilizar um padrão de terminologia clínica em comum, cada hospital envia um código diferente (embora se trate do mesmo exame), impedindo o laboratório de processar a solicitação. No segundo caso, além do padrão HL7, o código usado pelos dois hospitais também é padronizado (2160-0). Esse código foi baseado no padrão LOINC (LN) (discutido adiante). Nesse caso, se o laboratório também utilizar o padrão LOINC, ele será capaz de processar a solicitação de ambos os hospitais de forma inequívoca.*

sar das dificuldades e sobreposições, esse processo produz padrões eficazes, que são criados e mantidos por voluntários de diversos países. Padrões são criados mediante quatro métodos:[1]

1. **MÉTODO *AD HOC*:** um grupo de pessoas e/ou organizações interessadas chega a um acordo sobre um padrão de especificação, que a princípio é aceito informalmente. Um exemplo de padrão *ad hoc* é o padrão DICOM (discutido adiante), usado para troca de informações de exames de imagem.
2. **MÉTODO *DE FACTO*:** um único fornecedor controla uma grande parte do mercado, fazendo com que seu produto seja adotado como o padrão de mercado. Um exemplo de padrão produzido por esse método é o arquivo do tipo PDF (Portable Document Format), que foi criado pela Adobe, mas hoje é suportado por diversos sistemas incluindo o Microsoft Word e até mesmo por sistemas de gerenciamento de impressoras.
3. **MÉTODO GOVERNAMENTAL:** uma entidade do governo, como o Ministério da Saúde ou a Agência Nacional de Saúde Suplementar (ANS), cria ou adota um padrão existente e determina o seu uso no mercado. Esse método tem sido frequentemente adotado no Brasil e parece ser uma tendência para a implantação da estratégia e-Saúde para o Brasil (ver Cap. 5).
4. **MÉTODO DE CONSENSO:** um grupo de voluntários conduz um processo aberto ao público para a criação de um padrão mediante consenso entre os envolvidos. A maioria dos padrões de comunicação em saúde são desenvolvidos por meio desse método. Um exemplo é o padrão HL7 para troca de dados entre sistemas de informação em saúde.

O processo de criação de padrões possui várias etapas.[5] Ele é iniciado com a identificação da necessidade de criação de um padrão para atender a uma demanda específica. Em seguida, verifica-se se a tecnologia disponível é capaz de suportar o uso desse padrão. Caso o padrão seja tecnologicamente viável, os interessados no seu desenvolvimento podem ser identificados para dar início à etapa de conceituação do padrão. Nessa etapa, são elaboradas respostas para perguntas como "O que o padrão deve e o que não deve especificar?", "Qual é o escopo do padrão?", "Qual será o seu formato?". A partir da sua conceituação, um documento de rascunho do padrão pode ser desenvolvido. A maioria das organizações de padrões de comunicação em saúde adota uma política de desenvolvimento de padrões com votação aberta. Nesse modelo, as especificações do projeto contidas no documento de rascunho são disponibilizadas aos interessados, para que estes enviem comentários e sugestões. Um padrão recentemente aprovado evoluirá ao longo do tempo com novas versões. As primeiras tentativas de implementação de padrões novos tendem a gerar frustração, com diferentes usuários interpretando o padrão de forma distinta e identificando áreas não cobertas. Esses problemas são corrigidos em versões posteriores, em um processo de manutenção contínuo.

PADRÕES DE TROCA DE DADOS

O reconhecimento da necessidade de interconectar diferentes sistemas de informação em saúde levou ao desenvolvimento de padrões de troca de dados que especificam o formato das mensagens transmitidas entre dois ou mais sistemas. O objetivo de um padrão de troca de dados é permitir que um sistema (o remetente) transmita para outro sistema (o destinatário) o conjunto de dados necessários para estabelecer uma comunicação específica entre eles, visando eliminar ambiguidades e garantir uma troca de dados inequívoca.[1] Para que a transmissão de dados seja efetuada com sucesso, ambos os sistemas devem ser capazes de identificar qual é o formato da mensagem que está sendo transmitida, bem como o seu conteúdo e o método de transmissão utilizado. Da mesma forma que a garantia da entrega de uma carta enviada pelo correio exige que ela contenha informações como o nome do remetente e seu endereço incluindo rua, número, complemento, cidade, código de endereçamento postal (CEP), etc. e as mesmas informações para o destinatário, mensagens transmitidas entre sistemas de informação precisam seguir uma especificação de formato, conteúdo e a localização de cada parte do conteúdo, a fim de garantir uma efetiva troca de dados. Padrões de troca de dados têm sido implementados desde a década de 1980 nos Estados Unidos e em países da Europa. Nesta seção são discutidos os padrões de troca de dados entre sistemas de informação em saúde mais usados na comunidade internacional.

HEALTH LEVEL 7

Health Level 7 (HL7; Saúde Nível 7) é um padrão de troca de dados e uma organização de padrões de comunicação em saúde fundada com base no modelo de comunicação em rede chamado Open Systems Interconnection (OSI). Esse modelo foi definido pela International Standards Organization (ISO) e descreve sete níveis de requisitos de comunicação para troca de dados eletrônicos:[6]

> Físico.
> *Link* de dados.

> Rede.
> Transporte.
> Sessão.
> Apresentação.
> Aplicação.

Esses níveis de comunicação são incrementais, ou seja, cada nível faz parte do seu nível superior, sendo o nível de aplicação (nível 7) uma especificação do conjunto de dados necessários para garantir a transmissão e interpretação de mensagens entre sistemas; como esse é o objetivo do HL7, daí a origem do seu nome.

O HL7 foi fundado em 1987 inicialmente como um padrão do tipo *ad hoc*, e hoje é um padrão do tipo consenso. Padrões HL7 necessitam de votação de 90% dos membros (incluindo voluntários) para serem válidos para obtenção de consenso. A versão 1.0 do padrão foi publicada em setembro de 1987 e serviu apenas para definir o escopo e o formato do padrão. A versão 2.0 foi publicada em setembro de 1988 e serviu de base para várias demonstrações de troca de dados entre PEPs de diversas organizações.[1] A versão 2.1 foi publicada em junho de 1990, incorporando melhorias das versões anteriores, tendo sido amplamente adotada nos Estados Unidos e em outros países. Desde então, o HL7 tornou-se o padrão internacional de troca de dados mais utilizado no mundo, e hoje conta com mais de 40 países afiliados.

As mensagens HL7 definem os elementos de dados que devem ser enviados para comunicar uma tarefa específica, como a prescrição de um paciente transmitida do sistema de prescrição eletrônica para o sistema da farmácia hospitalar. Para que a mensagem seja interpretada pelo destinatário, o conteúdo dela deve empregar uma terminologia comum aos dois sistemas (remetente e destinatário). Em um cenário ideal, são usadas terminologias clínicas padronizadas, mas, em alguns casos, terminologias locais podem ser utilizadas e demandam um mapeamento dos códigos existentes entre os diferentes sistemas para garantir a troca de dados.

HL7 V2

Várias atualizações da versão 2 do padrão HL7 foram publicadas ao longo dos anos de 1990 e 2000 e, devido à simplicidade na sua implementação, essa versão ainda é a mais utilizada na comunidade internacional, sendo aos poucos substituída pelo padrão FHIR, discutido mais adiante. As mensagens do padrão HL7 V2 são especificadas para um determinado evento, denominado evento-gatilho (p. ex., finalização da prescrição do paciente), que inicia a troca de dados entre dois sistemas. Mensagens do padrão HL7 V2 são compostas de vários segmentos de dados identificados e separados pelo caractere delimitador "|". A versão 2.2 do padrão foi publicada em dezembro de 1994, tornando-se o primeiro padrão de troca de dados entre sistemas de informação em saúde a ser considerado um padrão nacional nos Estados Unidos pelo American National Standards Institute (ANSI). A versão 2.3 foi publicada em 1997, expandindo o escopo do padrão, que passou a definir eventos clínicos como admissão, alta, transferência, registro ambulatorial, faturamento, prescrições, entre outros. A versão 2.4 expandiu novamente o escopo do padrão para incorporar dados de automação de procedimentos laboratoriais, gerenciamento de aplicativos e gestão de pessoal. Em 2003, o ANSI aprovou uma variação das versões HL7 V2.3.1 para o formato XML, permitindo o envio de mensagens via *web*. Atualizações do HL7 V2 continuam sendo produzidas tanto para as mensagens de segmento de dados quanto para XML. A versão mais atual é a V.10, publicada em 2014. A Figura 6.3 apresenta um exemplo de mensagem no padrão HL7 V2.4.

```
MSH|^~\&|GHH LAB|ELAB-3|GHH OE|BLDG4|200202150930||ORU^R01|CNTRL-3456|P|2.4<cr>
PID|||555-44-4444||EVERYWOMAN^EVE^E^^^L|JONES|19620320|F|||153 FERNWOOD DR.^
^STATESVILLE^OH^35292||(206)3345232|(206)752-121||||AC555444444||67-A4335^OH^20030520<cr>
OBR|1|845439^GHH OE|1045813^GHH LAB|15545^GLUCOSE|||200202150730|||||||||
555-55-5555^PRIMARY^PATRICIA P^^^^MD^^||||||||||F|||||444-44-4444^HIPPOCRATES^HOWARD H^^^^MD<cr>
OBX|1|SN|1554-5^GLUCOSE^POST 12H CFST:MCNC:PT:SER/PLAS:QN||^182|mg/dl|70_105|H|||F<cr>
```

FIGURA 6.3 > *Exemplo de mensagem no padrão HL7 V2.4. O primeiro segmento da mensagem é o MSH (Message Header), que é o segmento inicial da estrutura da mensagem e contém dados sobre o tipo de mensagem e o evento-gatilho (ORU ^ R01), bem como o remetente (GHH OE |ELAB-3) e o destinatário (GHH OE |BLDG4). O MSH também indica que a mensagem foi enviada em 15/02/2002 às 9h30. O segmento PID (Patient Identification) contém as informações demográficas do paciente: Eve E. Everywoman, nascida em 20/03/1962, moradora de Statesville, OH. Seu número de prontuário é 555-44-4444, etc. O segmento OBR (Observation Request) identifica a observação clínica prescrita (15545 ^ Glucose), solicitada por Patricia Primary, MD, e realizada por Howard Hippocrates, MD. Por fim, o segmento OBX (Observation) contém o resultado da observação: 182 mg/dL.*

HL7 V3

A versão 3 do HL7 começou a ser discutida pela liderança da organização em 1995. O racional para o seu desenvolvimento era baseado em algumas limitações da versão 2. Embora a versão 2 seja facilmente implementável e garanta interoperabilidade sintática, ela não garante a interoperabilidade semântica, pois os implementadores podem optar por enviar ou não determinadas partes da mensagem; além disso, ela não possui um modelo de informação explícito que defina os elementos de dados que compõem cada evento clínico transmitido e seu mapeamento para terminologias padronizadas.

Em 1997, um grupo de trabalho do HL7 apresentou uma proposta para corrigir as limitações da versão 2. A proposta envolvia o desenvolvimento de um modelo de referência que serviria de base para a criação de mensagens HL7. Os eventos representados no modelo seriam eventos abstratos, a partir dos quais poderiam ser derivadas mensagens HL7 para representar eventos clínicos reais. O modelo foi chamado de Reference Information Model (RIM). RIM é uma coleção de áreas, cenários, classes, atributos, casos de uso, atores, eventos-gatilho e interações que especificam as informações necessárias para a construção de mensagens HL7, a fim de minimizar a variabilidade de especificações de mensagens na versão 2. Por conseguinte, o RIM é mais do que uma especificação para troca de dados – ele mescla noções de padrões que incluem representação de eventos clínicos (e administrativos), terminologias clínicas e padrões de troca de dados. O principal objetivo do RIM é ser o modelo central para a criação de especificações de mensagens do padrão HL7.

Apesar da criação do RIM, a versão 3 não obteve tanto sucesso quanto a versão 2. A necessidade de modelar os casos de uso reais para cada mensagem de forma antecipada tornou sua implantação muito trabalhosa, produzindo modelos variados e complexos.[7] Nos Estados Unidos, o padrão teve pouca aceitação e a versão 2 continuou a ser a mais utilizada nos anos 2000. Há algumas implementações bem-sucedidas da versão 3 na Inglaterra e no Canadá.[1]

Clinical Document Architecture

Um exemplo bem-sucedido de uso do RIM é o padrão HL7 Clinical Document Architecture (CDA). O CDA é um padrão de transmissão de documentos que especifica a estrutura (em XML) e a semântica de documentos clínicos como resumo de alta ou relatório de evolução do paciente. Um documento CDA é um objeto de informação completo que pode incluir texto, imagens, sons e outros conteúdos armazenados na documentação clínica do paciente. Ele visa definir a estrutura e arquitetura geral para qualquer documento clínico que inclua texto narrativo em registros eletrônicos de saúde. Pela facilidade de implementação, o padrão CDA foi adotado em várias regiões e é utilizado para a troca de documentos clínicos em países como Estados Unidos, Reino Unido, Canadá, Finlândia, Japão, Coreia, México e Argentina.

Fast Healthcare Interoperability Resources

Apesar de o padrão HL7 CDA ter sido bem aceito, ele não foi concebido para atender a todos os casos de uso. Para suprir as dificuldades de implementação da versão 3 e as limitações do CDA, o HL7 iniciou o desenvolvimento de um novo padrão combinando as vantagens e facilidades de cada padrão anterior (V2, V3 e CDA). O novo padrão começou a ser discutido em 2011 em uma força-tarefa chamada "HL7 Fresh Look".[8] Essa força-tarefa buscava resposta para a seguinte pergunta: "Como a troca de dados entre sistemas de informação em saúde ocorreria hoje, se a criássemos do zero, utilizando tecnologias modernas?". O resultado foi a concepção de um padrão que teoricamente representaria a versão 4 do HL7, mas que foi oficialmente chamado de Fast Healthcare Interoperability Resources (FHIR; Recursos de Interoperabilidade em Saúde Velozes). A versão rascunho do FHIR (lê-se "fire" em inglês) foi publicada em 2014, e desde então ele vem sendo atualizado com regularidade.

O FHIR foi concebido para especificar tanto a interoperabilidade sintática quanto a semântica. O padrão é implementado com tecnologias modernas utilizadas em aplicações da web, e suas mensagens podem ser representadas nos formatos XML, JSON ou RDF. A troca de dados é feita por uma arquitetura baseada em serviços (SOA, do inglês service-oriented architecture) usando Application Program Interfaces (APIs) segundo o conceito Representational State Transfer (REST). O REST é um modelo de arquitetura de sistemas inicialmente proposto por Roy Fielding, que especifica uma série de restrições e métodos que visam facilitar a comunicação entre sistemas de informação. O FHIR segue a especificação RESTful (RESTful significa implementar o conceito REST da forma mais abrangente possível) e, por conseguinte, tornou-se bastante atrativo para a comunidade de desenvolvedores da web.

Esse padrão é desenvolvido por meio de um processo incremental baseado em estudos de caso. Tal processo facilita o envolvimento dos implementadores locais na especificação do padrão, e como o processo visa identificar casos de uso reais, a adoção do padrão tem sido muito mais ágil em comparação com as versões anteriores.

O FHIR inclui componentes modulares chamados recursos (*resources*). Recursos representam conceitos administrativos, como pacientes, fornecedores, organizações ou dispositivos, bem como uma variedade de conceitos clínicos. Em 2016, o HL7 já havia publicado mais de 150 recursos do padrão FHIR, que visam especificar os casos de uso mais comuns na área da saúde. A definição de casos de uso é baseada na regra 80/20, ou seja, o padrão visa cobrir 80% dos casos de uso mais comuns de troca de dados na saúde, sendo os demais 20% representados por adaptações locais, implementadas por um mecanismo chamado extensão. Extensões podem ser implementadas para adicionar elementos de dados ou eventos clínicos não cobertos pelos recursos nativos do padrão. A Figura 6.4 apresenta um exemplo de estrutura de dados do recurso paciente no padrão FHIR.

A interoperabilidade semântica é especificada em uma camada de abstração chamada perfis (*profiles*). Os perfis FHIR restringem quais e como os recursos do padrão são usados na transmissão de dados entre sistemas diferentes. Por exemplo, o recurso *observação* pode ser empregado para representar tanto um *exame de laboratório* quanto um *sinal vital*; essa diferenciação é definida por um perfil FHIR. Os perfis também podem especificar e restringir as terminologias clínicas padronizadas utilizadas para codificar os elementos de dados que compõem os recursos nativos do padrão. A principal iniciativa para o desenvolvimento de perfis FHIR é discutida mais adiante, na seção "Modelagem de dados clínicos".

As atividades relacionadas à adoção do padrão FHIR têm crescido formidavelmente nos Estados Unidos. Organizações e grupos de trabalho independentes têm sido criados para agilizar o desenvolvimento e adoção do padrão. Um desses grupos é o Argonaut Project, uma iniciativa que reúne desenvolvedores de PEPs comerciais, consultorias e representantes das redes Partners Healthcare, Mayo Clinic e Intermountain Healthcare, para financiar projetos utilizando FHIR. Outra iniciativa é a plataforma SMART on FHIR, que teve origem no Hospital Infantil de Boston e promove a criação de uma plataforma de aplicações que visam expandir as funcionalidades do PEP por meio do padrão FHIR, em um modelo similar ao da indústria de *smartphones* (ver Cap. 14). Por fim, a iniciativa Health Services Platform Consortium (HSPC) é um consórcio liderado pelas redes Intermountain Healthcare, Mayo Clinic e Veterans Health Administration, que

8.1.2 Resource Content

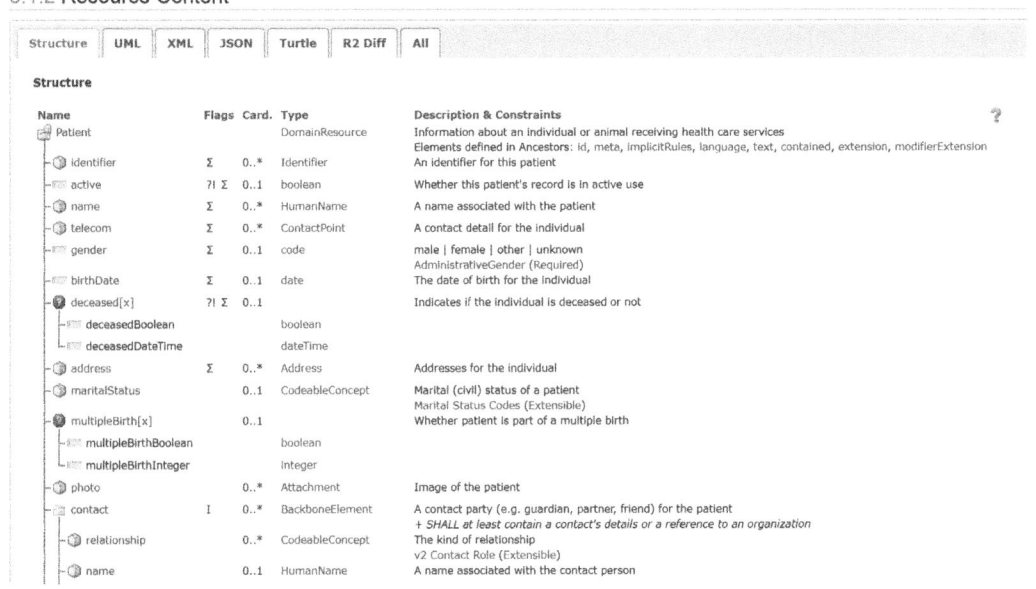

Name	Flags	Card.	Type	Description & Constraints
Patient			DomainResource	Information about an individual or animal receiving health care services
				Elements defined in Ancestors: id, meta, implicitRules, language, text, contained, extension, modifierExtension
identifier	Σ	0..*	Identifier	An identifier for this patient
active	?! Σ	0..1	boolean	Whether this patient's record is in active use
name	Σ	0..*	HumanName	A name associated with the patient
telecom	Σ	0..*	ContactPoint	A contact detail for the individual
gender	Σ	0..1	code	male	female	other	unknown AdministrativeGender (Required)
birthDate	Σ	0..1	date	The date of birth for the individual
deceased[x]	?! Σ	0..1		Indicates if the individual is deceased or not
deceasedBoolean			boolean	
deceasedDateTime			dateTime	
address	Σ	0..*	Address	Addresses for the individual
maritalStatus		0..1	CodeableConcept	Marital (civil) status of a patient Marital Status Codes (Extensible)
multipleBirth[x]		0..1		Whether patient is part of a multiple birth
multipleBirthBoolean			boolean	
multipleBirthInteger			integer	
photo		0..*	Attachment	Image of the patient
contact	I	0..*	BackboneElement	A contact party (e.g. guardian, partner, friend) for the patient + SHALL at least contain a contact's details or a reference to an organization
relationship		0..*	CodeableConcept	The kind of relationship v2 Contact Role (Extensible)
name		0..1	HumanName	A name associated with the contact person

FIGURA 6.4 > *Exemplo da estrutura do recurso que representa o paciente em uma mensagem FHIR. A estrutura detalha cada elemento de dado que compõe o recurso paciente. Para cada elemento, são especificados orientações para implementação (Flags), cardinalidade (Card.), tipo de dado (Type) e a descrição e as restrições de implementação (Description & Constraints). Um recurso pode ser visualizado de várias formas (Structure, UML, XML, JSON, Turtle, R2 Diff).*

Fonte: Health Level 7.[9]

oferece um ambiente de testes *on-line* para aplicações desenvolvidas usando o padrão FHIR; o HSPC suporta aplicações SMART e CDS Hooks (ver Cap. 14).

A especificação dos recursos e perfis FHIR, seu nível de maturidade e todas as orientações para sua implementação podem ser acessadas gratuitamente na página do HL7 (https://www.hl7.org/fhir/).[10]

ISO/CEN 13606

Assim como no caso do FHIR, a norma ISO/CEN 13606 é um padrão de comunicação em saúde que visa garantir a interoperabilidade sintática e semântica. Essa norma foi desenvolvida pelo European Committee for Standardization (CEN, do francês Comité Européen de Normalisation) a partir de seu grupo de trabalho TC251. O padrão foi oficialmente publicado em 2010[11] e vem sendo adotado por diversos países, em sua maioria na Europa; o Brasil adotou a norma ISO/CEN 13606 como padrão de comunicação em saúde para o Sistema Único de Saúde (SUS) em 2011.[12] A norma possui dois componentes: um modelo de referência e um modelo de arquétipos.

O **modelo de referência** define os componentes básicos e genéricos que representam as informações contidas em registros eletrônicos de saúde, bem como as relações entre esses componentes. Já o **modelo de arquétipos** representa a especificação do conteúdo dos elementos de dados transmitidos entre sistemas. Essa parte da norma utiliza as especificações do modelo OpenEHR para definição de arquétipos. O OpenEHR é discutido em detalhe na seção "Modelagem de dados clínicos".

Patient Identifier Cross Referencing

O padrão Patient Identifier Cross Referencing (PIX) é um padrão de troca de dados desenvolvido pelo consórcio Integrating the Healthcare Enterprise (IHE), que especifica mensagens para a troca de dados de identificação do paciente. O IHE-PIX também oferece versões especificadas em HL7 V2 e V3. Esse padrão foi adotado pelo Brasil em 2011 para especificar a troca de dados de pacientes do SUS.[12]

DICOM

Na década de 1980, os avanços tecnológicos que proporcionaram o desenvolvimento de modalidades de diagnóstico por imagem com capacidade de produzir imagens em larga escala geraram a necessidade do desenvolvimento de um padrão de comunicação específico para facilitar a transferência de informações pertinentes aos exames de diagnóstico por imagem, bem como as próprias imagens geradas nesses exames.[1] Na época, diversas modalidades e fabricantes utilizavam formatos de imagem variados, e a transmissão de imagens entre sistemas dependia de interfaces locais não padronizadas. A necessidade de um novo padrão para a transmissão de imagens e seus metadados foi identificada pela Associação Americana de Fabricantes de Equipamentos Elétricos (NEMA, do inglês National Electrical Manufacturers). A NEMA, junto à Associação Americana de Radiologistas, definiu, em 1985, por meio o método *ad hoc*, a versão 1 do padrão Digital Imaging and Communication in Medicine (DICOM).

No padrão DICOM, unidades individuais de informação e camadas de elementos de dados são organizadas dentro de um dicionário de dados e classificadas em grupos específicos; tanto os grupos quanto os elementos da mensagem são numerados. Cada elemento de dado de uma mensagem DICOM é composto por uma *tag* especificando o grupo do elemento, o tamanho do elemento e o seu conteúdo. A última versão do DICOM é a versão 3.0, que incorpora um modelo orientado a objetos e passa a suportar padrões de comunicação ISO. O DICOM é utilizado como um padrão universal para a transmissão de imagens de medicina diagnóstica.

PADRÕES DE TERMINOLOGIA EM SAÚDE

Conforme demonstrado nos exemplos da Figura 6.2, terminologias padronizadas são importantes para garantir que diferentes sistemas de informação em saúde possam interpretar os dados transmitidos pelos padrões de troca de dados. Terminologias são um conjunto de conceitos de um determinado domínio do conhecimento. Em uma terminologia, os **conceitos** são definidos por uma **descrição** e possuem um **código**, este último podendo ser um valor numérico ou alfanumérico. Um código nada mais é do que um nome alternativo, um identificador único, designado para permitir que os conceitos da terminologia possam ser processados por um computador. Na terminologia, os conceitos recebem uma descrição associada ao seu código.

Por exemplo, na terminologia LOINC, descrita adiante, o código do exame laboratorial que mede a concentração de creatinina no sangue do paciente é "2160-0" (identificador único), e a sua descrição é "Creatinina" (termo que descreve o exame); portanto, 2160-0 e Creatinina (código + descrição) são utilizados para descrever o conceito "Exame laboratorial que mede a quantidade de creatinina no sangue". Em algumas terminologias, a descrição de um conceito pode ser diferenciada entre descrição completa (p. ex., Exame laboratorial que mede a concentração de creatinina no sangue) e descrição preferida ou abreviada (p. ex., Creatinina); em outros casos, mais de uma descrição pode ser oferecida, mas geralmente uma das descrições é indicada como a preferida (ou mais comum). As diferentes descrições de um mesmo conceito, seja em uma única terminologia ou em diferentes terminologias, são consideradas **sinônimos**.

A ideia por trás da representação de conceitos do mundo real usando termos descritivos é que a descrição de um conceito pode mudar ao longo do tempo (ela pode ser modificada em versões futuras de uma terminologia), mas o seu significado no mundo real, não, o que caracteriza o *desideratum* de **permanência do conceito**.[13] Em algumas terminologias como a SNOMED CT, discutida adiante, os próprios termos descritivos são chamados de conceitos, o que pode causar certa confusão; o essencial é diferenciar o significado do conceito da sua descrição: o primeiro permanece imutável, e o segundo pode evoluir ao longo do tempo.

Além de facilitar a troca de dados entre sistemas, terminologias padronizadas também são utilizadas para garantir a adequada representação de procedimentos médicos no PEP. Por exemplo, em alguns casos, diversas complicações de um paciente durante uma internação podem ser definidas por uma combinação de termos clínicos que descrevem problemas distintos, mas, para efeito de cobrança, apenas a doença principal pode ser relevante. Nesse caso, uma tabela de codificação de sintomas e procedimentos pode ser usada para atender às necessidades de documentação clínica, relevantes para médicos, enfermeiros, farmacêuticos, etc., enquanto outra tabela especifica as doenças que devem ser registradas na conta do paciente. Nesta seção são discutidas as terminologias padronizadas mais utilizadas na área da saúde para facilitar a interoperabilidade entre sistemas e o registro de informações no PEP.

//
CLASSIFICAÇÃO INTERNACIONAL DE DOENÇAS

Uma das terminologias mais empregadas na área da saúde é a Classificação Internacional de Doenças (CID). A CID foi publicada pela primeira vez em 1893, e vem sendo revisada a cada 10 anos, primeiro pelo Instituto Internacional de Estatística e depois pela Organização Mundial da Saúde (OMS). Em 1893, o médico francês Jacques Bertillon apresentou a Classificação de Bertillon de causas de morte no Instituto Internacional de Estatística em Chicago. Vários países adotaram o sistema Bertillon e, em 1898, a Associação Americana de Saúde Pública recomendou que o método fosse adotado no Canadá, no México e nos Estados Unidos.[1] A nona edição do padrão foi publicada em 1977, a décima edição, em 1992, e a décima primeira edição, em 2018.[14]

//
LOGICAL OBSERVATIONS IDENTIFIERS NAMES AND CODES

A Logical Observations Identifiers Names and Codes (LOINC) é uma das terminologias clínicas mais utilizadas internacionalmente. Esse padrão foi criado para representar exames de laboratório e observações clínicas como sinais vitais, procedimentos ou exames de imagem. A terminologia LOINC é um padrão empregado para representar requisições (p. ex., exame de laboratório de cultura com antibiograma), enquanto outros padrões como o da terminologia SNOMED CT, descrita adiante, são usados para representar os resultados dessas observações (p. ex., microrganismo: *E. coli*; antibiótico: amoxicilina).

A terminologia LOINC origina-se de um consórcio liderado por Clement McDonald, do Instituto Regenstrief, e Stan Huff, da Intermountain Healthcare, em 1994, que deu origem à primeira versão do padrão,[15] a qual contou com a participação de um brasileiro, Roberto Rocha, que na época era informata médico na Intermountain Healthcare.

Observações laboratoriais do padrão foram criadas primeiro, e a partir de 1996 o padrão passou a incorporar observações clínicas. Cerca de 75% dos conceitos incluídos na terminologia LOINC cobrem todos os tipos de observações de exames de laboratório, abrangendo exames genéticos e exames utilizados em medicina veterinária; 20% dos conceitos cobrem observações clínicas; e os demais 5% representam dados administrativos como dados de cobrança.

A terminologia LOINC é mantida pelo Instituto Regenstrief, localizado no estado de Indiana, Estados Unidos, e pode ser baixada e usada gratuitamente para qualquer finalidade, incluindo sua comercialização, desde que não seja utilizada por outras terminologias concorrentes. Esse padrão já foi adotado em mais de 40 países, incluindo o Brasil, que finalizou a tradução dos seus conceitos para o português em 2014. Mais de 50 versões do padrão já foram publicadas desde 1994, e hoje ele inclui mais de 80 mil termos. Embora a terminologia LOINC tenha sido adotada como padrão oficial para observações clínicas no Brasil em 2011[12] e já esteja disponível em português desde 2014, sua adoção ainda é incipiente, e um número muito pequeno de hospitais e laboratórios de análises clínicas demonstrou interesse em adotá-la até o momento.

SYSTEMATIZED NOMENCLATURE OF MEDICINE CLINICAL TERMS

A Systematized Nomenclature of Medicine Clinical Terms (SNOMED CT) é a terminologia clínica mais abrangente e uma das mais utilizadas no mundo. Ela foi criada em 1999 quando o Colégio de Patologistas Americanos (CAP, do inglês College of American Pathologists) e o Serviço Nacional de Saúde (NHS, do inglês National Health Service) do Reino Unido formaram uma parceria para fundir suas respectivas terminologias, a SNOMED RT e a Clinical Terms Version 3 (CTV3), produzindo uma terminologia unificada intitulada SNOMED Clinical Terms ou SNOMED CT. A versão inicial da SNOMED CT contava com 325.863 conceitos clínicos incluindo diagnósticos, sinais e sintomas, intervenções, procedimentos, medicamentos e observações clínicas.[16]

Apesar de oferecer ampla cobertura, a SNOMED CT continua sendo atualizada regularmente, permitindo que seus usuários proponham a criação de novos conceitos ou a formulação de novos conceitos a partir de conceitos existentes mediante os processos de "pós-coordenação" e "pré-coordenação".

Conceitos pós-coordenados são aqueles que representam dois ou mais conceitos combinados. Por exemplo, "apendicite" (uma doença) e "aguda" (um fator modificador) podem ser combinados para formar um terceiro conceito chamado "apendicite aguda". Tanto os conceitos pós quanto os pré-coordenados têm um código único de identificação e podem ser utilizados em um sistema de informação de acordo com a necessidade dos usuários. Para facilitar a entrada de dados no PEP, é comum o uso de conceitos pós-coordenados da SNOMED CT para a seleção de dados compostos de uma só vez (p. ex., medicamento + dose + via). A SNOMED CT emprega uma estrutura multi-hierárquica que permite que o mesmo conceito seja relacionado a múltiplos conceitos de diferentes granularidades. Por exemplo, o conceito "pneumonia bacteriana" está relacionado ao conceito "bactéria" (agente causador) e ao conceito "estrutura pulmonar" (estrutura do corpo).

A SNOMED CT é administrada pela SNOMED International (antes chamada de IHTSDO) e atualmente possui mais de 400 mil termos clínicos. O Brasil tornou-se membro da SNOMED Internacional em abril de 2018, e os trabalhos de tradução do padrão já estão em andamento.[17]

DICIONÁRIO DE FÁRMACOS DA OMS

O Dicionário de Fármacos da OMS é uma classificação internacional de medicamentos que fornece o nome do fabricante de medicamentos utilizados em diversos países, bem como o princípio ativo e a composição química do produto, com base na classificação Anatomical Therapeutic Chemical (ATC). Hoje o dicionário contém mais de 25 mil nomes de medicamentos de referência, mais de 15 mil medicamentos com um único princípio ativo, mais de 10 mil medicamentos com múltiplos princípios ativos e em torno de 7 mil substâncias químicas. O dicionário contém medicamentos de mais de 30 países e cresce a uma taxa de aproximadamente 2 mil novos registros por ano.[1]

RxNORM

Para atender às necessidades locais do mercado de saúde americano, o Food and Drug Administration (FDA) em conjunto com a Biblioteca Nacional de Medicina (NLM, do inglês National Library of Medicine) dos Estados Unidos, a Veterans Health Administration e o HL7 estabeleceram uma parceria em 2005 para o desenvolvimento de uma terminologia de medicamentos que oferecesse um modelo formal de representação de medicamentos utilizados na saúde americana, a qual foi intitulada RxNorm.[18]

A RxNorm representa medicamentos no nível de uso clínico, definidos por seu(s) princípio(s) ativo(s), apresentação e concentração. Ela fornece nomes padronizados para as medicações e o seu mapeamento para outras terminologias como a SNOMED CT. Os nomes padronizados são propostos pelos editores da terminologia a partir de um conjunto de regras de negócio. Após a criação dos nomes, são atribuídos os relacionamentos entre os conceitos, por exemplo, associando medicamentos de referência (marca comercial) aos seus ingredientes (princípios ativos). Em 2011, a RxNorm foi incluída nos critérios do programa Meaningful Use e passou a ser a principal terminologia de medicamentos nos Estados Unidos.

TERMINOLOGIAS DE ENFERMAGEM

Os procedimentos de enfermagem nem sempre são especificados em um nível de detalhe adequado pelas terminologias clínicas mais utilizadas (SNOMED CT, LOINC, CID, etc.) e, por conseguinte, terminologias específicas para a representação de conceitos de enfermagem têm sido criadas por diferentes grupos de trabalho dentro e fora dos Estados Unidos. As terminologias de enfermagem mais conhecidas incluem a North American Nursing Diagnosis Association (NANDA), a Nursing Interventions Classification (NIC) e a Nursing Outcomes Classification (NOC).[1]

TERMINOLOGIAS DE BIOINFORMÁTICA

Assim como no caso da enfermagem, as terminologias mais adotadas falham na representação de dados biológicos e genéticos. Esse problema se agravou com o advento do Projeto Genoma Humano e da disciplina de bioinformática (ver Cap. 11). Como em outros domínios da saúde, os profissionais dessa área foram forçados a desenvolver suas próprias terminologias. Alguns exemplos incluem a Gene Ontology (GO),[19] o banco de dados de nomenclatura de genes HUGO Gene Nomenclature Committee (HGNC)[20] e o banco de dados RefSeq do National Center for Biotechnology Information (NCBI).[21]

MEDICAL SUBJECT HEADINGS

Medical Subject Headings (MeSH) é uma terminologia administrada pela NLM dos Estados Unidos, usada para indexar documentos científicos da literatura biomédica produzidos no mundo inteiro. Os termos definidos na MeSH são organizados em uma estrutura multi-hierárquica semelhante à de outras terminologias utilizadas na medicina. Os termos MeSH são empregados para indexar estudos científicos na MEDLINE, que é a base de dados consultada pelo serviço de busca da NLM chamado PubMed.

UNIFIED MEDICAL LANGUAGE SYSTEM

A Unified Medical Language System (UMLS) é um repositório de terminologia desenvolvido pela NLM para centralizar e mapear os conceitos das diversas terminologias da área da saúde que possuam termos similares ou sinônimos, sendo que esse mapeamento é feito por um componente chamado *metathesaurus* (metatesauro). A primeira versão do metatesauro foi publicada em 1989 e desde então vem sendo atualizada anualmente pela NLM.[22] O metatesauro da UMLS contém em torno de 9 milhões de conceitos de mais de 160 fontes distintas que são mapeados para 2,6 milhões de conceitos acompanhados de um identificador único chamado Concept Unique Identifier (CUI).

PADRÕES DE COMUNICAÇÃO EM SAÚDE BRASILEIROS

TABELAS PADRONIZADAS DE REMUNERAÇÃO

No mercado de saúde suplementar do Brasil, existem várias terminologias padronizadas para estabelecer valores de remuneração e cálculos de honorários médicos. As tabelas mais conhecidas são a Tabela de Procedimentos da Associação Médica Brasileira (Tabela AMB) e a Classificação Brasileira Hierarquizada de Procedimentos Médicos (CBHPM).

A Tabela AMB foi desenvolvida pela Associação Médica Brasileira (AMB) em 1990 para padronizar os procedimentos médicos e a cobrança de honorários. Essa tabela estabelece um índice numérico chamado coeficiente de honorários (CH). O CH é representado em valor real (R$), o qual é multiplicado pela quantidade de CHs previstos para cada procedimento na tabela. Com base no CH, é possível estabelecer uma estimativa de pagamento de honorários médicos por procedimento prestado.

A CBHPM, por sua vez, é uma tabela de remuneração criada em 2003 pela AMB, pelo Conselho Federal de Medicina (CFM) e pela Federação Nacional dos Médicos (FNM) para padronizar a remuneração de procedimentos terapêuticos e diagnósticos. Há quatro grupos de procedimentos na CBHPM: procedimentos gerais (p. ex., consultas), procedimentos clínicos (p. ex., curativo), procedimentos cirúrgicos e invasivos (p. ex., cirurgia de transplante de órgãos) e procedimentos diagnósticos e terapêuticos (p. ex., tomografia computadorizada).

Outras tabelas de remuneração utilizadas no mercado brasileiro incluem a tabela Brasíndice, que define valores de medicamentos, soluções parenterais e materiais hospitalares, e a tabela Simpro, com função semelhante à da Brasíndice.

TABELA UNIFICADA DO SISTEMA DE SAÚDE SUPLEMENTAR

Ao longo dos anos, as diversas terminologias desenvolvidas no mercado de saúde suplementar brasileiro ocasionaram as mesmas dificuldades de manutenção de terminologias desenvolvidas em outros países: diferentes terminologias foram criadas para cobrir domínios que em alguns casos já eram cobertos por outras terminologias. A sobreposição e o custo de manutenção dessas terminologias passaram a limitar a troca de dados entre prestadores e planos de saúde. Por conseguinte, a ANS, em conjunto com a AMB e o Comitê de Padronização das Informações em Saúde Suplementar (COPISS), desenvolveu a Tabela Unificada do Sistema de Saúde Suplementar (TUSS).[23]

A terminologia TUSS padroniza os procedimentos médicos registrados no prontuário do paciente para efeito de cobrança. Os procedimentos da TUSS foram baseados na quinta edição da CBHPM e, consequentemente, também são divididos em quatro grupos: procedimentos gerais, clínicos, cirúrgicos e invasivos e diagnósticos e terapêuticos; os conceitos são identificados por um código de oito caracteres. Apesar de ter sido baseada na CBHPM, a TUSS não é uma tabela de remuneração, mas uma terminologia clínica para identificação de procedimentos que visa facilitar a comunicação entre os sistemas de informação dos prestadores e dos planos de saúde.

TROCA DE INFORMAÇÕES NA SAÚDE SUPLEMENTAR

No início dos anos 2000, a comunicação entre operadoras de planos de saúde privados e os prestadores carecia de padrões de comunicação e dependia, em sua maioria, da troca de dados registrados em guias de cobrança físicas (formulário de cobrança de serviços médicos em papel). Para facilitar a troca de informações entre operadoras e prestadores, a ANS iniciou um projeto para a criação de um padrão intitulado Troca de Informação em Saúde Suplementar (TISS). A TISS é um padrão de troca de dados entre sistemas de informação de prestadores e de planos de saúde que define um formato eletrônico de guias de cobrança de serviços médicos. Embora as atividades de desenvolvimento do padrão tenham iniciado em 2005, ele se tornou obrigatório apenas no ano de 2012.[24] O padrão TISS é dividido em cinco componentes: conteúdo e estrutura de mensagens, representação de conceitos de saúde (utilizando a TUSS), padrões de comunicação (mensagens XML), requisitos de segurança e regras operacionais do padrão.

ONTOLOGIA BRASILEIRA DE MEDICAMENTOS

A descrição, o uso clínico e a disponibilidade de medicamentos variam de país para país e, a exemplo de outros países, o sistema de saúde brasileiro carece de uma terminologia padronizada para a representação de medicamentos. Visando criar uma tabela de padronização de medicamentos utilizados no mercado brasileiro, a Agência Nacional de Vigilância Sanitária (ANVISA), em parceria com o Hospital Sírio-Libanês (HSL), criou a Ontologia Brasileira de Medicamentos.[25] O projeto conta com o apoio do Ministério da Saúde mediante o programa PROADI-SUS. O HSL está liderando o desenvolvimento da terminologia que será mantida pela ANVISA, com a primeira versão prevista para 2020.

MODELAGEM DE DADOS CLÍNICOS

O uso de dados clínicos em sistemas de informação em saúde é dificultado pela falta de padronização dos códigos e termos utilizados para representar esses dados. De modo geral, os profissionais de informática em saúde têm reconhecido que apenas a padronização da troca de dados e dos conceitos da medicina (usando terminologias clínicas padronizadas) não é suficiente para garantir a interoperabilidade semântica. Isso ocorre porque o contexto no qual os dados médicos são usados e coletados influencia a capacidade de torná-los computáveis (interpretáveis para um computador).

Um exemplo proposto por Hammond e colaboradores[1] ilustra de forma clara essa dificuldade. Suponhamos que um médico queira registrar no PEP que seu paciente se queixa de dor no peito com irradiação para as costas. Nesse caso, o médico poderia selecionar os seguintes conceitos da terminologia SNOMED CT:

> 51185008 Peito (estrutura do corpo)
> 22253000 Dor (sintoma)
> 8754004 Irradiando para (atributo de sintoma)
> 302552004 Costas (estrutura do corpo)

Agora suponhamos que a ordem dos códigos seja invertida para:

> 302552004 Costas (estrutura do corpo)
> 22253000 Dor (sintoma)
> 8754004 Irradiando para (atributo de sintoma)
> 51185008 Peito (estrutura do corpo)

Enquanto na primeira situação o médico estaria indicando para o sistema que o paciente tem dor no peito com irradiação para as costas, no segundo caso, ele estaria indicando o contrário: o paciente tem dor nas costas com irradiação para o peito; em outras palavras, uma simples mudança na ordem dos códigos altera completamente o significado do registro médico eletrônico. Como dor no peito irradiando para as costas é muito mais comum do que dor nas costas irradiando para o peito, a ordem dos registros não teria grande impacto na interpretação dos médicos, pois a maioria poderia facilmente interpretar o que esse registro quer dizer; entretanto, os computadores não desfrutam de tal capacidade cognitiva.

Se uma mensagem com os quatro códigos antes citados for enviada de um sistema para outro, o destinatário só conseguirá interpretar corretamente as informações caso elas venham acompanhadas de uma representação formal da observação clínica comunicada. Essa representação deve descrever o contexto da observação e de cada um dos conceitos clínicos que a compõem, e tal representação é definida por um **modelo de dados clínicos**. Por analogia, um modelo de dados clínicos é como a planta de um edifício que especifica os atributos de cada estrutura física que comporá o futuro edifício; um modelo de dados clínicos especifica cada elemento de dado que representará um conceito clínico a ser armazenado no PEP e/ou transmitido para outros sistemas.

Um exemplo de modelo de dados clínicos para representar tal observação incluiria os seguintes elementos: achado clínico, local do achado clínico e local de irradiação. A estrutura desse modelo seria: Achado clínico: *Dor*; Local do achado: *Peito*; Local da irradiação: *Costas*. Ao utilizar essa representação na troca de dados entre sistemas, podemos substituir os valores de cada elemento (Dor, Peito, Costas) pelos códigos SNOMED CT apresentados antes, e dessa maneira a mensagem transmitida poderá ser interpretada pelo sistema destinatário de forma inequívoca, pois as definições da localização do achado clínico (*peito*) e da irradiação (*costas*) na mensagem estariam devidamente especificadas.

A representação de dados de forma inequívoca resulta da combinação das estruturas apropriadas para representar o uso real dos dados (o que cada dado significa dentro de um determinado contexto) e a definição de conceitos padronizados para identificar esses dados (códigos e descrições de terminologias padronizadas). Há diversas iniciativas para a modelagem de dados clínicos dentro e fora dos Estados Unidos, incluindo HL7 Detailed Clinical Models, Tolven, Veterans Health Administration Clinical Models, Partners Healthcare Data Element Models, OpenEHR, Intermountain Healthcare Clinical Element Models (CEM) e Clinical Information Modelling Initiative (CIMI). Três dessas iniciativas são discutidas na sequência em detalhe: OpenEHR e Intermountain Healthcare CEM e CIMI.

// MODELOS DE DADOS CLÍNICOS OpenEHR

O padrão de modelagem de dados OpenEHR tem origem em um projeto chamado Good European Health Record (GEHR), financiado pela Comunidade Europeia em 1989.[26] O GEHR tinha como objetivo o desenvolvimento de uma arquitetura de sistemas de informação em saúde que integrasse os sistemas dos principais países da Europa. A proposta inicial do projeto foi apresentada em 1991 e contemplava representantes da Inglaterra, França, Luxemburgo e Portugal. Em 1992, iniciaram-se as pesquisas experimentais do projeto para fomentar o desenvolvimento de uma arquitetura de dados baseada em modelagem orientada a objetos. Em 1994, o projeto foi encerrado por conta de dificuldades com indefinições técnicas, tecnologias emergentes ainda em evolução na época e resistência de membros de padrões de comunicação concorrentes.[27] Ao final do projeto, os integrantes do GEHR se dividiram em dois grupos; um deles seguiu para o Reino Unido e instalou-se na University College London (UCL), e o outro seguiu para a Austrália. Em 2002, o trabalho desenvolvido na UCL e pelo grupo australiano resultou na primeira versão do padrão de modelagem de dados OpenEHR e, em seguida, na criação da OpenEHR Foundation, que desde 2002 mantém e atualiza o padrão OpenEHR.

A implementação de modelos de dados clínicos no OpenEHR é realizada por meio de duas camadas de abstração ou, conforme definido pelo padrão, por uma "modelagem multinível", inspirada em um modelo de dados proposto por pesquisadores da disciplina de ciência da informação.[28] As duas camadas são a camada de definição da informação e a de representação de conteúdo.

A camada de definição compõe o modelo de referência OpenEHR, que define os elementos de dados que podem ser utilizados para representar informações clínicas (p. ex., texto, quantidade, data, lista, tabela). Já a camada de representação de conteúdo contém as definições do conteúdo necessário para a representação de conceitos clínicos a serem modelados. Por exemplo, a observação clínica *pressão arterial* é composta de dados como pressão sistólica, pressão diastólica, posição do paciente, método de medição, local da medição, etc. Cada elemento de dado que compõe uma observação de pressão arterial é definido na camada de representação de conteúdo por meio de componentes chamados **arquétipos**. Um arquétipo é um modelo de dados computável, estruturado da forma mais completa possível para garantir a representação de todos os usos possíveis de um determinado conceito clínico.[29] É na criação dos arquétipos que são definidos os *links* de cada elemento de dado e suas respectivas terminologias (SNOMED CT, LOINC, etc.). A Figura 6.5 apresenta um exemplo da composição do arquétipo para a observação clínica *pressão arterial*.

O uso dos arquétipos pode ser especificado e restringido mediante componentes chamados *templates*. Um *template* é um arquivo que pode conter diversos arquétipos e por meio do qual são aplicadas as restrições necessárias ao conteúdo dos arquétipos. Por exemplo, a prescrição de um medicamento no PEP pode ser representada por um *template* contendo os arquétipos medicamento, paciente e prescritor. Ao adicionar esses arquétipos no *template*, é possível definir quais elementos de dados de cada arquétipo serão utilizados, bem como restringir quais valores possíveis devem ser permitidos para cada elemento. Em uma perspectiva mais prática, é possível dizer que os arquétipos OpenEHR funcionam de forma similar aos recursos do padrão HL7 FHIR, ao passo que os *templates* OpenEHR funcionam de maneira semelhante aos perfis do padrão FHIR e vice-versa.

OpenEHR: ADOTAR OU NÃO ADOTAR, EIS A QUESTÃO!

O OpenEHR é o resultado de lições aprendidas em iniciativas anteriores à sua fundação e, portanto, ele herdou de seus antecessores dois objetivos:

1. Servir de base para a criação de uma arquitetura de dados sobre a qual sistemas de informação em saúde (p. ex., PEP e registro eletrônico de saúde [RES]) seriam desenvolvidos.
2. Garantir a interoperabilidade semântica entre sistemas no nível da arquitetura de dados.

A concepção do primeiro objetivo requer a definição de um conjunto de artefatos do conhecimento (arquétipos), bem como suas restrições (*templates*), antes do desenvolvimento da camada de aplicação (p. ex., componente de prescrição eletrônica do PEP). É possível afirmar que a implementação do primeiro objetivo automaticamente atenderia o seu segundo objetivo; afinal de contas, se todos os sistemas de um determinado hospital, de uma rede de saúde ou de uma região geográfica utilizassem um modelo de dados em comum, a interoperabilidade semântica já seria garantida na camada de dados dos sistemas. Além disso, uma modelagem de dados padronizada facilitaria o desenvolvimento de regras lógicas de sistemas de apoio à decisão clínica (SADCs) e de outras funcionalidades do PEP, uma vez que a definição e a representação dos dados usados por essas funcionalidades já estariam definidas a priori, antes da sua criação; isto é, estas seriam baseadas naquelas.

Entretanto, para que essa visão se concretize, obstáculos monumentais precisam ser ultrapassados. A criação de sistemas baseados na arquitetura OpenEHR parece ser uma daquelas possibilidades que estão dadas apenas na gramática. A gramática, como já nos ensinava Dante, é apenas a forma material do pensamento; em outras palavras, há coisas que nós podemos dizer, mas que não podemos fazer. De fato, muitos esforços seriam poupados se todos os sistemas de informação em saúde fossem desenvolvidos com base em uma modelagem de dados padronizada. O problema é que, ao tentar transpor essa visão para a prática, esbarramos em uma coisa chamada realidade. Na realidade concreta dos fatos, onde os pacientes existem, adoecem, buscam tratamento, são atendidos por profissionais de saúde, que produzem uma pletora de informações, as coisas não funcionam de modo tão linear. É preciso considerar que o padrão surgiu em 2002 e, conforme acon-

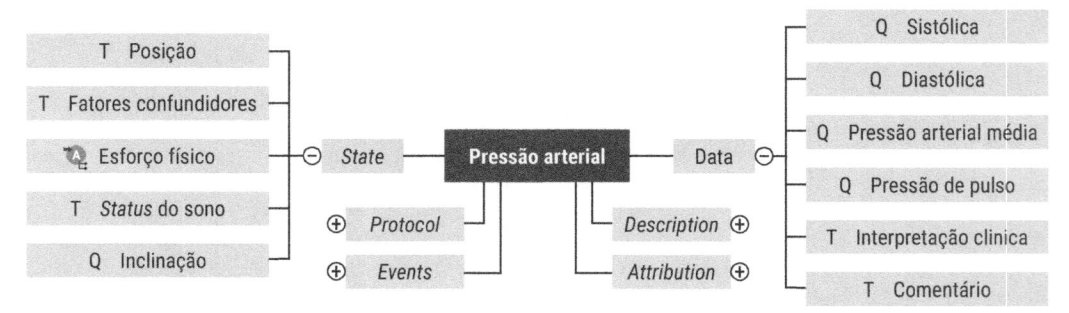

FIGURA 6.5 > *Exemplo dos elementos de dados que compõem o arquétipo da observação clínica pressão arterial no OpenEHR (openehr.org/ckm). Os itens classificados como* Data *(Dados) representam elementos de dados que compõem a observação clínica Pressão arterial, e os itens classificados como* State *(Estado) representam fatores que podem afetar a medição da pressão arterial.*

Fonte: OpenEHR.[30]

tece com todos os padrões de comunicação em saúde, no início, ele ainda era bastante incipiente. A construção de uma base robusta de arquétipos – premissa fundamental para a criação de uma arquitetura de dados de referência – dependeria da formação de uma comunidade de voluntários e implementadores, o que tende a acontecer de forma gradual, principalmente no caso de padrões que surgiram a partir do modelo *ad hoc*, como é o caso do OpenEHR.

Em 2002, a comunidade internacional não dispunha de uma coleção sólida de arquétipos, mas já possuía quatro décadas de desenvolvimento de sistemas de informação em saúde. Nos Estados Unidos, dezenas de programas de treinamento já haviam formado milhares de profissionais da área (ver Cap. 4) e, mesmo em 1992, quando o projeto GEHR teve início, PEPs longitudinais já estavam em uso – em alguns casos há décadas – em várias organizações de saúde americanas (ver Cap. 1). E não era somente nos Estados Unidos que o desenvolvimento de PEPs se expandia; no Reino Unido, projetos ambiciosos para a implantação do PEP em nível nacional já estavam em discussão desde o fim da década de 1980.[31] Até mesmo no Brasil PEPs comerciais e sistemas proprietários já estavam em plena expansão nesse período (ver Cap. 1).

Durante a década de 1980, o aumento do escopo das aplicações da informática em saúde evidenciou a necessidade de interoperar os diferentes sistemas existentes usando uma infraestrutura contendo padrões de troca de dados e de terminologias clínicas; no entanto, com exceção de uma iniciativa isolada (discutida na próxima seção), a maioria dos projetos da época não focava na modelagem de dados clínicos.

Em paralelo a essas iniciativas, teve início o projeto GEHR, introduzindo uma proposta de interoperabilidade completamente diferente: enquanto organizações como HL7 e CEN concentravam-se na criação de padrões de comunicação para facilitar a troca de dados entre os diferentes sistemas em uso, o GEHR propôs a criação de uma arquitetura de dados de referência comum a todos os sistemas utilizados na Europa. A diferença fundamental entre as duas propostas é que enquanto o HL7 e o CEN focavam na interface entre sistemas existentes, sem interferir na sua modelagem de dados interna, o GEHR visava à criação de uma arquitetura centralizada, que demandaria um redesenho completo ou um mapeamento do modelo de dados de cada sistema existente para o modelo proposto pelo GEHR. É como se o GEHR – e mais tarde o OpenEHR – estivesse propondo a criação de um mundo novo feito à sua imagem e semelhança, ao passo que os demais padrões propusessem a aceitação do mundo como ele é, melhorando-o quando possível. Um dos líderes do GEHR, David Ingram, disse no lançamento do OpenEHR em 2002: "A defesa de uma arquitetura por parte do GEHR e de seus sucessores para ancorar padrões e serviços de informação, bem como o seu contexto dentro dos registros de saúde era controversa, enfrentava e ainda enfrenta oposição".[27]

Na prática, o legado de sistemas desenvolvidos com modelos de dados próprios tende a ser o modelo predominante no mercado. Embora existam diversas iniciativas para a criação de métodos que convertam modelos de dados locais para arquétipos OpenEHR, elas demandam um oneroso trabalho manual de mapeamento de dados e adaptação dos sistemas legados e dos arquétipos oferecidos pelo OpenEHR.[32,33] Em 2018, o padrão completou 16 anos e havia publicado 698 arquétipos em seu repositório público, o Clinical Knowledge Manager (CKM); até dezembro do mesmo ano, aproximadamente metade desses arquétipos estavam publicados como "rascunho" (liberados ao público, mas sem aprovação). Grande parte dos arquétipos do CKM modela conceitos de saúde primária, que em muitos casos não atendem às necessidades de modelagem de dados locais em organizações de saúde secundária e terciária, o que resulta em implementações que frequentemente demandam customização dos arquétipos do CKM ou a criação de novos arquétipos.[33-35] Outras limitações incluem o fato de os arquétipos serem desenvolvidos para atender a todas as possibilidades de uso de um conceito clínico e, por conseguinte, serem sempre mais completos que os modelos locais, o que exige um extenso trabalho para restringi-los usando *templates*.[35]

Uma pesquisa realizada em 2013, que incluiu consultas a diversas listas de projetos internacionais do OpenEHR, encontrou apenas 21 projetos de 19 organizações dedicados ao desenvolvimento de PEPs utilizando o OpenEHR, sendo que nenhum na América do Norte.[36] Ao que tudo indica, a criação de uma arquitetura de referência OpenEHR, a partir da qual sistemas de informação em saúde seriam desenvolvidos, representa um objetivo deveras distante, provavelmente inatingível.

E o que dizer sobre o segundo objetivo do padrão OpenEHR? Este parece ser um pouco mais palatável. Os arquétipos OpenEHR podem ser usados para a modelagem de conceitos clínicos que inicialmente haviam sido modelados de forma não padronizada; nesse caso, os arquétipos seriam utilizados para garantir a interoperabilidade semântica entre sistemas distintos. Contudo, isso não elimina a necessidade do uso de padrões de troca de dados, uma vez que o OpenEHR não foi concebido para especificar a troca de dados entre sistemas, mas apenas a modelagem de dados clínicos. Portanto, o uso do OpenEHR para garantir a interoperabilidade semântica depende do uso de padrões de troca de dados como a norma ISO/CEN 13606 ou o HL7 CDA. Esse modelo parece ser bastante atraente aos olhos de governos de países com baixa densidade populacional e sistema de saúde de cobertura universal, como é o caso da Dinamarca,[34] Suécia,[37] Noruega[38] e Nova Zelândia,[39] – sendo que este último tem migrado aos poucos para um sistema de saúde misto. Nesses países, o sistema de saúde tende a ser dividido em regiões geográficas que utilizam um RES local, o qual pode trocar dados com PEPs ou RES de outras regiões ou transmitir dados de seus sistemas para um repositório central. Esse formato já foi implementado no Brasil, pela Secretaria de Saúde do Governo de Minas Gerais, para garantir o envio do sumário clínico do paciente para um repositório central usando arquétipos OpenEHR em conjunto com a norma ISO/CEN 13606.[40,41] Um projeto similar foi implantado na Nova Zelândia, mas utilizando o padrão HL7 CDA para troca de dados entre o RES de quatro regiões geográficas do referido país.[39]

Existem algumas diferenças significativas entre o Brasil e os países que têm adotado o OpenEHR como ferramenta para garantir a interoperabilidade semântica. O Brasil tem uma área geográfica e uma densidade populacional muito maiores do que as de países como Noruega, Dinamarca, Nova Zelândia ou Suécia e, embora o SUS tenha sido criado para ser um sistema de saúde universal, com gestão centralizada no governo federal em parceria com os governos locais, ele é bastante descentralizado do ponto de vista operacional. A estrutura do SUS inclui mais de 40.000 unidades básicas de saúde e 4.700 hospitais distribuídos em mais de 5 mil municípios da federação atendendo a aproximadamente 150 milhões de brasileiros. Apenas para efeito de comparação, a Nova Zelândia possui uma população de 4,7 milhões de pessoas e ocupa uma área geográfica menor que a do estado do Rio Grande do Sul. Não há registro de estudos de implantações do OpenEHR em nível nacional em nenhum país de dimensões geográficas e populacionais semelhantes às do Brasil. O caso mais próximo talvez seja o da China, onde a adoção do padrão está sendo avaliada em testes iniciais, que têm revelado a necessidade de criação de diversos arquétipos locais, ou a customização de arquétipos do CKM, demandando envolvimento intenso de profissionais clínicos no processo de modelagem de dados clínicos.[35] Dados sobre o custo e o prazo estimado para a modelagem de dados em países com um sistema de saúde tão descentralizado e amplo como o do Brasil são escassos, isso para não dizer inexistentes.

Apesar dessas limitações, o OpenEHR parece ser a primeira – e única – opção para a modelagem de dados clínicos no Brasil. A prova disso é que o OpenEHR foi adotado como padrão de modelagem de dados clínicos do SUS em 2011[11] e, em 2013, passou a fazer parte dos critérios de certificação do PEP pela Sociedade Brasileira de Informática em Saúde (SBIS) e pelo CFM.[42] Em 2017, o padrão passou a ser utilizado como modelo de dados no RES para o SUS, conforme especificado no documento da estratégia e-Saúde para o Brasil (a estratégia e-Saúde para o Brasil é discutida no Cap. 5).

Em razão da inviabilidade de se conceber o OpenEHR como modelo de referência para a criação de sistemas de informação em saúde, a única alternativa é o seu uso para garantir a interoperabilidade semântica entre sistemas. Contudo, isso faz com que ele sirva ao mesmo propósito do padrão HL7 FHIR e, quando comparados, as vantagens deste sobre aquele são incontestáveis. Para garantir a interoperabilidade semântica por meio do FHIR, é necessário o uso de apenas um padrão, pois ele especifica ao mesmo tempo a modelagem de dados clínicos com mapeamento para terminologias padronizadas e a estrutura de mensagens para troca de dados (em vários formatos), o que torna sua implementação bastante ágil. No caso do OpenEHR, a interoperabilidade semântica dependerá do uso de outros padrões como ISO/CEN 13606 ou HL7 CDA, tornando sua implementação mais complexa. Além disso, o processo de desenvolvimento dos recursos e perfis FHIR, com participação direta de implementadores e suporte de consórcios nacionais robustos, facilita imensamente sua implementação e expansão.

Apesar de o OpenEHR demonstrar certa agilidade no processo de criação de arquétipos,[43] isso não quer dizer que tal processo torna sua adoção mais ágil. A popularidade dos dois padrões pode ser medida por uma simples consulta de artigos científicos publicados em periódicos internacionais. Uma busca de artigos indexados no PubMed até janeiro de 2019 com o termo "HL7 FHIR" retorna 147 artigos, enquanto a mesma pesquisa utilizando o termo "OpenEHR" retorna 216 artigos. Se considerarmos que o OpenEHR foi inicialmente publicado em 2002, e o HL7 FHIR apenas em 2014, isso significa que de 2002 a 2019 foram publicadas uma média de 12 artigos por ano mencionando o termo "OpenEHR", e entre 2014 e 2019 foram publicadas uma média de 24 artigos por ano mencionando o termo "HL7 FHIR". Entre 2011 (ano em que foram iniciadas as discussões para a criação do FHIR) e 2017, quando a estratégia e-Saúde para o Brasil foi publicada, diversos documentos oficiais contendo definições de padrões de comunicação em saúde foram publicados pelo Ministério da Saúde (ver Cap. 5), e nenhum deles menciona o padrão FHIR, nem mesmo como alternativa a ser estudada.

Caso a estratégia de implementação do OpenEHR para modelar o RES do SUS seja de fato implementada, e a tendência de aumento exponencial da adoção do FHIR seja mantida, o Brasil incorrerá no risco de ter investido uma quantidade significativa de energia, tempo e recursos públicos na adoção de um padrão que está na contramão da tendência internacional. Estudos para a viabilidade de adoção do FHIR já estão em andamento na Europa,[44] na Ásia[45] e em outras regiões.[46] E embora existam iniciativas para a criação de métodos para converter recursos FHIR em arquétipos OpenEHR,[47] tal conversão inevitavelmente demandará uma série de adaptações manuais para a tradução e homologação dos elementos de dados contidos em cada recurso FHIR, para que eles sejam utilizados em arquétipos OpenEHR e vice-versa. Outra vantagem significativa do FHIR é que, assim como ocorre com as demais versões HL7, a documentação necessária para sua implementação pode ser encontrada na *internet* gratuitamente. Já no caso do OpenEHR, embora o CKM disponibilize arquétipos de forma gratuita, sua implementação sempre dependerá de inúmeras adaptações locais, e invariavelmente exigirá auxílio de consultorias especializadas; via de regra, onde há OpenEHR, existe uma consultoria especializada sendo muito bem paga para viabilizar sua implantação.

Assim como aconteceu com a educação médica no Brasil, que entre os anos de 1950 e 1960 beneficiou-se da adoção de modelos de educação norte-americanos, em substituição à predominante influência europeia,[48] o setor de informática em saúde pode beneficiar-se ao fazer o mesmo com a adoção de padrões de comunicação em saúde. A escolha a ser feita pelo sistema de saúde brasileiro é a de optar por um padrão de origem europeia já estabelecido, bastante divulgado, mas lentamente adotado, ou um padrão norte-americano recente, fácil de ser implementado e entusiasmadamente adotado: façam suas apostas!

//
MODELOS DE DADOS CLÍNICOS NA INTERMOUNTAIN HEALTHCARE

Nos Estados Unidos, várias redes de saúde têm tradicionalmente desenvolvido modelos de dados clínicos próprios para garantir a interoperabilidade semântica entre seus sistemas. A iniciativa mais antiga nessa área é da Intermountain Healthcare, com estudos de viabilidade iniciados na década de 1980. A Intermountain foi fundada em 1975 como uma rede de saúde filantrópica que passou a assumir a gestão de diversos hospitais de Utah, incluindo o hospital Latter-Day Saints (ver Cap. 1), e já naquela época utilizava o PEP longitudinal Health Evaluation through Logical Processing (HELP), integrado a diferentes SADCs. A interface entre os componentes do PEP, que naquela época eram frequentemente desenvolvidos como aplicações independentes, e a necessidade de processar dados em regras lógicas dos SADCs representavam uma barreira para a efetiva comunicação entre os diferentes sistemas em uso. Para solucionar esse problema, em 1986 formou-se um grupo de trabalho com o objetivo de promover o desenvolvimento de um modelo de formalização de eventos clínicos. Esse formalismo foi inspirado na hierarquia de conceitos da terminologia SNOMED RT (a antecessora da SNOMED CT), e por meio de um mapeamento semântico entre os conceitos SNOMED, representava eventos clínicos como diagnósticos, medicamentos, procedimentos, etc. Os primeiros resultados desse projeto foram apresentados no Symposium on Computer Applications in Medical Care (SCAMC) em 1987.[49] Os resultados dessa pesquisa inicial serviram de base para a criação de diversos modelos de dados clínicos que viriam a ser implementados no sistema HELP no início dos anos 1990, utilizando a linguagem ASN.1.

De início, os modelos de dados foram intitulados "modelos de eventos clínicos", e eles seriam equivalentes aos arquétipos OpenEHR e aos recursos FHIR. Cada evento clínico especificava os dados necessários para representar um conceito clínico armazenado no PEP (p. ex., paciente, medicamento, exame de laboratório), bem como os valores possíveis e terminologias empregadas em cada elemento de dado que compõe o evento clínico. A primeira geração de modelos de eventos clínicos foi desenvolvida no início dos anos 1990 a partir de análises manual e semiautomática de registros de saúde armazenados no sistema HELP.[50]

Uma segunda geração de modelos foi desenvolvida no fim dos anos 1990 para superar algumas limitações da primeira geração.[51] Nessa segunda geração, todos os conceitos clínicos foram modelados em uma estrutura hierárquica, partindo de um conceito menos específico no topo da hierarquia até os conceitos mais específicos nos níveis inferiores. Em cada nível da hierarquia, era possível definir elementos de dados que seriam herdados dos eventos clínicos superiores para os inferiores, bem como acrescentar novos elementos de dados conforme necessário, usando um recurso chamado modificador (*modifier*).

Uma terceira geração de modelos de eventos clínicos foi desenvolvida no início dos anos 2000, utilizando XML como formalismo.[52] O mesmo conceito hierárquico foi mantido com um evento clínico genérico chamado "ClinicalEvent" no topo da hierarquia, a partir do qual todos os demais eventos clínicos eram criados como seus herdeiros.

Em 2013, uma quarta geração de modelos de dados foi criada.[53] Nessa nova geração, os antigos eventos clínicos passaram a se chamar "modelos de elementos clínicos" (CEM, do inglês *clinical element models*), com a representação de conceitos clínicos de forma hierárquica mantida. A quarta geração passou a utilizar uma linguagem proprietária chamada Clinical Element Model Language (CEML), desenvolvida em parceria com a divisão de saúde da General Electric (GE). Em 2014, a

Intermountain tinha uma equipe de 10 modeladores de elementos clínicos, e já havia modelado mais de 5 mil elementos clínicos, sendo que hoje esse número já ultrapassou a casa dos 7 mil modelos.

Com a intenção de disseminar os mais de 7 mil modelos criados ao longo de três décadas, a Intermountain criou um repositório chamado Clinical Element Browser no início dos anos 2010, onde seus modelos podem ser consultados de forma gratuita (opencem.org).[54]

// CLINICAL INFORMATION MODELING INITIATIVE

Assim como no caso das terminologias clínicas padronizadas, ao longo do tempo as diferentes iniciativas de modelagem de dados existentes acabam sobrepondo-se umas às outras. Embora os conceitos e procedimentos clínicos possam variar de região para região, via de regra, a maioria deles tendem a ser representados por um conjunto de dados similares e, por conseguinte, poderiam ser modelados por uma modelagem padronizada. Para evitar que cada iniciativa isolada continuasse a "reinventar a roda" cada vez que um novo modelo de dados fosse criado, um consórcio internacional foi formado em 2010 para promover a harmonização das diversas iniciativas de modelagem de dados clínicos existentes, intitulado Clinical Information Modeling Initiative (CIMI; Iniciativa de Modelagem de Dados Clínicos), tornando-se um grupo de trabalho da IHTSDO (administradora da SNOMED CT na época). A CIMI foi inicialmente composta por representantes da Intermountain Healthcare, Kaiser Permanente, Veterans Health Administration, UCL, Universidade Federal de Minas Gerais, OpenEHR (mediante consultoria Ocean Informatics), CEN, HL7, NHS do Reino Unido, entre outros.[55]

A ideia inicial do consórcio era criar um repositório central que integrasse os diferentes modelos de dados existentes. Durante os primeiros encontros, ficou claro que a convergência das diferentes iniciativas seria limitada pela incompatibilidade entre as funcionalidades e a estrutura lógica dos diferentes modelos em uso. Em 2012, os primeiros recursos e perfis do padrão FHIR passaram a ser desenvolvidos pelo HL7, o que motivou os integrantes da CIMI a direcionarem seus esforços para a criação de um repositório de modelo de dados lógicos, a partir dos quais os conceitos clínicos modelados seriam utilizados para a criação de perfis do padrão FHIR. O aumento do escopo das atividades do grupo, em conjunto com a publicação da primeira versão rascunho do padrão FHIR em 2014, contribuiu para que a CIMI se tornasse um grupo de trabalho oficial do HL7 em 2016.[56] A integração FHIR-CIMI visa à criação de perfis FHIR a partir dos modelos de dados lógicos da CIMI. Até o início de 2019, mais de 1.700 modelos de dados clínicos já haviam sido criados pelo grupo de trabalho da CIMI usando como base os CEMs da Intermountain Healthcare.[57] Em 2018, os primeiros perfis do padrão FHIR passaram a ser criados com base nos modelos de dados clínicos CIMI, e já estão em fase de testes os perfis FHIR-CIMI para resultados de exames de laboratório, sinais vitais, câncer de mama e avaliação de feridas. Mais informações podem ser encontradas na página oficial do padrão (cimi.hl7.org/).[58]

>>> CONSIDERAÇÕES FINAIS

Além de diminuir a fragmentação do prontuário e os custos de manutenção de integração de sistemas, padrões de comunicação em saúde são ferramentas essenciais para aprimorar os SADCs e podem facilitar o uso secundário de dados clínicos para gestão em saúde e pesquisa clínica. Padrões de comunicação em saúde têm potencial para aumentar a autonomia das organizações de saúde, facilitando a adoção de sistemas especialistas, que podem expandir ou substituir funcionalidades de PEPs comerciais. O uso do padrão HL7 FHIR tende a aumentar nos próximos anos, tornando-o o padrão de consenso internacional para garantir a interoperabilidade semântica entre sistemas de informação em saúde. O suporte financeiro e técnico que ele vem recebendo de iniciativas como Argonaut, HSPC, SMART on FHIR e CIMI têm contribuído para sua rápida adoção dentro e fora dos Estados Unidos e atraído investidores de outros setores da economia para o setor de saúde.

Padrões de comunicação em saúde são extremamente importantes para profissionais de informática em saúde, e devem tornar-se cada vez mais relevantes para profissionais clínicos, gestores de saúde e entidades governamentais. Todos esses agentes devem estar direta ou indiretamente envolvidos no desenvolvimento e adoção de padrões de comunicação em saúde, pois eles serão fundamentais para o advento do sistema de saúde do futuro (ver Cap. 15).

>> PERGUNTAS PARA DISCUSSÃO

■ Por que as organizações de saúde adotam padrões de comunicação em saúde?

■ Descreva o conceito de explosão combinatória. Como podemos evitá-la?

■ Descreva o conceito de interoperabilidade e os seus diferentes níveis.

■ Descreva a principal diferença no uso dos padrões LOINC e SNOMED CT em uma mensagem do padrão HL7 V2 ou FHIR.

■ Quais fatores contribuíram para a rápida adoção do padrão HL7 FHIR?

■ Descreva o que são modelos de dados clínicos e por que eles são importantes.

■ Devido à descentralização do SUS, é provável que o seu RES seja composto por um conjunto de sistemas (comerciais ou não); nesse contexto, quais seriam os melhores padrões para garantir a interoperabilidade semântica entre os sistemas do SUS?

// REFERÊNCIAS

1. Hammond EW, Jaffe C, Cimino J, Huff SM. Standards in biomedical informatics. In: Shortliffe EH, Cimino JJ, editors. Biomedical informatics: computer applications in health care and biomedicine. 4th ed. London: Springer; 2013. p. 222-3.
2. Benson T., Grieve G. Principles of health interoperability. 3rd ed. London: Springer; 2016.
3. Institute of Electrical and Electronic Engineers. IEEE standard computer dictionary: a compilation of IEEE standard computer glossaries. New York: IEEE; 1991.
4. Quirós FGB de, Otero C, Luna D. Terminology services: standard terminologies to control health vocabulary. Yearb Med Inform. 2018;27(1):227-33.
5. Libicki, M. C. Information technology standards: quest for the common byte. Boston: Digital; 1995.
6. Stallings W. The open systems interconnection (OSI) model and OSI-related standards. New York: Macmillian; 1987. v. 1.
7. Health Intersections. HL7 V3 has failed [Internet]. Health Intersections; 2015 [capturado em 07 out. 2019]. Disponível em: http://www.healthintersections.com.au/?p=476.
8. Bender D, Sartipi K. HL7 FHIR: an agile and RESTful approach to healthcare information exchange. In: Proceedings of the 26th IEEE International Symposium on Computer-Based Medical Systems; 2013; Porto. Porto: CBMS; 2013. p. 326-31.
9. Health Level 7. Resource patient: content [Internet]. HL7; 2018 [capturado em 07 out. 2019. Disponível em: https://www.hl7.org/fhir/patient.html.
10. Health Level 7. Welcome to FHIR® [Internet]. HL7; 2018 [capturado em 07 out. 2019. Disponível em: https://www.hl7.org/fhir/.
11. Muñoz P, Trigo J, Martínez I, Muñoz A, Escayola J, García J. The ISO/EN 13606 standard for the interoperable exchange of electronic health records. J Healthc Eng. 2011;2(1):1-24.
12. Brasil. Ministério da Saúde. Portaria no 2.073, de 31 de agosto de 2011 [Internet]. Brasília: MS; 2011 [capturado em 22 set. 2019]. Disponível em: http://bvsms.saude.gov.br/bvs/saudelegis/gm/2011/prt2073_31_08_2011.html.
13. Cimino JJ. Desiderata for controlled medical vocabularies in the twenty-first century. Methods Inf Med. 1998;37(4-5):394-403.
14. World Health Organization. International Classification of diseases: ICD-11 [Internet]. Geneva: WHO; 2011 [capturado em 07 out. 2019]. Disponível em: https://www.who.int/classifications/icd/en/.
15. Huff SM, Rocha RA, McDonald CJ, De Moor GJ, Fiers T, Bidgood Jr WD, et al. Development of the logical observation identifier names and codes (LOINC) vocabulary. J Am Med Inform Assoc. 1998;5(3):276-92.
16. Wang AY, Sable JH, Spackman KA. The SNOMED clinical terms development process: refinement and analysis of content. Proc AMIA Symp. 2002:845-9.
17. Brasil. Ministério da Saúde. Centro Nacional de Terminologias em saúde: planejamento estratégico 2018-2020 [Internet]. Brasília: MS; 2018 [capturado em 06 out. 2019]. Disponível em: http://portalarquivos2.saude.gov.br/images/pdf/2018/junho/14/planejamento-estrategico-centerms.pdf.
18. Liu S, Ma W, Moore R, Ganesan V, Nelson S. RxNorm: prescription for electronic drug information exchange. IT Professional. 2005;7(5):17-23.
19. Ashburner M, Ball CA, Blake JA, Botstein D, Butler H, Cherry JM, et al. Gene ontology: tool for the unification of biology. Nat Genet. 2000;25(1):25-9.
20. Genenames.org [Internet]. Cambridge: Genenames; c2019 [capturado em 07 out. 2019]. Disponível em: https://www.genenames.org/.
21. Pruitt KD, Tatusova T, Maglott DR. NCBI reference sequences (RefSeq): a curated non-redundant sequence database of genomes, transcripts and proteins. Nucleic Acids Res. 2007;35(Database issue):D61-5.
22. Humphreys BL. UMLS knowledge sources: first experimental edition documentation. Bethesda: National Library of Medicine; 2000.
23. Agência Nacional de Saúde Suplementar. Resolução normativa n. 305, de 9 de outubro de 2012 [Internet]. Brasília: ANS; 2012 [capturado em 07 out. 2019]. Disponível em: http://www.ans.gov.br/component/legislacao/?view=legislacao&task=TextoLei&format=raw&id=MjI2OA==.
24. Zanatta CL. Principais efeitos da regulamentação dos contratos entre operadoras e prestadores de serviços no mercado de saúde suplementar [dissertação]. Rio de Janeiro: Fundação Getúlio Vargas; 2013.
25. Agência Nacional de Vigilância Sanitária. Formulário para a apresentação de projetos de apoio do PROADI-SUS [Internet]. São Paulo: ANVISA; [20--] [capturado em 07 out. 2019]. Disponível em: http://portal.anvisa.gov.br/documents/33892/4778474/GGCIP+-+Terminologias.pdf/469fbdcb-43de-4538-bb52-7f06ef2f51f4.
26. Kalra D. Electronic health records: the European scene. BMJ. 1994;309(6965):1358-61.
27. OpenEHR Foundation. Origins of OpenEHR [Internet]. OpenEHR; c2019 [capturado em 07 out. 2019]. Disponível em: https://www.openehr.org/about/origins.
28. Rector AL, Nowlan WA, Kay S, Goble CA, Howkins TJ. A framework for modeling the electronic medical record. Methods Inf Med. 1993;32(2):109-19.
29. Bacelar G, Correia R. Manual de Introdução a norma OpenEHR. Porto: OpenEHR Academy; 2015.
30. Open EHR. Blood pressure (Latest revision / latest published) [Internet]. OpenHER; c2019 [capturado em 07 out. 2019]. Disponível em: https://www.openehr.org/ckm/archetypes/1013.1.3574/mindmap.
31. Payne TH, Detmer DE, Wyatt JC, Buchan IE. National-scale clinical information exchange in the United Kingdom: lessons for the United States. J Am Med Inform Assoc. 2011;18(1):91-8.
32. Chen R, Klein GO, Sundvall E, Karlsson D, Åhlfeldt H. Archetype-based conversion of EHR content models: pilot experience with a regional EHR system. BMC Med Inform Decis Mak. 2009;9:33.

33. Duftschmid G, Chaloupka J, Rinner C. Towards plug-and-play integration of archetypes into legacy electronic health record systems: the ArchiMed experience. BMC Med Inform Decis Mak. 2013;13:11.
34. Knut B, Ida T, Jan P, Kirsten B. Can openEHR archetypes be used in a national context? The Danish archetype proof-of-concept project. Stud Health Technol Inform. 2009;147-51.
35. Min L, Tian Q, Lu X, Duan H. Modeling EHR with the openEHR approach: an exploratory study in China. BMC Med Inform Decis Mak. 2018;18(1):75.
36. Frade S, Freire SM, Sundvall E, Patriarca-Almeida JH, Cruz-Correia R. Survey of openEHR storage implementations. In: Proceedings of the 26th IEEE International Symposium on Computer-Based Medical Systems; 2013; Porto. Porto: CBMS; 2013. p. 303-7.
37. Sundvall E, Nyström M, Karlsson D, Eneling M, Chen R, Örman H. Applying representational state transfer (REST) architecture to archetype-based electronic health record systems. BMC Med Inform Decis Mak. 2013;13:57.
38. Silje LB. National governance of archetypes in Norway. Stud Health Technol Inform. 2015;216:1091.
39. Park Y-T, Atalag K. Current national approach to healthcare ICT standardization: focus on progress in New Zealand. Healthc Inform Res. 2015;21(3):144-51.
40. Santos MR, Bax MP, Kalra D. Building a logical EHR architecture based on ISO 13606 standard and Semantic Web Technologies. Stud Health Technol Inform. 2010;160(Pt 1):161-5.
41. Santos MR, Bax MP, Kalra D. Dealing with the archetypes development process for a regional EHR System. Appl Clin Inform. 2012;3(3):258-75.
42. Silva ML, Virginio Junior LA, editores. Manual de certificação para sistemas de registro eletrônico em saúde (S-RES) [Internet]. Campinas: SBIS; 2016 [capturado em 07 out. 2019]. Disponível em: http://sbis.org.br/certificacao/Manual_Certificacao_SBIS-CFM_2016_v4_1b_Consulta_Publica.pdf.
43. Heather L, Silje LB. Peer review of clinical information models: a web 2.0 crowdsourced approach. Stud Health Technol Inform. 2017;245:905-9.
44. Prasser F, Kohlbacher O, Mansmann U, Bauer B, Kuhn KA. Data integration for future medicine (DIFUTURE). Methods Inf Med. 2018;57(Suppl 1):e57-65.
45. Lee S, Do H. Comparison and analysis of ISO/IEEE 11073, IHE PCD-01, and HL7 FHIR messages for personal health devices. Healthc Inform Res. 2018;24(1):46-52.
46. Leroux H, Metke-Jimenez A, Lawley MJ. Towards achieving semantic interoperability of clinical study data with FHIR. J Biomed Semantics. 2017;8(1):41.
47. Diego B, David M, Alberto MJ, Montserrat R. Combining archetypes with fast health interoperability resources in future-proof health information systems. Stud Health Technol Inform. 2015;210:180-4.
48. Teixeira LA, Pimenta ST, Hochman G, organizadores. História de saúde no Brasil. Rio de Janeiro: Hucitec; 2018.
49. Huff SM. Craig RB, Gould BL, Castagno DL, Smilan RE. Medical data dictionary for decision support applications. In: Stead W, editor. Proceedings of the 11th Annual Symposium on Computer Applications in Medical Care. Los Angeles: IEEE Computer Society; 1987. p. 310-7.
50. Huff SM, Rocha RA, Bray BE, Warner HR, Haug PJ. An event model of medical information representation. J Am Med Inform Assoc. 1995;2(2):116-34.
51. Huff SM, Rocha RA, Solbrig HR, Barnes MW, Schrank SP, Smith M. Linking a medical vocabulary to a clinical data model using abstract syntax notation 1. Methods Inf Med. 1998;37(4-5):440-52.
52. Coyle JF, Mori AR, Huff SM. Standards for detailed clinical models as the basis for medical data exchange and decision support. Int J Med Inform. 2003;69(2-3):157-74.
53. Oniki TA, Coyle JF, Parker CG, Huff SM. Lessons learned in detailed clinical modeling at Intermountain Healthcare. J Am Med Inform Assoc. 2014;21(6):1076-81.
54. Opencem.org [Internet]. Opencem; c2019 [capturado em 07 out. 2019]. Disponível em: http://www.opencem.org/#/.
55. Health Level 7. Clinical information modeling initiative working group [Internet]. HL7; 2018 [capturado em 07 out. 2019] Disponível em: http://wiki.hl7.org/index.php?title=CIMI_Practitioners%27_Guide.
56. Health Level 7. CIMI modeling architecture guide [Internet]. HL7; 2018 [capturado em 07 out. 2019]. Disponível em: https://cimi.hl7.org/submissions/january_2018/cimi_doc/CIMIArchitectureGuide/CIMIArchitectureGuide.html.
57. Health Level 7. CIMI repository [Internet]. HL7; 2018 [capturado em 07 out. 2019]. Disponível em: https://github.com/HL7/hl7-cimi-model/tree/master/current_models/archetypes.
58. Cimi. Welcome to CIMI [Internet]. Cimi; c2018 [capturado em 07 out. 2019]. Disponível em: https://cimi.hl7.org/.

7
SISTEMAS DE APOIO À DECISÃO CLÍNICA

AO FINAL DESTE CAPÍTULO, O LEITOR ESTARÁ PREPARADO PARA:

>> OBJETIVOS

- Definir e descrever os principais usos dos sistemas de apoio à decisão clínica.

- Discutir a evolução histórica e relevância dos sistemas de apoio à decisão clínica.

- Descrever as principais categorias de sistemas de apoio à decisão clínica.

- Discutir o impacto dos sistemas de apoio à decisão clínica na performance dos profissionais de saúde e na qualidade do cuidado do paciente.

- Discutir os principais desafios relacionados aos sistemas de apoio à decisão clínica.

>> RESUMO

Os sistemas de apoio à decisão clínica (SADCs) são utilizados para auxiliar os profissionais de saúde no seu processo decisório, a fim de prevenir erros, facilitar acesso a informações relevantes para o cuidado do paciente e promover a prestação de assistência em saúde. Os SADCs são um dos componentes mais relevantes do prontuário eletrônico do paciente (PEP) e têm tido um papel de notável protagonismo na área de informática em saúde. Os primeiros SADCs foram desenvolvidos nos Estados Unidos entre as décadas de 1960 e 1970 e serviram de base para os primeiros PEPs longitudinais desenvolvidos por pioneiros da informática em saúde. Ao longo dos anos, diversas funcionalidades de apoio à decisão clínica com regras lógicas complexas têm sido desenvolvidas para auxiliar os profissionais clínicos no seu processo decisório.
Este capítulo discute a evolução histórica e relevância dos SADCs, apresenta exemplos de sistemas com impacto clínico positivo e os desafios relacionados ao desenvolvimento, adoção e avaliação de SADCs.

EVOLUÇÃO HISTÓRICA E RELEVÂNCIA DOS SADCs

Um dos principais objetivos da informática em saúde é auxiliar os profissionais de saúde no seu processo decisório, a fim de prevenir erros, facilitando acesso e adoção de protocolos baseados em evidência e, de maneira geral, promover a prestação de assistência em saúde. As ferramentas que auxiliam os profissionais clínicos no seu processo decisório são conhecidas como sistemas de apoio à decisão clínica (SADCs).

Os SADCs estão entre os componentes mais relevantes do PEP, principalmente aqueles relacionados à prevenção de erros e eventos adversos. De acordo com o famoso relatório *To Err is Human: Building a Safer Health System* (Errar é Humano: Criando um Sistema de Saúde Mais Seguro), publicado pelo Instituto de Medicina (IOM, do inglês Institute of Medicine) dos Estados Unidos em 1999, cerca de 98 mil americanos morrem todos os anos em decorrência de erros médicos.[1] Alguns pesquisadores têm criticado o relatório inicial do IOM, por ele ter um foco demasiadamente voltado ao processo de medicamentos, dando menos importância a outros tipos de erro médico frequentes, como os erros de diagnóstico.[2]

Estudos recentes sugerem que o número de mortes por erro médico pode ser muito maior do que a estimativa inicial do IOM, podendo superar 400 mil mortes por ano apenas nos Estados Unidos.[3] No Brasil, um levantamento realizado pela Faculdade de Ciências Médicas de Minas Gerais, publicado em 2017, estima que o número de mortes decorrentes de erros médicos em hospitais brasileiros esteja próximo de 55 mil mortes por ano; considera-se que aproximadamente 30% dessas mortes sejam passíveis de prevenção.[4] De modo geral, erros na prestação de assistência em saúde decorrem de erros de processos, de sobrecarga de informação e de conhecimento inadequado ou incompleto.[1] Outros fatores incluem o aumento exponencial do conhecimento médico, o envelhecimento da população em conjunto com o aumento de doenças crônicas e o aumento da complexidade do sistema de saúde.

Diversos erros considerados passíveis de prevenção podem ser evitados por meio da adequação de processos e procedimentos clínicos suportados pelo uso de ferramentas de apoio à decisão clínica.[5] Desde as décadas de 1960 e 1970, quando os primeiros SADCs foram desenvolvidos e testados, eles têm tido um papel de notável protagonismo na área de informática em saúde.

Em 1961, o primeiro estudo comparando a performance de um SADC com a performance de profissionais clínicos foi publicado por Homer R. Warner e colaboradores no hospital Latter-Day Saints (LDS) em Salt Lake City, Utah, Estados Unidos.[6] Esse SADC utilizava um algoritmo de probabilidade condicional e, com base em uma lista de dados do paciente, sugeria os diagnósticos diferenciais mais prováveis. O estudo comparou os diagnósticos sugeridos pelo sistema com os diagnósticos sugeridos pelos médicos responsáveis pelos pacientes encaminhados ao estudo. Com exceção de um único médico, o sistema superou a performance de todos os outros médicos que participaram da pesquisa. Esse sistema serviu de base para o desenvolvimento do sistema Health Evaluation through Logical Processing (HELP), implementado no hospital LDS no início dos anos 1970 (ver Cap. 1).

Em 1972, de Dombal e colaboradores desenvolveram um sistema similar ao de Warner e colaboradores usando uma base de conhecimento bayesiana para calcular a probabilidade de diagnósticos para pacientes com dor abdominal aguda.[7] Esse sistema fez parte de um estudo conduzido em um hospital do Reino Unido. Durante o estudo, pacientes admitidos com queixa de dor abdominal aguda tiveram o diagnóstico indicado pelo médico do atendimento comparado com o diagnóstico sugerido pelo sistema. O sistema apresentou uma assertividade significativamente maior que a dos médicos residentes e dos plantonistas.

Em 1976, um SADC composto de 390 protocolos clínicos para pacientes ambulatoriais foi desenvolvido por McDonald e colaboradores no Regenstrief Institute.[8] Com base no sumário de saúde do paciente, o sistema gerava uma lista de lembretes para auxiliar o médico durante a consulta. Um ensaio randomizado demonstrou que os médicos que recebiam os lembretes do sistema adotaram protocolos adequados em 51% dos casos, contra apenas 21% no caso dos médicos que não utilizaram o sistema.

O processo decisório em saúde é extremamente complexo e envolve variáveis que vão além do conhecimento médico em si, como a disponibilidade de determinado tratamento, preferências do paciente, fatores financeiros, religiosos, entre outros. Nesse contexto, a escolha de cada conduta clínica depende, e tende a sempre depender, da interpretação de um profissional de saúde devidamente treinado e capacitado. Esse profissional combinará a sua experiência clínica com informações sobre o contexto do cuidado do paciente e conhecimento proveniente de evidência científica, para determinar o diagnóstico do paciente e o risco-benefício de cada alternativa de tratamento disponível. Portanto, o principal objetivo dos SADCs é auxiliar os profissionais de saúde nesse seu complexo processo decisório, e não substituí-los; afinal de contas, como já nos ensinava Slack: "Se um médico pode ser substituído por um computador, ele deve ser substituído por um computador".[9]

TIPOS DE SADCs

Existem diversas taxonomias publicadas na literatura científica classificando os tipos de SADCs mais comuns.[5] Uma das taxonomias mais empregadas foi desenvolvida por Wright e colaboradores[10] e contou com a participação de 11 especialistas em SADCs. Essa taxonomia classifica os SADCs utilizados por usuários do PEP em seis categorias: suporte à dosagem de medicamentos, facilitador de prescrição médica, alertas e lembretes, apresentação de informações relevantes, suporte ao fluxo de trabalho e sistemas especialistas. Essas categorias são discutidas nas próximas seções, acompanhadas de exemplos reais.

SUPORTE À DOSAGEM DE MEDICAMENTOS

Esse tipo de SADC visa auxiliar os profissionais clínicos na seleção e no monitoramento da dose adequada dos medicamentos prescritos para o paciente. Alguns exemplos dessa funcionalidade incluem menus de escolha de doses predefinidas, doses específicas para determinados tipos de pacientes ou diagnósticos e calculadoras automáticas que executam cálculos de dose complexos utilizando valores de exames laboratoriais (p. ex., função renal) e sinais vitais do paciente (p. ex., peso, altura). A Figura 7.1 apresenta um exemplo de sistema de suporte à dosagem de antimicrobianos desenvolvido na Universidade de Vanderbilt.

FACILITADOR DE PRESCRIÇÃO MÉDICA

Facilitadores de prescrição médica são SADCs que vão além dos sistemas de suporte à dosagem de medicamentos, pois visam facilitar a criação de uma prescrição por completo, utilizando prescrições predefinidas, conhecidas nos Estados Unidos como *order sets*, e no Brasil como *prescrição-protocolo*. Prescrições-protocolo podem ser usadas a fim de criar prescrições padronizadas para um determinado diagnóstico (p. ex., doença coronariana aguda) ou para um determinado serviço ou procedimento (p. ex., pós-operatório de cirurgia cardiovascular). Além de agilizar o processo de

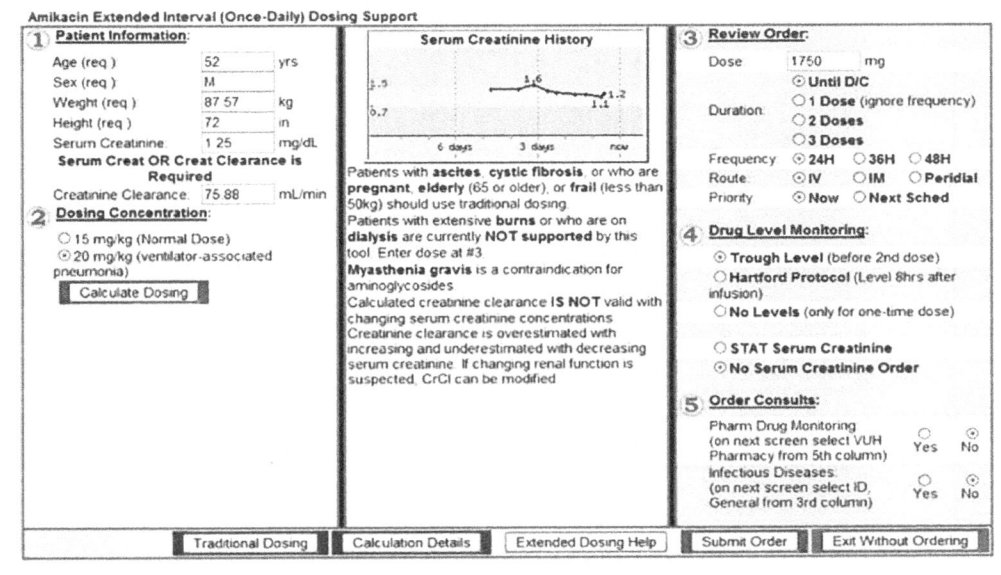

FIGURA 7.1 > *Exemplo de sistema de suporte à dosagem de medicamentos desenvolvido na Universidade de Vanderbilt, Tennessee, Estados Unidos. A imagem apresenta as etapas de geração de dose adequada para a prescrição de antibióticos de acordo com a função renal do paciente. Na parte 1, o sistema apresenta dados do paciente utilizados no cálculo (idade, sexo, peso, altura e nível de creatinina no sangue); na parte 2, o sistema apresenta as opções de concentração de dose; na parte 3, são apresentados dose e intervalos sugeridos; na parte 4, são apresentadas as opções de monitoramento disponíveis; e na parte 5, são oferecidas sugestões de consulta a outros especialistas como equipe de farmacêuticos ou de controle de infecção hospitalar.*

Fonte: Cox e colaboradores.[11]

criação de prescrições, protocolos de prescrição médica também auxiliam na redução de erros de prescrição, facilitam a padronização das prescrições e produzem prescrições mais completas. A Figura 7.2 apresenta um exemplo de facilitador de prescrição médica para pacientes admitidos com síndrome coronariana aguda desenvolvido na Veterans Health Administration.

ALERTAS E LEMBRETES

Os SADCs que oferecem alertas e lembretes visam atrair a atenção de profissionais clínicos (e em alguns casos do paciente) para informações ou recomendações importantes emitidas com base em dados clínicos do paciente. Funcionalidades que emitem alertas são frequentemente integradas à prescrição eletrônica do paciente para notificar os prescritores sobre situações como interação entre o medicamento sendo prescrito e outro medicamento contido na prescrição do paciente, medicamentos duplicados, risco de alergia, contraindicação, entre outros. Embora o emprego de alertas bem desenvolvidos esteja associado à redução de erros, o uso excessivo deles pode introduzir um problema conhecido como "fadiga de alertas". Esse problema ocorre quando os prescritores passam a receber (e ignorar) alertas considerados falso-positivos, que em muitos casos são emitidos em momentos inadequados ou não são clinicamente relevantes. A Figura 7.3 apresenta um exemplo de sistema de prescrição eletrônica com alertas de interação medicamentosa no sistema HELP da Intermountain Healthcare, customizado para minimizar o problema da fadiga de alertas.

Além de alertas emitidos na prescrição eletrônica, alguns sistemas emitem alertas em outras funcionalidades do PEP ou mediante integrações do PEP com outros sistemas e equipamentos médicos. Um exemplo inovador de emissão de alertas é o sistema de detecção de desconexão de ventilador mecânico, também desenvolvido na Intermountain Healthcare. Hoje em dia, a maioria dos pacientes críticos hospitalizados depende de aparelhos de ventilação mecânica em algum momento de sua internação. Esses aparelhos são utilizados para

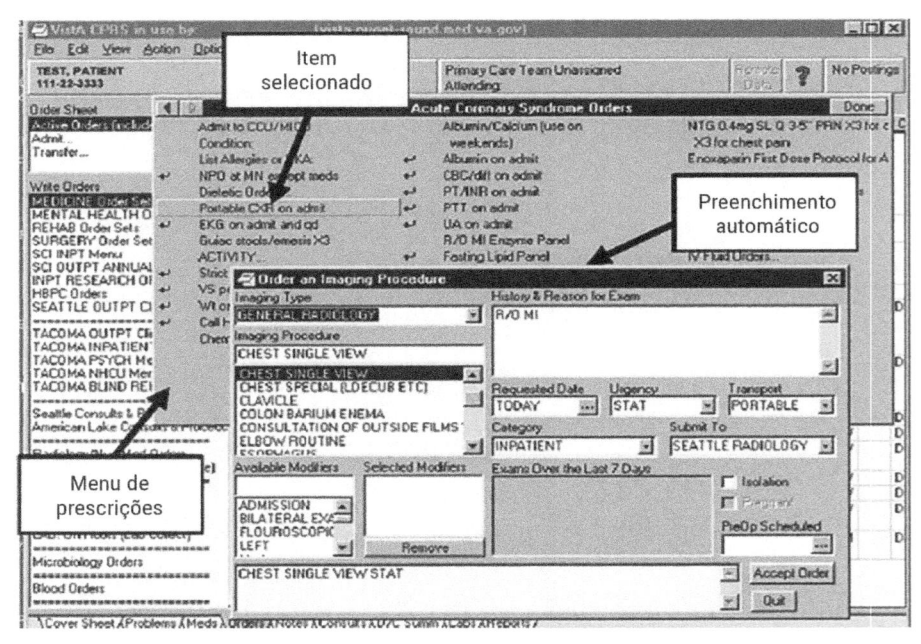

FIGURA 7.2 > *Exemplo de sistema de facilitação de prescrição desenvolvido na Veterans Health Administration. A imagem mostra uma nova prescrição sendo criada a partir de um item pré-programado que foi selecionado pelo prescritor. Neste exemplo, o usuário selecionou o menu de prescrições comuns para pacientes com síndrome coronariana aguda (Painel superior: Acute Coronary Syndrome Orders). A partir desse menu, o prescritor selecionou o item radiografia portátil de tórax na admissão (Portable CRX on admit), que automaticamente gerou o item prescrito com todas as informações necessárias preenchidas (Painel inferior: Order an Imaging Procedure).*

Fonte: Adaptada de Payne e colaboradores.[12]

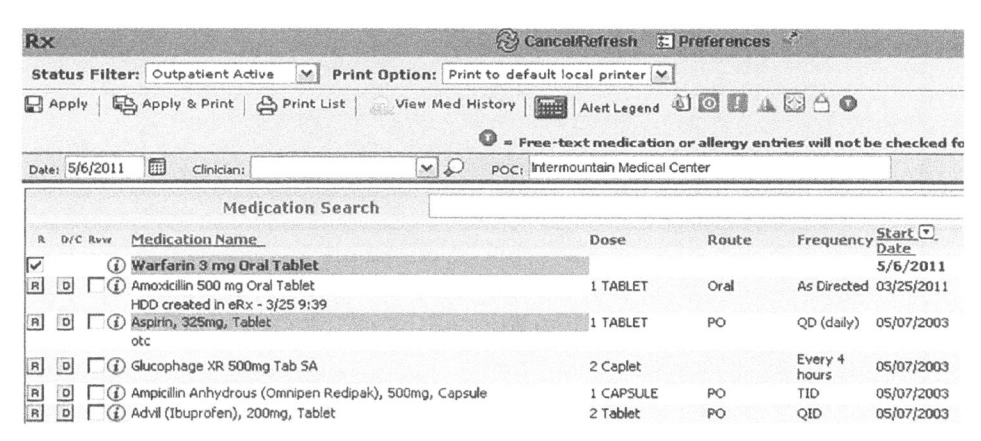

FIGURA 7.3 > *Exemplo de prescrição eletrônica do paciente no sistema HELP desenvolvido na Intermountain Healthcare, Utah, Estados Unidos. O sistema apresenta alertas de interação medicamentosa agrupando os medicamentos que interagem por cor; diferentes cores denotam os níveis de severidade de cada interação. Neste exemplo, varfarina interage com ácido acetilsalicílico (Aspirina) (interação severa) e amoxicillina com ibuprofeno (Advil) (potencial interação). O sistema permite que os alertas sejam visualizados de forma não interruptiva, facilitando a continuidade do processo de prescrição, mas sem deixar de informar a potencial interação medicamentosa identificada.*

Fonte: Cortesia de Guilherme Del Fiol.

auxiliar pacientes que não conseguem respirar espontaneamente por vias normais. Se, durante o uso, o equipamento não estiver conectado ao paciente e funcionando de maneira adequada, o risco de morbidade e mortalidade aumenta de modo significativo. Embora esses equipamentos já disponham de alertas sonoros para indicar uma eventual desconexão, eles não são facilmente ouvidos de fora do leito do paciente e concorrem com uma pletora de outros sons e alertas comuns em unidades de terapia intensiva (UTIs); não são raros os casos em que um equipamento permanece desconectado por um determinado tempo, causando danos permanentes ao paciente ou até mesmo o levando a óbito.[13]

Para minimizar esses riscos, informatas clínicos da Intermountain Healthcare desenvolveram um sistema que monitora o *status* dos equipamentos de ventilação mecânica de pacientes críticos. Quando o sistema detecta a desconexão de um dos equipamentos, ele emite um alerta visual com o número do leito do paciente em questão acompanhado de um alerta sonoro em todos os computadores da unidade onde ele está internado, para que qualquer profissional, estando próximo ao leito do paciente, possa reconectar o ventilador o mais rápido possível. A Figura 7.4 apresenta um exemplo de alerta emitido por esse sistema.

O sistema foi inicialmente testado na UTI para traumas do hospital Intermountain Medical Center, e mais tarde implementado nas demais UTIs deste e de outros hospitais da rede. Durante um estudo-piloto de quatro meses, foram identificadas 152 ocorrências de ventilador desconectado em quatro UTIs. A maioria das desconexões não foi intencional, mas elas com frequência criaram situações de alto risco. Em muitos casos, as desconexões ocorreram devido a uma assincronia do equipamento ou durante algum procedimento médico. A média de tempo de desconexão por paciente foi de 19,8 segundos. Os tempos de desconexão passaram a ser registrados de forma automática no PEP e monitorados rotineiramente para a execução de análises de causa e efeito e melhorias de qualidade.

Sistemas de apoio à decisão que apresentam lembretes visam atrair a atenção dos profissionais clínicos para uma necessidade particular do paciente, como um exame

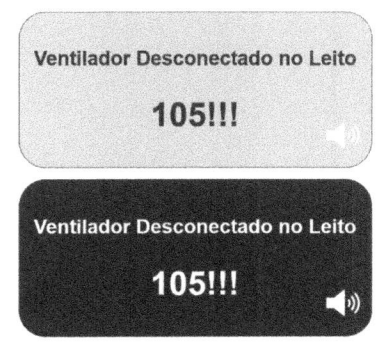

FIGURA 7.4 > *Exemplo de alerta emitido em todos os computadores da unidade cujo ventilador está desconectado. Imagens de duas cores são alternadas a cada 3 segundos até que o ventilador seja reconectado.*

Fonte: Adaptada de Haug e colaboradores.[13]

periódico em atraso (p. ex., exame de hemoglobina glicada A1c em pacientes diabéticos), um valor de laboratório anormal (p. ex., glóbulos brancos acima do valor de referência) ou ações preventivas (p. ex., mamografia a cada dois anos para mulheres acima de 40 anos). A Figura 7.5 apresenta um exemplo de funcionalidade com lembretes de condutas clínicas recomendadas para pacientes ambulatoriais desenvolvido na rede Partners Healthcare.[14]

//
APRESENTAÇÃO DE INFORMAÇÕES RELEVANTES

Essa categoria de SADCs inclui funcionalidades que fornecem acesso a informações relevantes para apoiar determinadas decisões clínicas ou acesso a um conhecimento médico específico. Via de regra, informações relevantes são disponibilizadas por sumários de dados do prontuário para facilitar a identificação ou interpretação de um diagnóstico e auxiliar a gestão de doenças específicas, ou são apresentadas como informações de domínio do conhecimento médico. Exemplos de sistemas que sumarizam informações relevantes incluem relatórios diários do *status* de pacientes críticos para facilitar as visitas dos médicos plantonistas e *dashboards* para a gestão de doenças crônicas como hipertensão ou diabetes. A Figura 7.6 apresenta um exemplo de *dashboard* de gestão de doenças crônicas desenvolvido no Centro Médico Acadêmico da Universidade de Duke.[15]

///
Infobuttons

Funcionalidades que facilitam o acesso a um determinado conhecimento médico são conhecidas como Infobuttons. O nome Infobutton foi proposto em 1997 por James J. Cimino, um dos pioneiros no desenvolvimento desse tipo de SADCs.[16] Os Infobuttons permitem o acesso a informações (*Info*) que apoiam uma determinada decisão clínica e são acessados por um botão (*button*) normalmente representado por um ícone circular com a letra "i" ao centro: ⓘ.

Os Infobuttons costumam ser encontrados em partes específicas do PEP mais propensas a suscitar perguntas ou dúvidas, como, por exemplo, ao lado de um medicamento prescrito, para que informações como usos comuns ou outros detalhes técnicos sobre ele

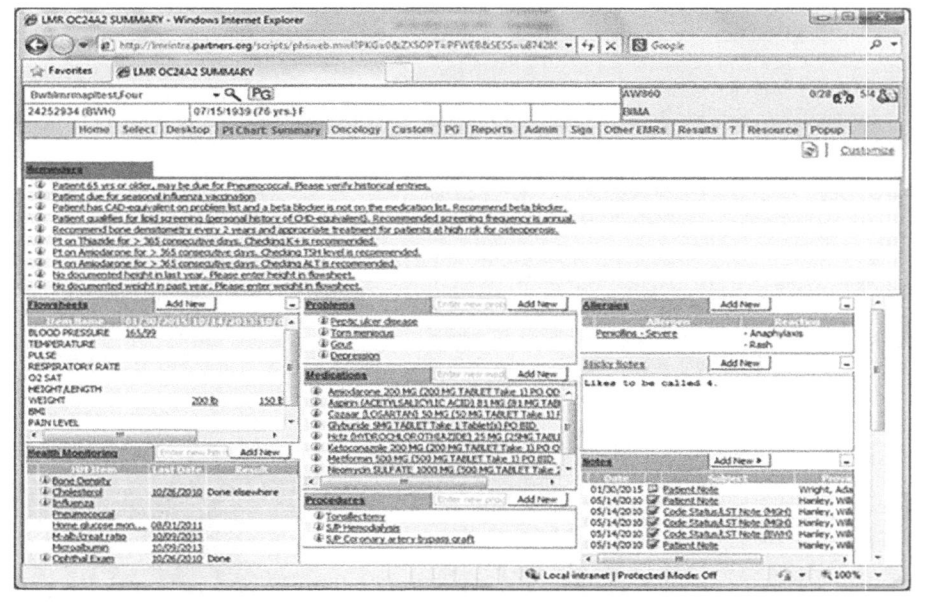

FIGURA 7.5 > *Sumário clínico ambulatorial no sistema Longitudinal Medical Record (LMR), desenvolvido pela Partners Healthcare, Massachusetts, Estados Unidos. A seção* Reminders *(Lembretes) na parte superior lista recomendações de condutas médicas para o profissional clínico com base nos dados disponíveis no prontuário do paciente. As recomendações incluem indicações de vacinação, medicações não prescritas para problemas documentados no prontuário eletrônico do paciente, exames recomendados e dados faltantes no prontuário.*

Fonte: Varghese e colaboradores.[14]

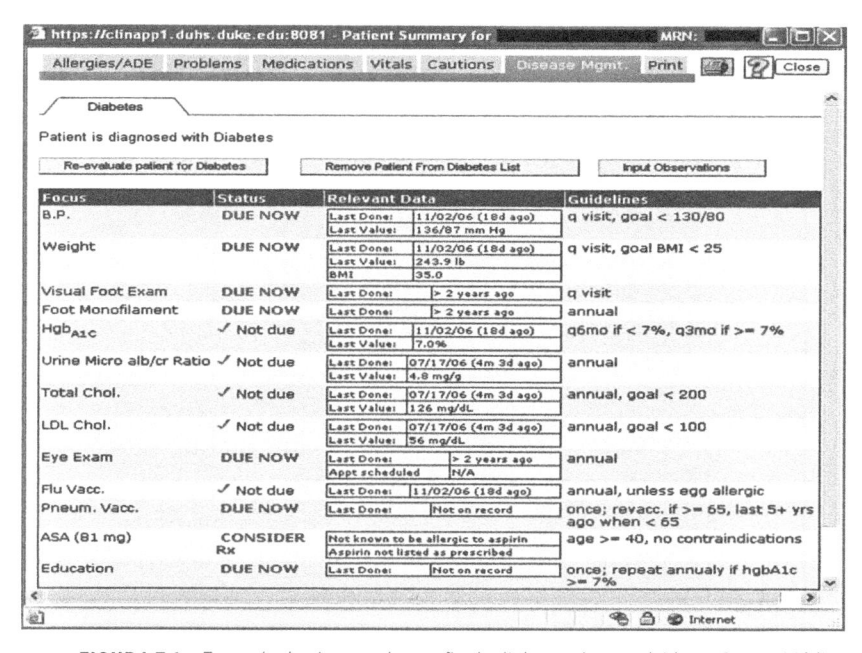

FIGURA 7.6 > *Exemplo de sistema de gestão de diabetes desenvolvido no Centro Médico Acadêmico da Universidade de Duke, Carolina do Norte, Estados Unidos. O sistema apresenta recomendações (coluna Focus) baseadas em evidência científica (coluna Guidelines); a coluna Status indica se a conduta está pendente (Due now).*

Fonte: Lobach e colaboradores.[15]

sejam rapidamente consultadas. Uma revisão sistemática da literatura publicada em 2014 identificou que os profissionais médicos levantam em média duas perguntas relacionadas ao cuidado do paciente para cada paciente atendido, e que cerca de metade dessas perguntas permanece sem resposta.[17] Embora a resposta para muitas dessas perguntas possa ser encontrada em repositórios de conhecimento médico disponíveis na *internet*, o uso desses repositórios é limitado por dificuldades inerentes ao processo clínico ou restrições dos mecanismos de pesquisa dessas ferramentas. Na maioria dos casos, o tempo necessário para encontrar respostas para perguntas clínicas específicas não é compatível com o fluxo de trabalho dos profissionais de saúde; por conseguinte, muitas perguntas permanecem sem resposta e, em alguns casos, a conduta médica escolhida pode não ser a mais recomendada.

Os Infobuttons são utilizados para propiciar o acesso ao conteúdo de repositórios de conhecimento médico disponíveis na *internet* a fim de apoiar o processo de decisão clínica. Eles usam informações do contexto do paciente, como o profissional que busca conhecimento (p. ex., médico), o tipo de organização (p. ex., hospital) e a tarefa executada (p. ex., prescrição de medicamento), com o objetivo de antecipar as necessidades de informação dos profissionais clínicos e facilitar o acesso às bases de conhecimento com maior potencial para supri-las. Por meio de um componente chamado *Infobutton Manager* (Gerenciador Infobutton), bases de conhecimento médico como UpToDate®, Micromedex®, ClinicalKey®, etc., ou da literatura como MEDLINE, Scopus ou CINHAL, podem ser consultadas de forma ágil, sem que o profissional clínico precise sair do PEP para realizar sua consulta manualmente. Essas consultas podem utilizar padrões de terminologia clínica como SNOMED CT e LOINC (descritos no Cap. 6) ou empregar pesquisas com texto livre. A Figura 7.7 apresenta um exemplo de Infobutton para consulta de informações sobre medicamentos prescritos na prescrição eletrônica do sistema HELP da Intermountain Healthcare.

Para promover a adoção do Infobutton em diferentes sistemas, o grupo de trabalho de SADCs do HL7, liderado por Guilherme Del Fiol, aprovou em 2010 uma especificação para padronizar as solicitações de conhecimento clínico utilizando Infobuttons. O padrão foi intitulado Context-Aware Knowledge Retrieval Standard, coloquialmente chamado de Infobutton Standard. Essa especificação oferece um mecanismo padronizado para que sistemas de informação em saúde possam enviar solicitações de conhecimento aos recursos de conhecimento médico

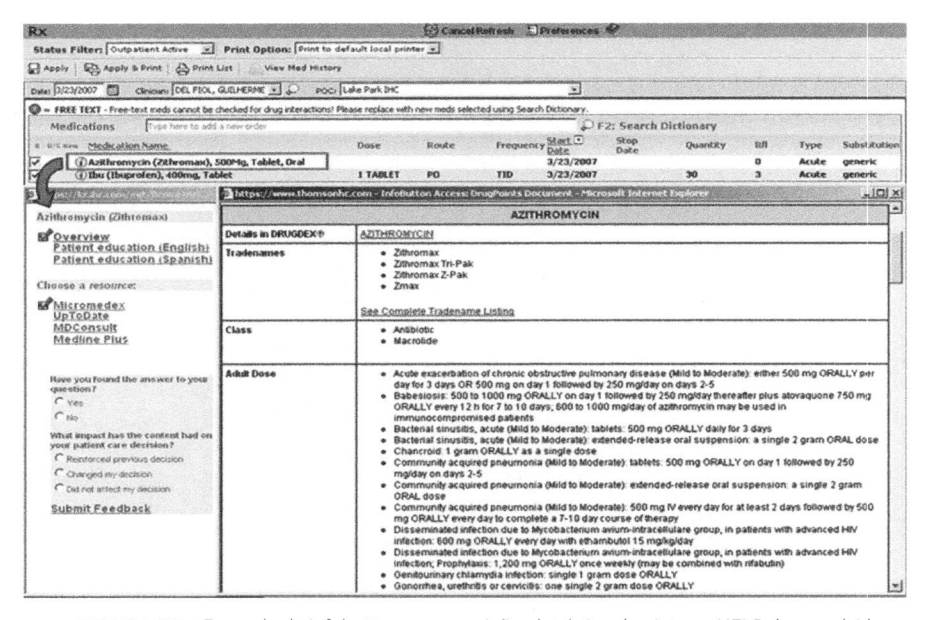

FIGURA 7.7 > *Exemplo de infobutton na prescrição eletrônica do sistema HELP desenvolvido na Intermountain Healthcare, Utah, Estados Unidos (o mesmo da Fig. 7.3). A imagem apresenta as opções de conhecimento (painel à esquerda) encontradas pelo Infobutton Manager após o prescritor clicar no Infobutton para o medicamento azitromicina (destacado no canto superior esquerdo).*

Fonte: Del Fiol e Haug.[18]

disponíveis na *internet* ou em bases de conhecimento locais, gerenciadas por instituições de saúde.*

Outra iniciativa para promover a adoção do Infobutton é a OpenInfobutton,† liderada pela Veterans Health Administration e pela Universidade de Utah. A OpenInfobutton é uma ferramenta gratuita para auxiliar a homologação e o teste de funcionalidades que usam Infobuttons.

SUPORTE AO FLUXO DE TRABALHO

Essa categoria de SADCs inclui funcionalidades que auxiliam os profissionais clínicos em determinadas tarefas do seu fluxo de trabalho, como admissão de pacientes ou documentação referente ao cuidado do paciente. Exemplos de ferramentas que facilitam a execução de etapas do processo clínico incluem funcionalidades para a geração do relatório de transferência do paciente,[19] reconciliação de medicamentos,[20] *templates* para a criação de documentos clínicos[21] e automação das etapas da prescrição eletrônica do paciente.[22]

---

* Disponível em: http://wiki.hl7.org/index.php?title=Product_Infobutton.
† Disponível em: www.openinfobutton.org.

SISTEMAS ESPECIALISTAS

Sistemas especialistas são sistemas que vão além dos SADCs convencionais, pois eles não apenas apoiam as decisões clínicas, mas, em alguns casos, também automatizam o processo decisório. Esses sistemas frequentemente oferecem sugestões de diagnóstico ou tratamento baseadas em dados e parâmetros encontrados no PEP e em bases de conhecimento próprias. Eles utilizam uma lógica mais sofisticada que a da maioria dos SADCs e, por conseguinte, tendem a ser desenvolvidos para atender às necessidades específicas de uma determinada organização ou especialidade médica.

Exemplos incluem alguns sistemas de apoio diagnóstico famosos como o Iliad,[23] desenvolvido no hospital LDS (Intermountain Healthcare), o Quick Medical Reference (QMR),[24] desenvolvido na Universidade de Pittsburgh, e o Dxplain,[25] desenvolvido no Hospital Geral de Massachusetts (Partners Healthcare). Esses sistemas foram comercializados por seus desenvolvedores e, embora tenham atingido um bom nível de acurácia, seu uso em ambientes clínicos reais é limitado pela dificuldade de manutenção de suas bases de conhecimento e necessidade de integração com o PEP. Há exemplos de aplicações bem-sucedidas desses sistemas para treinar estudantes de medicina em situações que envolvem diagnósticos complexos.[26,27]

EVIDÊNCIA CIENTÍFICA DO IMPACTO DOS SADCs

Há uma variedade enorme de estudos científicos avaliando o impacto dos SADCs na performance de profissionais de saúde e nos resultados clínicos do cuidado do paciente. Ao pesquisar a literatura científica, podemos encontrar um sem-número de estudos individuais, bem como de revisões sistemáticas avaliando e comparando os resultados desses estudos. Em um estudo amplo que sintetizou os resultados de 17 revisões sistemáticas sobre o impacto dos SADCs, Jaspers e colaboradores identificaram que 57% dos estudos incluídos nessas revisões relataram melhorias na performance dos profissionais clínicos e 30% relataram melhorias na qualidade do cuidado.[28]

Um estudo notório foi conduzido no Brigham & Women's Hospital (Partners Healthcare) em 1999.[29] Esse estudo avaliou o uso de um sistema de prescrição eletrônica com diversos componentes de apoio à decisão clínica, tendo identificado uma diminuição de 86% nos erros de medicação não interceptados (erros na cadeia de medicação que chegam até o paciente). Outro exemplo é o sistema especialista de protocolos de ventilação mecânica para pacientes com síndrome respiratória aguda grave (SRAG), desenvolvido na Intermountain Healthcare.[30] A utilização desse sistema aumentou o índice de sobrevivência de pacientes com SRAG de 35% para 60%. Outro exemplo clássico é o estudo que analisou o impacto do sistema de apoio à prescrição de antimicrobianos desenvolvido por Evans e colaboradores no hospital LDS (apresentado no Cap. 5).[31] Além de identificar melhorias em indicadores clínicos e diminuição de eventos adversos, o estudo demonstrou que os pacientes que receberam terapia antimicrobiana de acordo com as recomendações do sistema tiveram um tempo de hospitalização menor (10,0 dias, contra 16,7 do grupo-controle, $p < 0,001$) e um custo hospitalar inferior (US$ 26.315, contra US$ 44.865 do grupo-controle, $p < 0,001$).

Embora grande parte dos estudos que avaliam o impacto dos SADCs relatem resultados positivos, de maneira geral, o seu impacto ainda precisa ser mais bem estudado, pois também existem estudos que não foram capazes de identificar ou reproduzir resultados satisfatórios.[5,32]

A ocorrência de resultados mistos indica que mais estudos de larga escala precisam ser realizados para se obter um melhor entendimento do impacto dos SADCs e dos fatores que contribuem para resultados clínicos positivos. É importante ressaltar que a maioria dos estudos de SADC são conduzidos em um grupo restrito de redes de saúde com vasta experiência no desenvolvimento de sistemas de informação em saúde como Partners Healthcare, Intermountain Healthcare, Regenstrief Institute e Veterans Health Administration.[33] Os sistemas desenvolvidos e avaliados nessas organizações atendem a demandas específicas e não são facilmente replicados em outros PEPs.

DESAFIOS RELACIONADOS AOS SADCs

Além da falta de evidências robustas sobre a efetividade dos SADCs e de um melhor entendimento dos fatores que contribuem para resultados positivos, a adoção dessas funcionalidades é limitada por outras barreiras importantes. Os SADCs mais eficientes tendem a ser sistemas proprietários, desenvolvidos para atender a demandas locais de uma organização ou especialidade médica e, por conseguinte, não são facilmente encontrados em PEPs comerciais, que são justamente os mais utilizados hoje em dia. Algumas limitações e barreiras para a adoção e avaliação dos SADCs são discutidas a seguir.

- **AVALIAÇÕES MAIS ROBUSTAS:** apesar de os SADCs serem o componente mais antigo do PEP, eles podem ser considerados soluções ainda em constante evolução; suas aplicações e potencial de melhoria clínica ainda estão sendo explorados. Avaliações científicas mais robustas são necessárias para 1) aumentar a eficiência das intervenções de SADCs; 2) diversificar as intervenções de SADCs capazes de melhorar a performance dos profissionais de saúde e a qualidade do cuidado; e 3) desenvolver métodos para facilitar a aplicação de SADCs comprovadamente eficazes em diferentes PEPs e organizações.[34]

- **IMPLANTAÇÃO E MANUTENÇÃO:** um SADCs eficiente é fruto não apenas de um produto eficaz, mas de uma implantação que receba suporte da organização de saúde em todos os seus níveis. O envolvimento dos usuários finais e da liderança da instituição é um dos poucos fatores já conhecidos que influenciam diretamente na eficiência de um SADC.[35] Essas implantações exigem monitoramento constante para identificar necessidades de melhoria na lógica do SADC, bem como na sua base de conhecimento.

- **INTEROPERABILIDADE DE SISTEMAS:** conforme demonstrado em detalhe no capítulo anterior, o prontuário do paciente tende a ser fragmentado e a ter dados espalhados por diferentes sistemas de uma organização ou das diversas organizações que cuidaram dele ao longo de sua vida. Os SADCs dependem de um conjunto de dados que, em muitos casos, está espalhado por diferentes sistemas, com pouca ou nenhuma interoperabilidade semântica. A falta de interoperabilidade compromete o funcionamento adequado dos SADCs que, em alguns casos, demandarão entrada de dados manual para funcionarem adequadamente.

- **RESISTÊNCIA DOS PROFISSIONAIS MÉDICOS:** uma das consequências não esperadas dos SADCs é que alguns profissionais médicos consideram que o seu uso tende a reduzir a prática da medicina de uma arte para um "livro de receitas".[34] Essa resistência tende a diminuir à medida que os sistemas se tornam mais eficazes, ao mesmo tempo em que o conhecimento médico cresce exponencialmente, ultrapassando a capacidade cognitiva dos profissionais médicos,[36] demandando a incorporação dessas ferramentas no seu fluxo de trabalho.

- **FALTA DE PADRÕES PARA COMPARTILHAMENTO DE FUNCIONALIDADES DOS SADCs:** os padrões de comunicação em saúde discutidos no Capítulo 6 visam garantir a interoperabilidade semântica para facilitar a troca de dados entre sistemas; a replicação de regras lógicas e funcionalidades dos SADCs de um sistema para outros sistemas carece de padrões similares. Uma iniciativa que visa suprir essa necessidade é o padrão CDS Hooks.[37] O CDS Hooks especifica o processo de consulta de bases de conhecimento e emissão de lembretes e alertas dos SADCs, para permitir que as funcionalidades de um SADCs possam ser utilizadas em diferentes PEPs. O CDS Hooks é um padrão ainda em desenvolvimento e, embora outras iniciativas semelhantes tenham surgido recentemente, ainda não há um modelo de negócios bem definido sobre o compartilhamento de SADCs, de suas regras lógicas, funcionalidades e bases de conhecimento. Para mais informações sobre o padrão CDS Hooks, ver Capítulo 14.

Além de um padrão para replicação dos SADCs, há necessidade de regulamentações para garantir o uso seguro dessas funcionalidades em diferentes PEPs, a fim de evitar potenciais erros causados por uso incorreto, funcionalidades mal configuradas ou bases de conhecimento desatualizadas que fornecem recomendações inadequadas.[5]

>>> CONSIDERAÇÕES FINAIS

Apesar das barreiras para o desenvolvimento, adoção e avaliação dos SADCs, esse componente do PEP é um dos mais importantes para apoiar os profissionais de saúde em seu processo decisório. Diversos SADCs têm sido avaliados e, em muitos casos, associados a melhorias significativas na performance dos profissionais clínicos e na qualidade do cuidado do paciente. Entretanto, os SADCs mais eficazes tendem a ser desenvolvidos localmente, para atender demandas específicas de uma organização ou especialidade médica, e não são facilmente replicados para outras organizações e PEPs.

As melhorias decorrentes da adoção de SADCs em larga escala dependerão do desenvolvimento de SADCs mais eficazes, o que por sua vez dependerá de um melhor entendimento dos fatores que contribuem para resultados positivos decorrentes da sua adoção e uso. Esse processo precisará ser apoiado pelo desenvolvimento de padrões de comunicação que formalizem a representação de regras lógicas, funcionalidades e bases de conhecimento de SADC, para que eles possam ser replicados para múltiplas organizações e PEPs, a fim de fornecer informações adequadas e atualizadas aos profissionais responsáveis pelo cuidado do paciente.

>> PERGUNTAS PARA DISCUSSÃO

- Qual é a relevância dos SADCs para a área de informática em saúde e para a área da saúde?

- Descreva as principais categorias de SADCs utilizados por profissionais de saúde.

- Quais são as principais barreiras para a adoção dos SADCs em nível nacional?

- Descreva como os SADCs podem contribuir para melhorar a prestação de assistência em saúde nos níveis individual e populacional.

- Como os SADCs podem melhorar a prestação de assistência em saúde na sua organização?

- Descreva quais são os principais desafios para o desenvolvimento de SADCs mais eficientes e sua replicação para múltiplas organizações e PEPs.

// REFERÊNCIAS

1. Institute of Medicine. To err is human: building a safer health system. Washington: IOM; 1999.
2. Wachter RM. Why diagnostic errors don't get any respect—and what can be done about them. Health Affairs. 2010;29(9):1605-10.
3. James J. A new, evidence-based estimate for patient harms associated with hospital care. J Patient Saf. 2013;9(3):122-8.
4. Instituto de Estudos de Saúde Suplementar. II Anuário da segurança hospitalar no Brasil. [Internet]. Belo Horizonte: IESS; 2018 [capturado em 07 out. 2019]. Disponível em: https://www.iess.org.br/cms/rep/Anuario2018.pdf.

5. Nelson R, Staggers N. Health informatics: an interprofessional approach. 2nd ed. St. Louis: Elsevier; 2018.
6. Warner HR, Toronto AF, Veasey LG, Stephenson R. A mathematical approach to medical diagnosis: application to congenital heart disease. JAMA. 1961;177(3):177-83.
7. de Dombal FT, Leaper DJ, Staniland JR, McCann AP, Horrocks JC. Computer-aided diagnosis of acute abdominal pain. Br Med J. 1972;2(5804):9-13.
8. McDonald CJ. Protocol-based computer reminders, the quality of care and the non-perfectibility of man. N Engl J Med. 1976;295(24):1351-5.
9. Slack W. The patient online. Am J Prev Med. 1999;16(1):43-5.
10. Wright A, Sittig DF, Ash JS, Feblowitz J, Meltzer S, McMullen C, et al. Development and evaluation of a comprehensive clinical decision support taxonomy: comparison of front-end tools in commercial and internally developed electronic health record systems. J Am Med Inform Assoc. 2011;18(3):232-42.
11. Cox ZL, Nelsen CL, Waitman LR, McCoy JA, Peterson JF. Clinical decision support improves initial dosing and monitoring of tobramycin and amikacin. Am J Health Syst Pharm. 2011;68(7):624-32.
12. Payne TH, Hoey PJ, Nichol P, Lovis C. Preparation and use of preconstructed orders, order sets, and order menus in a computerized provider order entry system. J Am Med Inform Assoc. 2003;10(4):322-9.
13. Haug PJ, Gardner RM, Evans SR, Rocha BH, Rocha RA. Clinical decision support at intermountain healthcare. In: Berner E, editor. Clinical decision support systems theory and practice. 3rd ed. Birmingham: Springer; 2016. p. 245-55.
14. Varghese P, Wright A, Andersen MJ, Yoshida IE, Bates DW. Berner Bates. Clinical decision support: the experience at Brigham and women's hospital/partners healthcare. In: Berner E, editor. Clinical decision support systems theory and practice. 3rd ed. Birmingham: Springer; 2016. p. 227-31.
15. Lobach DF, Kawamoto K, Anstrom KJ, Russell ML, Woods P, Smith D. Development, deployment and usability of a point-of-care decision support system for chronic disease management using the recently-approved HL7 decision support service standard. Stud Health Technol Inform. 2007;129 (Pt 2):861-5.
16. Zeng Q, Cimino JJ. Linking a clinical system to heterogeneous information resources. Proc AMIA Annu Fall Symp. 1997:553-7.
17. Del Fiol G, Workman T, Gorman PN. Clinical questions raised by clinicians at the point of care: a systematic review. JAMA Intern Med. 2014;174(5):710-8.
18. Del Fiol G, Haug PJ. Infobuttons and classification models: a method for the automatic selection of online information resources to fulfill clinicians' information needs. J Biomed Inform. 2008;41(4):655-66.
19. Abraham J, Kannampallil T, Patel VL. A systematic review of the literature on the evaluation of handoff tools: implications for research and practice. J Am Med Inform Assoc. 2014;21(1):154-62.
20. Bassi J, Lau F, Bardal S. Use of information technology in medication reconciliation: a scoping review. Ann Pharmacother. 2010;44(5):885-97.
21. Rosenbloom ST, Denny JC, Xu H, Lorenzi N, Stead WW, Johnson KB. Data from clinical notes: a perspective on the tension between structure and flexible documentation. J Am Med Inform Assoc. 2011;18(2):181-6.
22. Buising KL, Thursky KA, Robertson MB, Black JF, Street AC, Richards MJ, et al. Electronic antibiotic stewardship-reduced consumption of broad-spectrum antibiotics using a computerized antimicrobial approval system in a hospital setting. J Antimicrob Chemother. 2008;62(3):608-16.
23. Lau LM, Warner HR. Performance of a diagnostic system (Iliad) as a tool for quality assurance. Proc Annu Symp Comput Appl Med Care. 1991;104-8.
24. Bankowitz RA, McNeil MA, Challinor SM, Parker RC, Kapoor WN, Miller RA. A computer-assisted medical diagnostic consultation service: implementation and prospective evaluation of a prototype. Ann Intern Med. 1989;110(10):824-32.
25. Barnett GO, Cimino JJ, Hupp JA, Hoffer EP. DXplain: an evolving diagnostic decision-support system. JAMA. 1987;258(1):67-74.
26. Lange LL, Haak SW, Lincoln MJ, Thompson CB, Turner CW, Weir C, et al. Use of Iliad to improve diagnostic performance of nurse practitioner students. J Nurs Educ. 1997;36(1):36-45.
27. Arene I, Ahmed W, Fox M, Barr CE, Fisher K. Evaluation of quick medical reference (QMR) as a teaching tool. MD Comput. 1998;15(5):323-6.
28. Jaspers MWM, Smeulers M, Vermeulen H, Peute LW. Effects of clinical decision-support systems on practitioner performance and patient outcomes: a synthesis of high-quality systematic review findings. J Am Med Inform Assoc. 2011;18(3):327-34.
29. Bates DW, Teich JM, Lee J, Seger D, Kuperman GJ, Ma'Luf N, et al. The impact of computerized physician order entry on medication error prevention. J Am Med Inform Assoc. 1999;6(4):313-21.
30. Thomsen GE, Pope D, East TD, Morris AH, Kinder AT, Carlson DA, et al. Clinical performance of a rule-based decision support system for mechanical ventilation of ARDS patients. Proc Annu Symp Comput Appl Med Care. 1993;339-43.
31. Evans RS1, Pestotnik SL, Classen DC, Clemmer TP, Weaver LK, Orme JF Jr, et al. A computer-assisted management program for antibiotics and other antinfective agents. N Engl J Med. 1998;338(4):232-8.
32. Hetlevik I, Holmen J, Krüger O, Kristensen P, Iversen H, Furuseth K. Implementing clinical guidelines in the treatment of diabetes mellitus in general practice: evaluation of effort, process, and patient outcome related to implementation of a computer-based decision support system. Int J Technol Assess Health Care. 2000;16(1):210-27.
33. Chaudhry B, Wang J, Wu S, Maglione M, Mojica W, Roth E, et al. Systematic review: impact of health information technology on quality, efficiency, and costs of medical care. Ann Intern Med. 2006;144(10):742-52.
34. Sittig DF, Wright A, Osheroff JA, Middleton B, Teich JM, Ash JS, et al. Grand challenges in clinical decision support. J Biomed Inform. 2008;41(2):387-92.
35. Bright TJ, Wong A, Dhurjati R, Bristow E, Bastian L, Coeytaux RR, et al. Effect of clinical decision-support systems: a systematic review. Ann Intern Med. 2012;157(1):29-43.
36. Densen P. Challenges and opportunities facing medical education. Trans Am Clin Climatol Assoc. 2011;122:48-58.
37. CDS Hooks. Overview [Internet]. CDS; c2018 [capturado em 07 out. 2019]. Dsponível em: https://cds-hooks.org.

8

INFORMÁTICA DO CONSUMIDOR

>> OBJETIVOS

AO FINAL DESTE CAPÍTULO, O LEITOR ESTARÁ PREPARADO PARA:

- Discutir a definição da disciplina de informática do consumidor.

- Definir e discutir as aplicações e usos do registro eletrônico de saúde pessoal.

- Descrever e diferenciar os tipos de registro eletrônico de saúde pessoal.

- Discutir as vantagens e desvantagens de cada tipo de registro eletrônico de saúde pessoal.

- Discutir os principais usos e impactos do registro eletrônico de saúde pessoal.

- Discutir as barreiras para a adoção do registro eletrônico de saúde pessoal.

>> RESUMO

Informática do consumidor é uma disciplina dedicada ao estudo das ferramentas necessárias para promover a participação do paciente no seu cuidado médico. O principal objeto de estudo dessa disciplina é o registro eletrônico de saúde pessoal (RESP). O RESP é uma aplicação por meio da qual o paciente pode acessar, gerenciar e compartilhar informações sobre sua saúde. Embora o RESP seja uma ferramenta relativamente nova, tem potencial para auxiliar os consumidores de serviços de saúde a tornarem-se mais engajados, contribuindo assim para a manutenção da sua saúde e bem-estar. Neste capítulo são discutidos os conceitos e ferramentas da informática do consumidor, suas aplicações e desafios.

INFORMÁTICA DO CONSUMIDOR E SEUS DESAFIOS

A informática do consumidor é uma subárea da informática em saúde dedicada ao estudo das ferramentas necessárias para promover o engajamento dos consumidores de serviços de saúde. A ideia de aumentar o engajamento e a participação do paciente na manutenção de sua saúde é estudada desde a década de 1960, muitos anos antes do advento da *internet* e das redes sociais, que são hoje frequentemente utilizadas pelos consumidores para acessar e compartilhar informações de saúde.

Um dos pioneiros nessa área foi o médico e pesquisador americano Thomas Ferguson, que na década de 1970 propôs o uso do termo "e-Paciente" para designar não o que hoje chamaríamos de "paciente digital", mas sim o paciente capaz de manter-se *equipado*, *empoderado* e *engajado* nas decisões relacionadas à sua saúde.[1] O e-Paciente do século XXI poderia ser definido como aquele que usa recursos tecnológicos para participar ativamente do seu cuidado médico, a fim de tornar-se ele próprio um agente ativo da manutenção de sua saúde e bem-estar.[2]

O consumidor de serviços de saúde participativo representa uma mudança de paradigma: de um ente passivo, que recebe instruções de um profissional de saúde qualificado, ele passa a ser um ente participativo, cujas preferências, valores e estilo de vida tornam-se cada vez mais relevantes para a escolha de tratamentos e ações preventivas. A colaboração ativa do paciente nas decisões relacionadas à sua saúde é a base do chamado **cuidado centrado no paciente**.[3]

Warner Slack (1933-2018) costumava dizer que os pacientes são o recurso mais subutilizado da saúde e, embora a necessidade de o paciente participar mais ativamente do seu cuidado seja hoje bastante reconhecida, diversos desafios limitam tal participação. Johnson e colaboradores[4] sugerem que há quatro grandes desafios relacionados ao aumento da participação do paciente enquanto consumidor de serviços de saúde, desafios estes que são discutidos a seguir.

AUMENTAR O ENGAJAMENTO DO CONSUMIDOR

O sistema de saúde moderno faz parte de um ecossistema complexo no qual o paciente precisa agir como uma espécie de gestor da sua saúde, pois é ele que, em muitos casos, precisa manter os profissionais de saúde primária, secundária e terciária informados sobre questões relevantes para a continuidade do seu cuidado.

Embora o prontuário eletrônico do paciente (PEP) das organizações de saúde que atendem (ou já atenderam) o paciente seja utilizado como o repositório do seu histórico de saúde, na maioria dos casos, esses sistemas, de forma isolada, contêm apenas uma parte do prontuário do paciente, o que dificulta a coordenação do seu cuidado, sobretudo quando este envolve múltiplos profissionais, especialidades e organizações. Ademais, em muitos casos, o paciente não tem acesso fácil ao seu prontuário, seja ele em papel ou em formato eletrônico; isso pode comprometer o processo de decisão clínica, limitando a qualidade do cuidado prestado.[5] Embora nem todos os pacientes participem ativamente do seu cuidado, a única maneira de garantir que aqueles que querem participar assim o façam, é garantir que eles tenham acesso às informações necessárias para a manutenção da sua saúde.

Estudos provenientes da psicologia comportamental demonstram que, de modo geral, o engajamento do consumidor é influenciado por dois fatores distintos: um desejo inato de engajamento que o motiva e independe de qualquer estímulo externo; e a aparente (ou clara) presença de uma recompensa (pelo engajamento) ou de punição (pela falta dele).[6] No caso do segundo grupo, fatores motivadores podem surgir de fontes materiais (p. ex., dinheiro, prêmios) ou por intermédio de pessoas próximas, que em muitos casos agem como facilitadores, pois coletam e/ou compartilham informações que podem influenciar a qualidade de vida do paciente. A informática do consumidor lida com ambas as situações e, mediante aplicação de ferramentas tecnológicas, visa aumentar o engajamento do paciente em todas as fases do seu cuidado.

TORNAR A INFORMAÇÃO ACESSÍVEL AO CONSUMIDOR

O compartilhamento e o acesso às informações necessárias para prevenção, diagnóstico e tratamento de doenças são fatores reconhecidamente importantes para otimizar o processo de decisão clínica e promover a saúde nos níveis individual e populacional. O paciente, enquanto consumidor engajado na manutenção da sua saúde, precisa ter acesso não somente às informações do seu prontuário médico, mas também às informações relacionadas aos fatores ambientais aos quais ele está exposto e que podem influenciar a sua saúde, como, por exemplo, risco ou ocorrência de epidemias, doenças sazonais e outros fatores do ambiente ao seu redor.

Até poucas décadas atrás, a divulgação desse tipo de informação representava um enorme desafio para os profissionais de saúde, por depender de meios de comunicação de baixo ou médio alcance (p. ex., panfletos, jornais, rádio, telefone). Com o advento da *internet*, uma grande diversidade de meios de comunicação passou a fazer parte do cotidiano da maioria das pessoas, e informações de saúde passaram a ser consultadas em páginas de *internet*, aplicativos de *smartphones*, *tablets*, *laptops*, etc. A promoção do uso adequado de bases de conhecimento médico e a facilitação de acesso a esses recursos são desafios diuturnos da informática do consumidor.

AUMENTAR A COMUNICAÇÃO ENTRE CONSUMIDORES E PRESTADORES

Um consumidor engajado é aquele que participa ativamente das decisões relacionadas ao seu cuidado, porém o seu nível de participação dependerá da facilidade de comunicação com os profissionais de saúde responsáveis pelo seu cuidado. A informática do consumidor visa preparar os pacientes para estarem informados, atualizados e conscientes dos riscos e benefícios de cada conduta a ser analisada junto a esses profissionais. Uma das formas mais eficazes de se obter informações sobre doenças, tratamentos e estilos de vida saudáveis é pela comunicação *consumer-to-consumer* (de consumidor para consumidor). Esse tipo de comunicação tem se tornado bastante difundido por *blogs* e redes sociais que permitem o compartilhamento de experiências entre pacientes.

MELHORAR A CAPACIDADE DECISÓRIA DO CONSUMIDOR

Um dos principais objetivos da informática do consumidor é aumentar a capacidade decisória do consumidor de serviços de saúde. Antes da *internet*, decisões relacionadas aos cuidados médicos costumavam ser baseadas em conselhos de pessoas próximas como amigos e familiares e, quando possível, outros pacientes e profissionais de saúde consultados formal ou informalmente. Decisões de saúde tomadas nessas circunstâncias possuem pouco ou nenhum suporte de evidência científica sobre a eficácia de tratamentos, bem como sua adequação ou potenciais riscos para o paciente. Hoje em dia, alternativas mais eficazes e diversificadas para obter acesso a informações que podem aumentar a capacidade decisória do paciente estão disponíveis, e facilitar sua adoção e uso é outro foco importante da informática do consumidor.

EVOLUÇÃO HISTÓRICA E PRIMEIRAS INICIATIVAS

As primeiras tentativas de engajamento do consumidor de serviços de saúde mediante uso da tecnologia já haviam sido testadas nos Estados Unidos na década de 1960. Em 1964, Collen e colaboradores da rede de saúde Kaiser Permanente desenvolveram um sistema que coletava dados do paciente e emitia uma avaliação de risco de determinadas doenças.[7] Em 1966, Slack e colaboradores da Universidade de Wisconsin desenvolveram um sistema para computadores de grande porte que funcionava como uma ferramenta de avaliação do estado de saúde do paciente.[8] O paciente utilizava um terminal para digitar respostas a uma sequência de perguntas, e o sistema imprimia um relatório contendo um sumário do seu estado de saúde. Outras iniciativas envolviam o uso de ligações telefônicas para a casa de pacientes a fim de coletar dados sobre pós-operatório, incluindo monitoramento de sinais vitais como pulso arterial.[4]

Entre os anos de 1970 e 1980, ficava cada vez mais claro que, embora alguns grupos de pacientes invariavelmente compartilhassem determinadas características fenotípicas, o desenvolvimento de protocolos clínicos baseados em evidência, aplicáveis à população em geral, era (e ainda é) uma realidade bastante distante – e provavelmente inatingível. Por conseguinte, a ideia de aumentar a participação do paciente nas decisões relacionadas à sua saúde, facilitando assim a escolha de tratamentos mais individualizados, passou a ganhar cada vez mais adeptos. Porém, foi somente na década de 1990, com o advento da *internet*, que a informática do consumidor ganhou força e começou a delinear seus objetos de estudo. À medida que o acesso à *internet* se tornava cada vez mais presente nos lares americanos, novos métodos de acesso a informações de saúde eram desenvolvidos. Em 1997, Johnson e colaboradores, na Universidade Johns Hopkins, desenvolveram um dos primeiros grupos de discussão *on-line* para crianças e adolescentes com fibrose cística.[9] Esse sistema permitiu que pacientes, antes completamente isolados, pudessem agora compartilhar experiências e dúvidas sobre sua doença.

Entre os anos de 1990 e 2000, diversas redes de saúde americanas passaram a desenvolver sistemas de informação em saúde baseados na plataforma *web*, para permitir que seus pacientes pudessem acessar informações de seus prontuários eletrônicos remotamente. Esses sistemas passaram a ser chamados, nos Estados Unidos, de Personal Health Record (PHR), que em tradução literal significa "registro de saúde pessoal"; como se trata de uma aplicação de informática em saúde, neste livro utiliza-se o termo "registro eletrônico de saúde pessoal" (RESP). A partir dos anos 2010, os Estados Unidos passaram por uma enorme mudança no seu sistema de saúde em decorrência do programa de certificação e adoção do PEP Meaningful Use (ver Caps. 1 e 12). Com a infraestrutura digital criada pela adoção do PEP em nível nacional, funcionalidades mais complexas passaram a ser desenvolvidas nos RESPs adotados em conjunto com o PEP, incluindo não apenas consultas aos dados do prontuário do paciente, mas também a entrada e compartilhamento de dados pelos próprios pacientes. Os tipos de RESP utilizados para promover a participação e o engajamento do consumidor de serviços de saúde são discutidos nas próximas seções.

REGISTRO ELETRÔNICO DE SAÚDE PESSOAL

Embora não haja consenso sobre uma definição universalmente aceita para descrever o RESP, a definição mais completa é a da Biblioteca Nacional de Medicina (NLM, do inglês National Library of Medicine) dos Estados Unidos. A NLM define o RESP como:[10]

> *Uma aplicação segura, por meio da qual o paciente pode acessar, gerenciar e compartilhar informações sobre sua saúde. O RESP pode incluir informações registradas pelo próprio consumidor e/ou dados de outras fontes como farmácias, laboratórios e outras instituições de saúde. O RESP pode ou não conter informações do PEP, gerenciadas por uma instituição de saúde, mas ele não é um sinônimo do PEP. O RESP enquanto ferramenta pode ser desenvolvido por um fabricante de software, por uma instituição de saúde como um hospital, por planos de saúde privados ou por empregadores.*

O armazenamento de informações médicas por parte dos consumidores de serviços de saúde é uma prática comum e que antecede o surgimento do RESP. Muitas pessoas têm o costume de guardar seus registros de saúde produzindo uma versão simplificada de seu prontuário médico. Exemplos incluem formulários de registro de vacinação ou lista de procedimentos ou medicamentos prescritos.[11] Uma pesquisa realizada em 2004 nos Estados Unidos identificou que 46% dos americanos entrevistados mantêm algum tipo de registro de saúde pessoal, e que 86% desses registros estão armazenados em papel,[12] pela simples razão de que essas informações eram frequentemente disponibilizadas aos pacientes em papel. A substituição de registros em papel pelo RESP deve acontecer de forma gradativa em decorrência das seguintes tendências: maior acesso a recursos e dispositivos de tecnologia, gradual migração do prontuário em papel para o PEP, crescente reconhecimento da necessidade de engajar o consumidor de serviços de saúde, cuidado centrado no paciente e demanda dos consumidores para acessar seus registros de saúde.

O desenvolvimento de um RESP que atenda a todas as funcionalidades incluídas na definição de RESP da NLM exige a aplicação de uma série de princípios. Bryan Gibson propõe uma lista de oito princípios para o desenvolvimento de um RESP completo e efetivo[11] e, embora nenhum sistema disponível hoje atenda a todos esses princípios, há exemplos de sistemas com funcionalidades específicas que atendem a cada um deles. Os princípios sugeridos são:

- **REPOSITÓRIO DE DADOS LONGITUDINAIS ROBUSTO:** o RESP deve funcionar como um repositório longitudinal de registros de saúde do consumidor que persista por toda a sua vida. A implementação plena deste princípio requer a integração de dados de múltiplas fontes, como, por exemplo, PEPs, farmácias, centros de medicina diagnóstica e dados inseridos pelo próprio consumidor.

- **PROPRIEDADE, CONTROLE E PRIVACIDADE:** idealmente, o consumidor deve ter propriedade plena sobre os dados, ou seja, ele é o dono dos dados que compõem o seu registro de saúde pessoal. Isso implica dizer que o consumidor deve ter controle sobre quem acessa seus registros de saúde, bem como ser capaz de distinguir os dados inseridos por ele dos inseridos ou importados por profissionais de instituições de saúde. Ele também deve ser capaz de designar outras pessoas autorizadas a gerenciar o RESP em seu lugar.

- **PORTABILIDADE:** o sistema deve estar disponível ao usuário sem restrições de localidade (p. ex., acesso via *internet* em dispositivos móveis como *smartphones*).

- **COMPARTILHAMENTO DE DADOS:** o sistema deve permitir que o consumidor possa compartilhar parte ou todo o seu registro de saúde pessoal com outras pessoas, profissionais e organizações. Os dados compartilhados devem ser fornecidos em um formato que possa ser interpretado e, caso necessário, manipulado pelo seu recipiente. Tal princípio é baseado no conceito de interoperabilidade semântica (ver Cap. 6).

- **INDEPENDÊNCIA TECNOLÓGICA:** o acesso aos dados do RESP não deve exigir que o consumidor adquira um determinado dispositivo, como, por exemplo, um *smartphone* ou *software* de um fabricante específico. A implementação deste princípio exige um modelo de negócios para uso de aplicativos externos conectados ao PEP (ver Cap. 14).
- **ACESSO:** o RESP deve oferecer funcionalidades que facilitem o acesso às informações e serviços de saúde relevantes para o consumidor, proporcionando assim uma melhoria dos processos já existentes. Exemplos de funcionalidades que aumentam o acesso a informações e serviços incluem sistemas de mensagem eletrônica para comunicação entre consumidores e profissionais de saúde e serviços de telemedicina (ver Cap. 14).
- **SERVIÇOS ÚNICOS E DESEJÁVEIS:** o RESP deve oferecer ao consumidor serviços que não estariam acessíveis sem o uso do RESP. A maioria dos RESPs utilizados por consumidores de saúde oferecem funcionalidades que aprimoram serviços já existentes, havendo poucos sistemas que oferecem serviços específicos com potencial de aumentar o engajamento do consumidor. Exemplos de serviços desejáveis são sistemas de apoio à decisão clínica para auxiliar os pacientes nas decisões relacionadas à sua saúde ou recomendações personalizadas para promover um estilo de vida mais saudável.
- **CUSTOMIZAÇÃO:** conforme discutido no Capítulo 5, à medida que os profissionais de saúde se adaptam a um PEP recentemente adotado, eles tendem a demandar customizações no sistema para adaptá-lo às suas necessidades.[13] O mesmo acontece com os consumidores que passam a utilizar o RESP; portanto, o RESP deve ser customizável para atender às demandas dos consumidores à medida que eles se tornam proficientes no uso do sistema.

TIPOS DE RESP

O RESP pode ser classificado em três categorias: RESP independente, RESP institucional e RESP conectado em rede. Os três tipos de RESP são discutidos em detalhe a seguir.

RESP independente

RESPs independentes são sistemas controlados pelo próprio consumidor e que não são conectados ao PEP do(s) prestador(es) que deté(ê)m seus registros de saúde. A vantagem desses sistemas é que eles permitem o armazenamento de dados de múltiplas fontes e oferecem um máximo controle sobre os dados por parte do consumidor. Sua desvantagem está no fato de não estarem conectados ao PEP e, portanto, exigirem entrada de dados manual e não oferecerem funcionalidades de comunicação, importantes para o esclarecimento de dúvidas, solicitação de prescrição de medicamentos ou agendamento de procedimentos.

Exemplos de RESP independentes incluem o HealthVault da Microsoft e o Google Health da Google. Apesar de um entusiasmo inicial com a possibilidade de os gigantes da tecnologia entrarem no setor de saúde com soluções capazes de promover o engajamento do consumidor, a adoção dessas ferramentas ficou muito aquém do esperado. O Capítulo 6 apresenta diversos exemplos das dificuldades enfrentadas por essas organizações ao investirem no setor de saúde. Esses sistemas tiveram adoção baixa pelo simples fato de que a integração entre um RESP independente e o PEP mostrou-se muito mais complexa do que o esperado.

A complexidade envolvida na garantia da interoperabilidade semântica entre sistemas já era bastante conhecida dos profissionais de informática em saúde, mas foi subestimada pelos gigantes da tecnologia; mesmo empresas multibilionárias como Google e Microsoft, que podem se dar ao luxo de gastar bilhões de dólares em pesquisa e desenvolvimento, não foram capazes de tornar mais fácil a árdua tarefa de interoperar sistemas de informação em saúde. A dificuldade para conseguir importar dados do PEP foi um dos principais fatores para a aposentadoria precoce do Google Health, anunciada em 2012; a solução da Microsoft continuou disponível após a saída do Google do setor, e passou a oferecer algumas opções limitadas de interoperabilidade com o PEP de algumas instituições e com dispositivos móveis conhecidos como *wearables* (p. ex., relógios que monitoram pressão arterial). Entretanto, no início de 2019, a Microsoft anunciou que, a exemplo do Google, descontinuaria o HealthVault em novembro de 2019. A última gigante a anunciar sua investida na informática do consumidor foi a Apple, que recentemente fechou uma parceria com a rede Veterans Health Administration (VA) para disponibilizar dados do PEP da rede aos seus pacientes via um aplicativo para iPhone. Um estudo recente sugere que a Apple aparenta estar obtendo melhores resultados que suas concorrentes.[14]

RESP institucional

RESPs institucionais são sistemas desenvolvidos ou adquiridos por hospitais, clínicas ou redes de saúde que são disponibilizados aos seus pacientes para que estes possam acessar dados do seu prontuário armazenados no PEP dessas organizações; tais sistemas são coloquialmente chamados de **portal do paciente**. Esses portais oferecem acesso a determinadas partes do prontuário médico do paciente, permitindo que consumidores engajados possam consultar informações como resultados de exames, relatórios de consulta, lista de medicamentos prescritos, etc. Em muitos casos, esses sistemas também oferecem funcionalidades para pagamento de serviços médicos, agendamentos de serviços e troca de mensagens eletrônicas entre o consumidor e os profissionais de saúde.

Além de acesso a essas funcionalidades, outras vantagens do RESP institucional são o fato de ele ser disponibilizado aos pacientes de forma gratuita e, por já estar conectado ao PEP, exigir pouca ou nenhuma entrada de dados manual. A desvantagem é que a informação disponível costuma ser a de uma única instituição de saúde, motivo pelo qual apenas uma parte do prontuário do paciente pode ser acessada. Para obter acesso aos dados armazenados em múltiplas instituições, é necessário obter acesso a múltiplos RESPs, um para cada instituição/PEP que possui registros de saúde do paciente.

Os primeiros RESPs institucionais começaram a ser desenvolvidos no fim da década de 1990 nos Estados Unidos, como o PatCIS, desenvolvido em 1998 na Universidade de Columbia,[15] o PatientSite, desenvolvido em 1999 no hospital Beth Israel Deaconess,[16] e o MyHealtheVet, desenvolvido em 1999 na VA;[17] apesar da recente parceria com a Apple para o desenvolvimento de um segundo RESP para iPhones, o MyHealtheVet ainda é utilizado anualmente por mais de 2 milhões de pacientes da VA. A Figura 8.1 apresenta um exemplo de RESP institucional desenvolvido no Hospital Italiano de Buenos Aires, que usa Infobuttons (ver Cap. 7) para oferecer informações de saúde personalizadas aos pacientes.

///

RESP conectado em rede

O RESP em rede seria uma solução mais completa do que os outros RESPs, pois nele os pacientes poderiam

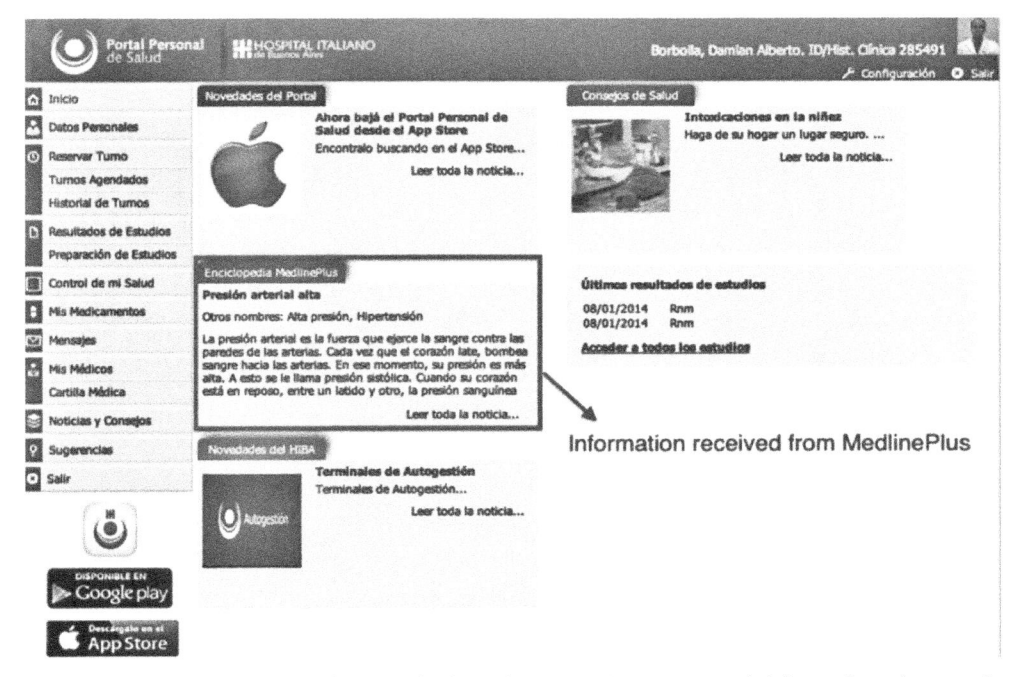

FIGURA 8.1 > *Portal do paciente do Hospital Italiano de Buenos Aires apresentando informações sobre pressão arterial extraídas da base de conhecimento médico MedlinePlus da Biblioteca Nacional de Medicina (NLM). As informações são importadas com o uso do padrão Infobutton Standard, que utiliza informações do contexto do paciente e problemas codificados com a terminologia SNOMED-CT para extrair informações e recomendações relevantes (seção* Enciclopedia MedlinePlus *em destaque na figura) para o paciente em questão.*

Fonte: Borbolla e colaboradores.[18]

importar e integrar seus registros de saúde de múltiplas instituições como hospitais, clínicas, planos de saúde, farmácias e centros de diagnóstico, bem como inserir e compartilhar dados com outras pessoas e organizações. Assim como no caso da criação de um registro eletrônico de saúde (RES), que integra dados de diversos PEPs, o RESP conectado em rede depende diretamente da adoção em larga escala de padrões de comunicação em saúde.[11] A Figura 8.2 apresenta um exemplo do fluxo de informações com o uso do RESP em rede.

USOS, IMPACTO E BARREIRAS NA ADOÇÃO DO RESP

Hoje em dia, a maioria dos RESPs utilizados são do tipo institucional. Esse modelo funciona de forma relativamente eficaz nos Estados Unidos, pois nesse país os pacientes costumam ser atendidos em hospitais e clínicas que fazem parte de grandes redes com extensa cobertura geográfica; dessa forma, os pacientes têm acesso a uma grande parte do seu prontuário médico por meio de um único portal. Tal situação é similar à do Reino Unido, onde grande parte dos pacientes são atendidos na rede de saúde pública gerenciada pelo Serviço Nacional de Saúde (NHS, do inglês National Health Service). Um estudo sobre o MyHealtheVet da VA identificou que, entre os pacientes que usam o sistema, 50% o utilizam pelo menos uma vez por mês e 30%, pelo menos uma vez por semana.[19] Uma pesquisa nacional conduzida pela California Healthcare Foundation relatou que 30% dos participantes usam um RESP todos os meses; os acessos tendem a ser mais frequentes no primeiro mês, seguidos de acessos mensais a partir do segundo mês.[20]

Alguns fatores contribuem diretamente para a adoção do RESP em determinados grupos de consumidores. Pacientes mais graves ou com mais morbidades tendem a usar o RESP com mais frequência do que aqueles menos graves. As funcionalidades mais utilizadas em RESPs institucionais são resultado de exames de laboratório, renovação de prescrição de medicamentos, mensagem eletrônica, relatório de consulta clínica, agendamento de serviços e consultas, registro de vacinação e registro de alergias.[21]

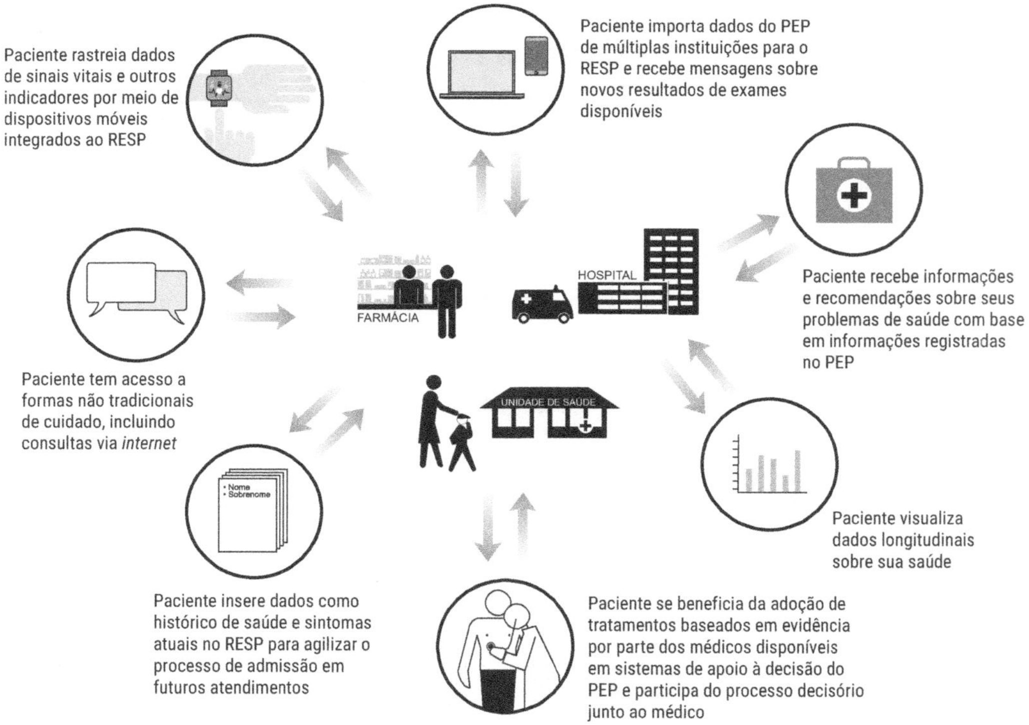

FIGURA 8.2 > *Fluxo de informações em um modelo de cuidado centrado no paciente por meio do registro eletrônico de saúde pessoal (RESP) conectado em rede.*

Fonte: Adaptada de Gibson.[11]

Por se tratar de uma ferramenta relativamente nova, o número de estudos demonstrando o impacto do RESP no cuidado e experiência do paciente ainda é bastante limitado; há, porém, alguns estudos interessantes publicados recentemente. Uma pesquisa conduzida por Patel e colaboradores identificou que, entre os indivíduos que usaram um RESP nos anos de 2013 e 2014, mais de 80% consideraram que as informações acessadas foram úteis para a manutenção de sua saúde.[22] Uma pesquisa feita em 2005 por pesquisadores do estado da Califórnia concluiu que os pacientes que utilizam funcionalidades para troca de mensagens em um RESP relatam um alto grau de satisfação.[23] Um ensaio randomizado em grupo realizado por Wagner e colaboradores identificou que pacientes com hipertensão que usaram o RESP duas ou mais vezes por mês apresentaram uma redução média de pressão arterial de 5 mmHg quando comparados a pacientes com menor uso.[24] Entretanto, de maneira geral, ainda há pouca evidência do impacto do RESP na prestação de assistência em saúde. Uma revisão da literatura conduzida por Jilka e colaboradores analisou o impacto de disponibilizar aos pacientes acesso ao seu prontuário médico em estudos publicados entre 2002 e 2014.[25] Os autores concluíram que existem poucas evidências sobre o real impacto clínico do acesso ao prontuário médico pelo paciente.

Nos Estados Unidos, a adoção do RESP cresceu de 3% em 2008 para 20% em 2014,[22] e boa parte desse crescimento deve-se à implantação do programa Meaningful Use, que tem como um dos seus critérios o aumento da adoção do RESP em nível nacional (ver Cap. 12). A maioria dos PEPs comerciais disponíveis no mercado americano (e brasileiro) oferecem um RESP integrado às suas plataformas, o que facilita a adoção do RESP por parte das organizações de saúde e a disponibilidade dessa plataforma aos seus pacientes. Embora o aumento no índice de adoção do RESP tenha sido significativo nos últimos anos nos Estados Unidos, há diversas barreiras que dificultam sua adoção em larga escala. Essas barreiras são discutidas a seguir.

//
CONHECIMENTO SOBRE O RESP

Ter conhecimento sobre a possibilidade de acessar dados de saúde por meio de portais e outros sistemas disponíveis na *internet* é uma premissa para aumentar a adoção de tais ferramentas. Em muitos casos, os pacientes sequer têm conhecimento sobre a disponibilidade dessas aplicações. A pesquisa nacional realizada pela California Healthcare Foundation, mencionada antes, identificou que metade dos entrevistados não têm conhecimento sobre a existência de ferramentas para acesso aos dados de seu prontuário eletrônico via *internet*.[20]

//
USABILIDADE DOS SISTEMAS EXISTENTES

Assim como no caso do PEP, o RESP também enfrenta resistência dos consumidores em decorrência de interfaces subótimas e pouco intuitivas. Em 2007, o NHS do Reino Unido implementou um RESP chamado HealthSpace, e um estudo foi conduzido para identificar as barreiras referentes à sua adoção, que na época era de apenas 0,5%.[26] Diversos usuários do sistema foram entrevistados e constatou-se que eles consideravam o sistema difícil de usar e não compreendiam algumas de suas funcionalidades. Em outro estudo realizado em 2008 por Schnipper e colaboradores, na rede Partners Healthcare, um teste de usabilidade, feito para avaliar funcionalidades de um portal do paciente integrado ao PEP da instituição, identificou a necessidade de oferecer interfaces específicas para determinados usuários.[27]

//
INTEROPERABILIDADE

Conforme já mencionado, o RESP institucional é o mais utilizado dentro e fora dos Estados Unidos; esses sistemas costumam oferecer pouca ou nenhuma padronização para troca de dados e, por conseguinte, tendem a ser adotados por um grupo restrito de consumidores mais engajados e participativos. A solução ideal para que os RESPs disponíveis possam compartilhar ou importar dados do prontuário do paciente armazenados no PEP de diferentes instituições seria a adoção de padrões de comunicação em saúde; contudo, essa não é uma tarefa trivial. Existem vários padrões disponíveis, e os mais robustos sofrem atualizações constantemente, o que torna sua adoção mais complexa e cara. No caso do Brasil, o problema é agravado pelo fato de que muitos dos padrões de comunicação em saúde amplamente adotados em países desenvolvidos ainda não possuem sequer uma versão em português. Para mais informações sobre padrões de comunicação em saúde, ver Capítulo 6.

//
PRIVACIDADE

Outra barreira importante para a adoção do RESP é a preocupação dos consumidores com relação à privacidade e confidencialidade dos seus registros de saúde. Essa preocupação tem sido reforçada por ataques recentes aos sistemas de informação de organizações de saúde nos Estados Unidos e na Europa.

// ADOÇÃO DO PEP

No Brasil, em particular, a baixa adoção do PEP é um fator que contribui diretamente para a baixa adoção do RESP. Não há estatísticas oficiais sobre a adoção do RESP no Brasil, mas se considerarmos a adoção do PEP, hoje estimada em torno de 20%,[28] é muito provável que a adoção do RESP esteja bem abaixo disso.

>>> CONSIDERAÇÕES FINAIS

Embora os primeiros estudos sobre a aplicação de tecnologia para aumentar o engajamento do consumidor de serviços de saúde tenham surgido nos anos 1960, foi apenas após o advento da *internet* que a disciplina de informática do consumidor passou a delinear seus objetos de estudo, sendo o principal deles o RESP. Estudos avaliando o impacto do RESP frequentemente relatam resultados positivos; entretanto, assim como no caso dos sistemas de apoio à decisão clínica, a maioria das avaliações do RESP é conduzida por um grupo pequeno de instituições de saúde, envolvendo, em sua maioria, clínicas de atenção básica de grandes redes de saúde integradas. Avaliações da adoção e impacto do RESP em um grupo mais amplo e diversificado de consumidores são necessárias para identificar os fatores que facilitam sua adoção, bem como servir de base para o desenvolvimento de sistemas mais eficazes, fáceis de usar e interoperáveis. Um RESP eficaz deve permitir tanto a importação de dados do PEP como funcionalidades para registro de dados e outras personalizadas. De forma geral, o RESP está em constante evolução e tem potencial para promover a saúde dos consumidores e aumentar a eficiência do sistema de saúde como um todo.

>> PERGUNTAS PARA DISCUSSÃO

- Qual é a principal diferença entre a informática do consumidor e a informática médica?
- Quais são os benefícios do aumento do engajamento do paciente no seu cuidado?
- Qual é a relação entre a adoção do PEP e a do RESP?
- Quais funcionalidades são oferecidas pelo RESP adotado na sua instituição? Elas incluem as funcionalidades mais utilizadas pelos consumidores engajados?
- Quais são as principais barreiras para o desenvolvimento e adoção do RESP em rede?
- Quais estratégias você sugere para facilitar a adoção do RESP em rede no Brasil?

// REFERÊNCIAS

1. Ferguson, T. e-Patient: how they can help us heal healthcare [Internet]. Nutting Lake: Society for Participatory Medicine; 2016 [capturado em 07 out. 2019]. Disponível em: https://participatorymedicine.org/e-patients-white-paper/contents/.
2. Gee PM, Greenwood DA, Kim KK, Perez SL, Staggers N, DeVon HA. Exploration of the e-patient phenomenon in nursing informatics. Nurs Outlook. 2012;60(4):e9-16.
3. Ozbolt J, Bakken S, Dykes PC. Patient-centered care systems. In: Shortliffe EH, Cimino JJ, editors. Biomedical informatics: computer applications in health care and biomedicine. 4th ed. Hardcover: Springer; 2013. p. 475-6.
4. Johnson K, Jimison HB, Mandl KD. Consumer health informatics and personal health records. In: Shortliffe EH, Cimino JJ, editors. Biomedical informatics: computer applications in health care and biomedicine. 4th ed. Hardcover: Springer; 2013. p. 518-21.
5. Detmer DE. Building the national health information infrastructure for personal health, health care services, public health, and research. BMC Med Inform Decis Mak. 2003;3:1.
6. Deci, EL, Ryan, RM. Intrinsic motivation and self-determination in human behavior. New York: Plenum; 1985.
7. Collen MF, Rubin L, Neyman J, Dantzig GB, Baer RM, Siegelaub AB. Automated multiphasic screening and diagnosis. Am J Public Health Nations Health. 1964;54(5):741-50.
8. Slack WV, Hicks GP, Reed CE, Van Cura LJ. A computer-based medical-history system. N Engl J Med. 1966;274(4):194-8.
9. Johnson KB, Ravert RD, Everton A. Hopkins teen central: assessment of an internet-based support system for children with cystic fibrosis. Pediatrics. 2001;107(2),E24.
10. Jones DA, Shipman JP, Plaut DA, Selden CR. Characteristics of personal health records: findings of the Medical Library Association/National Library of Medicine Joint Electronic Personal Health Record Task Force. J Med Libr Assoc. 2010;98(3):243-9.
11. Gibson B. Personal health records. In: Nelson R, Staggers N, editors. Health informatics: an interprofessional approach. 2nd ed. St. Louis: Elsevier; 2018. p. 240-5.
12. Harris Interactive TH. Two in five adults keep personal or family health records and almost everybody thinks this is a good idea. Health Care News. 2004;4(13):8-10.
13. Harrison MI, Koppel R, Bar-Lev S. Unintended consequences of information technologies in health care: an interactive sociotechnical analysis. J Am Med Inform Assoc. 2007;14(5):542-9.
14. Dameff C, Clay B, Longhurst CA. Personal health records: more promising in the smartphone Era? JAMA. 2019;321(4):339-40.
15. Cimino JJ, Patel VL, Kushniruk AW. The patient clinical information system (PatCIS): technical solutions for and experience with giving patients access to their electronic medical records. Int J Med Inform. 2002;68(1-3):113-27.
16. Weingart SN, Rind D, Zachary T, Sands DZ. Who uses the patient internet portal? The PatientSite experience. J Am Med Inform Assoc. 2006;13(1):91-5.
17. Maloney D, Kolodner R. My HealtheVet. Proc AMIA Symp. 2002;1215.
18. Borbolla D, Del Fiol G, Taliercio V, Otero C, Campos F, Martinez M, et al. Integrating personalized health information from MedlinePlus in a patient portal. Stud Health Technol Inform. 2014;205:348-52.

19. Nazi K, Woods S. My HealtheVet PHR: a description of users and patient portal use. AMIA Annu Symp Proc. 2008;6:1162.
20. California Healthcare Foundation. Consumers and health information technology: a national survey [Internet]. Sacramento: CHF; c2019 [capturado em 07 out. 2019]. Disponível em: https://www.chcf.org/publication/consumers-and-health-information-technology-a-national-survey/.
21. Gerber DE, Laccetti AL, Chen B, Yan J, Cai J, Gates S, et al. Predictors and intensity of online access to electronic medical records among patients with cancer. J Oncol Pract. 2014;10(5):e307-12.
22. Patel V, Barker W, Simerino E. Trends in consumer access and use of electronic health information [Internet]. Dashboard; 2015 [capturado em 07 out. 2019]. Disponível em: https://dashboard.healthit.gov/evaluations/data-briefs/trends-consumer-access-use-electronic-health-information.php.
23. Liederman EM, Lee JC, Baquero VH, Seites PG. Patient-physician web messaging. The impact on message volume and satisfaction. J Gen Intern Med. 2005;20(1):52-7.
24. Wagner PJ, Dias J, Howard S, Kintziger KW, Hudson MF, Seol Y-H, et al. Personal health records and hypertension control: a randomized trial. J Am Med Inform Assoc. 2012;19(4):626-34.
25. Jilka SR, Callahan R, Sevdalis N, Mayer EK, Darzi A. "Nothing about me without me": an interpretative review of patient accessible electronic health records. J Med Internet Res. 2015;17(6):e161.
26. Greenhalgh T, Hinder S, Stramer K, Bratan T, Russell J. Adoption, non-adoption, and abandonment of a personal electronic health record: case study of HealthSpace. BMJ. 2010;341:c5814.
27. Schnipper JL, Gandhi TK, Wald JS, Grant RW, Poon EG, Volk LA, et al. Design and implementation of a web-based patient portal linked to an electronic health record designed to improve medication safety: the Patient Gateway medications module. Inform Prim Care. 2008;16(2):147-55.
28. Cetic.br. TIC saúde 2017 [Internet]. Cetic; 2017 [capturado em 07 out. 2019]. Disponível em: https://cetic.br/pesquisa/saude/indicadores.

9

INFORMÁTICA EM SAÚDE PÚBLICA

AO FINAL DESTE CAPÍTULO, O LEITOR ESTARÁ PREPARADO PARA:

>> OBJETIVOS

- Discutir as principais atribuições, funções e intervenções de saúde pública.

- Discutir as diferenças entre o foco da prestação de assistência em saúde em hospitais e clínicas e o foco das intervenções de saúde pública.

- Definir a área de informática em saúde pública.

- Discutir os benefícios da aplicação de tecnologia nos serviços de saúde pública.

- Descrever exemplos reais das aplicações de informática em saúde pública.

>> RESUMO

Saúde pública é uma subárea da saúde que visa promover a saúde no nível populacional. O Instituto de Medicina (IOM, do inglês Institute of Medicine) dos Estados Unidos define saúde pública no âmbito de três funções: avaliação da saúde populacional, desenvolvimento de políticas públicas e manutenção da saúde populacional. Embora a saúde pública seja frequentemente associada a atividades simples como emissão de certidões de nascimento ou serviços de vacinação, ela oferece serviços que vão muito além disso. A informática em saúde pública é definida como a aplicação sistemática de métodos e ferramentas das ciências da informação e computação para auxiliar a prática, pesquisa e geração de conhecimento em saúde pública. Enquanto a informática clínica concentra-se na aplicação de tecnologia para otimizar a assistência em saúde no nível individual, a informática em saúde pública utiliza tecnologia para otimizar a saúde no nível populacional. Neste capítulo são apresentadas as principais intervenções de saúde pública, bem como exemplos do uso de tecnologia para avaliar a saúde populacional, criação de políticas públicas e tomada de decisão no nível populacional.

O QUE É SAÚDE PÚBLICA?

Saúde pública é uma subárea da saúde que visa promover a saúde no nível populacional. Diversas melhorias significativas na saúde das populações têm sido proporcionadas por pesquisas e intervenções de saúde pública; alguns exemplos incluem a revolução pasteuriana que abriu caminho para a produção de vacinas em larga escala, controlando ou erradicando doenças com alto potencial contagioso e letal, e melhorias nas condições de higiene e saneamento básico que contribuíram para o aumento da expectativa de vida em diversas regiões do mundo. A expectativa de vida entre os americanos aumentou 62% entre os séculos XX e XXI, saltando de 47,3 anos em 1900 para 78,8 anos em 2014;[1] de acordo com o Centers for Disease Control and Prevention (CDC; Centros para Controle e Prevenção de Doenças), 10 conquistas da saúde pública contribuíram diretamente para essa mudança:[2]

1. Doenças passíveis de prevenção por vacinação.
2. Prevenção e controle de doenças infecciosas.
3. Antitabagismo.
4. Saúde da mulher e da criança.
5. Aumento na segurança dos veículos motorizados.
6. Prevenção de doenças cardiovasculares.
7. Segurança ocupacional.
8. Prevenção de câncer.
9. Prevenção de contaminação por chumbo.
10. Preparo e treinamento das autoridades de saúde pública.

O IOM dos Estados Unidos define saúde pública no âmbito de três funções principais: avaliação da saúde populacional, desenvolvimento de políticas públicas e manutenção da saúde populacional.[3]

A **avaliação da saúde populacional** envolve atividades de monitoramento e vigilância das condições de saúde de uma população, visando identificar e controlar epidemias e outros riscos à saúde dos indivíduos que nela vivem. Essa vigilância implica cruzamento de informações de saúde com informações demográficas, geográficas, ambientais, entre outras, a fim de identificar etiologia de doenças, fatores de risco e outros fatores que afetam a saúde de uma população.

O **desenvolvimento de políticas públicas** utiliza dados das avaliações de saúde populacional e, levando em conta valores e costumes locais, recomenda intervenções e políticas de saúde pública que visam melhorar as condições de saúde da população. Como exemplo, podemos considerar estudos que relacionam o número de mortes por acidente de trânsito com o número de passageiros arremessados de seus veículos durante um acidente, produzindo políticas públicas para aumentar o uso de cinto de segurança, reduzindo assim o número de mortes no trânsito.

A terceira função da saúde pública, a **manutenção da saúde populacional**, refere-se ao dever das autoridades de saúde pública de garantir, aos indivíduos da comunidade, acesso aos serviços de saúde necessários para o cumprimento das metas de saúde de uma população. Esses serviços incluem os serviços de assistência em saúde primária, secundária e terciária, os quais podem ser oferecidos diretamente por agências governamentais, como no caso da assistência em saúde oferecida pelo Sistema Único de Saúde (SUS) do Brasil, ou por entidades privadas ou não governamentais, como no caso da saúde suplementar em nosso país.

Cabe aqui diferenciar a responsabilidade dos órgãos de saúde pública no processo de manutenção da saúde populacional do modelo de pagamento dos serviços de saúde oferecidos à população.[4] No caso do SUS, embora os serviços de saúde sejam oferecidos ao paciente sem custo direto, o que caracteriza a atividade de saúde pública é a atuação dos agentes governamentais na manutenção da saúde populacional, e não o fato de os serviços serem oferecidos de forma "gratuita" (ênfase adicionada, pois não existe serviço público "gratuito"; o SUS é financiado pelo dinheiro dos pagadores de impostos). No caso dos Estados Unidos, grande parte dos serviços de saúde são oferecidos por organizações de saúde privadas ou filantrópicas, sendo financiados por planos de saúde privados ou públicos; nesse país, as entidades governamentais trabalham em parceria com os prestadores de serviços para garantir a implementação das políticas de saúde pública e dos serviços de saúde necessários para cumpri-las. Para mais informações sobre o sistema de saúde americano, ver Capítulo 12.

Embora a saúde pública seja frequentemente associada a atividades corriqueiras de prestação de assistência em saúde, ou a serviços como vacinação e emissão de certidões de nascimento e óbito, ela vai muito além disso, havendo uma série de atividades e intervenções de saúde pública desconhecidas da maioria das pessoas. Um fator que contribui para esse desconhecimento é o fato de que o bom funcionamento das atividades de saúde pública tende a prevenir a ocorrência de eventos danosos à saúde da população, e quando problemas são prevenidos, o sucesso das ações preventivas costuma passar despercebido pelo público em geral; contudo, a recíproca não é verdadeira: falhas em intervenções públicas tornam-se imediatamente visíveis, pois seus efeitos são demasiado claros (p. ex., surto de dengue ocasionando centenas de visitas a hospitais e clínicas).

Exemplos de atividades preventivas de saúde pública incluem monitoramento da qualidade do ar e da água, prevenção e controle de acidentes, controle de qualidade da produção de alimentos e medicamentos, controle da proliferação de mosquitos e roedores, despejo adequado de materiais sólidos e líquidos, vigilância de doenças infecciosas e crônicas, pesquisas para prevenção de agravos e preparo de agentes públicos.

A saúde pública também pode ser interpretada a partir de outra distinção importante entre o seu foco e o foco da assistência em saúde; enquanto esta última se concentra no diagnóstico e tratamento de doenças, a primeira se dedica à criação de um ambiente seguro que reduza a exposição da população a situações de risco e promova hábitos saudáveis para evitar doenças.

APLICAÇÕES DA INFORMÁTICA EM SAÚDE PÚBLICA

LaVenture e colaboradores definem informática em saúde pública como "[...] a aplicação sistemática de ferramentas e métodos das ciências da informação e computação para auxiliar a prática, a pesquisa e a geração de conhecimento em saúde pública".[5] A informática em saúde pública concentra-se na aplicação de tecnologia para promover a saúde no nível populacional, bem como propiciar a prevenção de doenças e melhorar a capacidade de ação de agentes governamentais, visando estimular a manutenção da saúde da comunidade. A utilidade da aplicação de ferramentas de informática para auxiliar os serviços de saúde pública pode ser demonstrada por uma breve descrição de duas das principais atividades de saúde pública: vigilância epidemiológica e sistemas de registro de vacinação.

VIGILÂNCIA EPIDEMIOLÓGICA

Vigilância epidemiológica é a contínua coleta, análise, interpretação e disseminação de dados para dar suporte às análises e pesquisas epidemiológicas que servirão de base para a criação de políticas de saúde pública.[6] O principal objetivo da vigilância epidemiológica é fornecer as informações necessárias para a correta tomada de decisão por parte das entidades e gestores de saúde pública. A coleta e análise de dados é de suma importância para as análises epidemiológicas de uma população; portanto, essas atividades estão diretamente relacionadas ao êxito no cumprimento das três funções principais da saúde pública: avaliação da saúde populacional, desenvolvimento de políticas públicas e manutenção da saúde populacional. Outros objetivos da vigilância epidemiológica incluem:

> Reconhecer casos de doenças ou outros agravos para:
>   > iniciar investigações sobre eventos conhecidos;
>   > iniciar investigações para a prevenção de transmissão de doenças;
>   > garantir a adequação dos diagnósticos médicos, tratamentos e controle de infecções.
> Mensurar tendências, classificar doenças, agravos e fatores de risco, identificar populações e grupos de alto risco ou áreas geográficas que demandam intervenções imediatas.
> Monitorar a efetividade dos programas de saúde pública e apoiar decisões relacionadas à modificação ou suspensão de intervenções vigentes.
> Desenvolver hipóteses para estudos científicos que visam identificar fatores de risco, disseminação e progressão de doenças e agravos.
> Fornecer informações ao público em geral para aumentar seu conhecimento sobre comportamentos de risco, bem como embasar as decisões dos profissionais de saúde.

Nos Estados Unidos, a coleta de dados para vigilância de doenças infecciosas (p. ex., tuberculose, vírus Zika) é organizada no nível estadual, com cada um dos estados definindo os eventos de saúde que devem ser compulsoriamente comunicados pelos profissionais e organizações de saúde às autoridades de saúde pública locais; esses eventos são relatados imediatamente para viabilizar a pronta implementação de intervenções de saúde pública quando necessário. No caso da vigilância de doenças não infecciosas (p. ex, câncer, doença cardiovascular), a definição de eventos a serem comunicados também se dá no nível estadual, mas, diferentemente das notificações de doenças infecciosas, o uso dessa informação tem um foco mais de longo prazo e, portanto, suas notificações são feitas em períodos específicos sem caráter de urgência.

Além das atividades de vigilância no nível estadual, órgãos do governo federal como o CDC, o Food and Drug Administration (FDA) e o Departamento de Agricultura (USDA, do inglês U.S. Department of Agriculture) monitoram uma série de indicadores nacionais e dão suporte às atividades locais a partir da coleta de dados dos estados e aplicação de diversas pesquisas de âmbito nacional, colaborando também com a Organização Mundial da Saúde (OMS) em análises de problemas de saúde globais.[6]

No Brasil, as diretrizes de vigilância epidemiológicas são definidas pelo governo federal e executadas pelos governos estaduais e municipais. Exemplos de doenças e agravos que demandam notificação compulsória incluem acidentes de trabalho com exposição a material biológico e diagnóstico de doenças contagiosas como dengue, sarampo ou ebola. A lista completa de notificações pode ser encontrada na Portaria nº 4, de 28 de setembro de 2017, do Ministério da Saúde.[7]

Várias ferramentas de informática em saúde podem auxiliar a comunicação de eventos de notificação compulsória e a coleta e análise de dados necessários para uma efetiva vigilância epidemiológica. Exemplos incluem o uso de padrões de comunicação em saúde para facilitar a comunicação entre o prontuário eletrônico do paciente (PEP) dos prestadores (p. ex., clínicas, hospitais, laboratórios), onde, via de regra, os eventos a serem notificados são identificados, e o sistema de gestão epidemiológica das autoridades de saúde pública a serem notificadas. Nos Estados Unidos, há diversas pesquisas em andamento para a implementação de padrões de comunicação em saúde durante o processo de notificação de doenças e agravos e, embora a qualidade dos dados relatados ainda não seja a ideal,[8] há estudos que demonstram um aumento de produtividade do processo de vigilância com notificações eletrônicas utilizando padrões de troca de dados e terminologias em conjunto com algoritmos de processamento de linguagem natural.[9]

Um exemplo prático de como seria a análise de dados epidemiológicos de uma região equipada com a infraestrutura digital necessária para tal análise pode ser observado em iniciativas de algumas redes de saúde americanas. Nos Estados Unidos, a maioria dos serviços de saúde são oferecidos por hospitais e clínicas ambulatoriais de grandes redes de saúde integradas e, em muitos casos, essas redes cobrem amplas regiões geográficas, que podem ir desde uma cidade até vários estados. Por exemplo, a rede Intermountain Healthcare possui 23 hospitais e mais de 200 clínicas espalhados por todos os condados do estado de Utah; em decorrência disso, ela é capaz de diagnosticar a maior parte das doenças infecciosas presentes no estado. A Intermountain, em parceria com o departamento de pediatria da Universidade de Utah, criou o sistema de vigilância epidemiológica GermWatch, que oferece uma série de análises epidemiológicas sobre doenças presentes na comunidade como influenza, coqueluche, pneumonia, bronquiolite, entre outras. A Figura 9.1 apresenta um exemplo de análise epidemiológica no GermWatch para casos de influenza.[10]

Outros exemplos incluem a coleta e análise de dados de sistemas de registro eletrônico de saúde pessoal (RESP) e mídias sociais para monitoramento de indicadores de saúde, bem como atitudes, crenças e comportamentos relacionados à saúde populacional.

Há estudos demonstrando que as mídias sociais podem ser uma plataforma eficiente para a identificação de atitudes e preferências de indivíduos com doenças específicas como diabetes.[11] Um estudo que analisou mais de 2 milhões de postagens no Twitter, contendo os termos "swine flu" (gripe suína) ou "H1N1" publicados durante a epidemia de gripe suína de 2009, identificou que esses dados poderiam servir de base para intervenções de saúde pública relativamente precisas e quase em tempo real;[12] os autores desse estudo mais tarde propuseram os termos "infoepidemiologia" e "infovigilância" para caracterizar o uso de dados de redes sociais em análises de vigilância epidemiológica.[13]

SISTEMAS DE REGISTRO DE VACINAÇÃO

Sistemas de registro de vacinação (IIS, do inglês Immunization Information Systems) são sistemas de informação em saúde para o registro de doses de vacinas administradas por profissionais de saúde nos indivíduos da comunidade.[14] Há diversos sistemas desse tipo nos Estados Unidos, e eles são frequentemente implementados com o uso de padrões de comunicação em saúde, o que permite sua efetiva comunicação com os sistemas tanto de prestadores quanto das agências do governo. IISs são importantes ferramentas para garantir a vacinação de uma população da forma mais ampla possível. De acordo com o Centro Nacional de Estatísticas em Saúde dos Estados Unidos, os IISs serão fundamentais para atingir a meta de cobertura de vacinação para mais de 90% da população americana até 2020;[15] para isso, quatro objetivos são estipulados:

> Reduzir, eliminar e manter eliminados os casos de doenças passíveis de prevenção por vacinação.
> Aumentar a proporção de pessoas saudáveis até 2020 mediante aumento da cobertura de vacinação para crianças de 19 a 35 meses de idade que devem receber as vacinas tríplice bacteriana, tríplice viral, hepatite B, varicela e pneumocócica conjugada; para efeito de comparação, apenas 44% das crianças deste grupo receberam essas vacinas em 2009.
> Manter a cobertura de vacinação de duas doses de tríplice viral para crianças de 5 anos; em 2009, 95% das crianças dessa idade receberam essas doses.[15]
> Aumentar a proporção de adultos acima de 18 anos que recebem anualmente a vacina da gripe (*influenza*); entre 2010 e 2011, 38% dos americanos acima de 18 anos receberam essa vacina.[15]

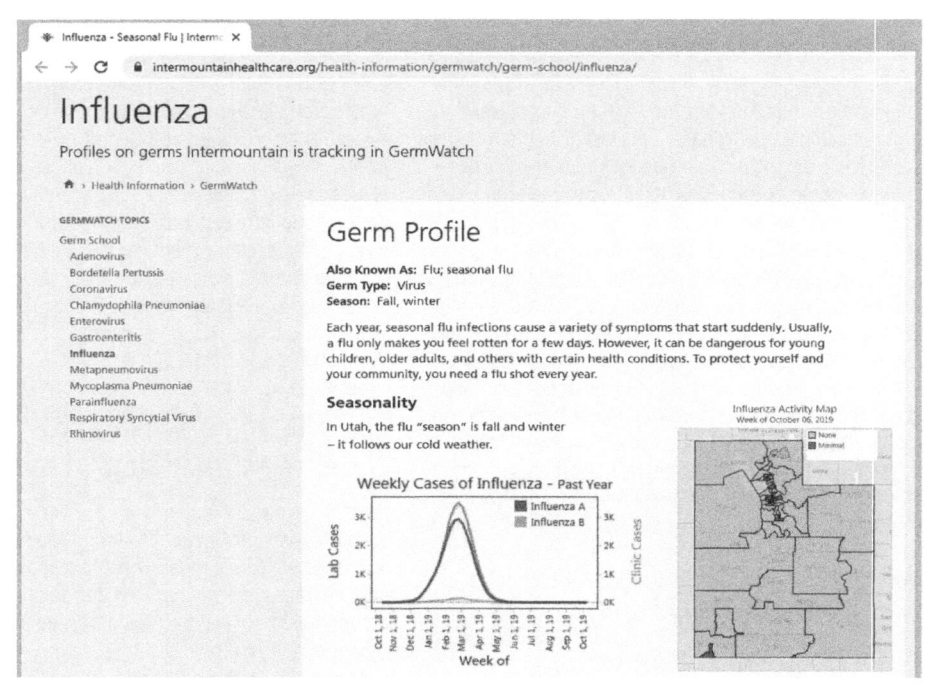

FIGURA 9.1 > *Casos de influenza no estado de Utah diagnosticados nas clínicas e hospitais da Intermountain Healthcare. O gráfico da esquerda mostra a incidência de casos semanais no estado nos últimos doze meses; o da direita mostra a incidência de casos por condado na semana atual.*

Fonte: Intermountain Healthcare.[10]

Os IISs são amplamente utilizados nos Estados Unidos. Em 2008, 75% das crianças até os 6 anos de idade tinham pelo menos dois registros de vacinas em um IIS, sendo a meta do governo americano atingir 95% dessa população até 2020.[16] Os IISs auxiliam os profissionais de saúde oferecendo registros de vacinação consolidados para um efetivo planejamento de vacinação de pacientes atendidos em hospitais e clínicas ambulatoriais. Eles também podem fornecer informações para serem processadas por sistemas de apoio à decisão clínica (ver Cap. 7), que informam o profissional de saúde sobre vacinas em atraso ou recomendadas para seus pacientes.

No nível populacional, os IISs fornecem informações agregadas que podem auxiliar as análises de cobertura de vacinação de determinada população e, dessa forma, auxiliar os agentes de saúde pública no desenvolvimento de programas que aumentem ou mantenham a cobertura de vacinas necessárias para uma população ou região. Um exemplo prático de uso do IIS, tanto para analisar a cobertura de vacinação da população quanto para evitar a administração de vacinas desnecessárias, ocorreu após o furacão Katrina em 2005. Naquela ocasião, milhares de crianças tiveram que deixar a cidade de New Orleans no estado de Louisiana, e muitas foram para a cidade de Houston, Texas. Mais de 18 mil registros de vacinação mantidos pelo IIS do governo de Louisiana foram consultados, evitando a duplicação de milhares de vacinas nas crianças realocadas.[16]

No Brasil, o Departamento de Informática do Sistema Único de Saúde (DATASUS) desenvolveu em 2010 um sistema de informação para o Programa Nacional de Imunizações chamado SI-PNI,[17] que seria o equivalente ao IIS do sistema de saúde americano. Os objetivos do SI-PNI incluem:

> Registrar individualmente dados de vacinação de todos os residentes do Brasil.
> Fornecer dados sobre pessoas vacinadas.
> Fornecer dados sobre movimentação de imunobiológicos nas salas de vacinação.
> Reduzir erros de imunização.
> Ser o único meio de transmissão de dados de vacinação para o Programa Nacional de Imunizações do Ministério da Saúde.

>>> CONSIDERAÇÕES FINAIS

Enquanto a informática clínica concentra-se na aplicação de tecnologia para otimizar a assistência em saúde no nível individual, a informática em saúde pública utiliza tecnologia para otimizar a saúde no nível populacional. De certa maneira, a informática em saúde pública pode ser interpretada como uma evolução natural da informática clínica, pois ela promove a saúde no nível populacional a partir de análises e interpretações de dados provenientes da assistência em saúde prestada aos indivíduos de uma comunidade.

A informática em saúde pública visa dar suporte aos processos de avaliação da saúde populacional, ao desenvolvimento de políticas públicas e à manutenção da saúde populacional. No passado, os processos da saúde pública e os serviços de assistência em saúde individual não desfrutavam de uma integração eficiente e operavam de forma independente; a partir dos avanços proporcionados pela informática em saúde pública, esses processos têm funcionado de maneira mais integrada, promovendo a criação de intervenções de saúde pública mais eficientes.

A análise de dados de redes sociais e RESPs tem potencial para aumentar o conhecimento sobre os hábitos e estilo de vida de uma população, bem como para identificar fatores de risco e regiões com maior probabilidade de doenças e agravos. O aumento da adoção do PEP, do RESP, de padrões de comunicação em saúde, redes sociais e dispositivos móveis oferece diversas oportunidades para revolucionar a tomada de decisão em saúde pública e melhorar a saúde nos níveis individual e populacional.

>> PERGUNTAS PARA DISCUSSÃO

■ Descreva quais são as principais funções da saúde pública e forneça um exemplo de atividade exercida por agentes de saúde pública para cada uma dessas funções.

■ O que diferencia a prestação de assistência em saúde das intervenções de saúde pública?

■ Descreva como é o processo de notificação compulsória de doenças e agravos na sua organização. Quais soluções tecnológicas poderiam tornar esse processo mais eficiente?

■ Quais são os benefícios de um IIS?

■ O que seria necessário em termos de infraestrutura digital para a criação de um sistema similar ao GermWatch na região onde você reside?

// REFERÊNCIAS

1. National Center for Health Statistics. Health, United States, 2010: with special feature on death and dying. Hyattsville: Centers for Disease Control and Prevention; 2011.
2. Centers for Disease Control and Prevention. Ten great public health achievements-United States, 2001-2010. MMWR Mob Mortal Wkly Rep. 2011;60(19):619-23.
3. Institute of Medicine. The future of public health. Washington: National Academy; 1988.
4. Koo D, O'Carroll P, LaVenture M. Public health 101 for Informatics. BMJ. 2001;8:585-97.
5. LaVenture M, Ross DA, Yasnoff WA. Public health informatics. In: Shortliffe EH, Cimino JJ, editors. Biomedical informatics: computer applications in health care and biomedicine. 4th ed. Hardcover: Springer; 2013. p. 505-7.
6. Smith PF, Hadler JL, Stanbury M, Rolfs RT, Hopkins RS. Blueprint version 2.0: updating public health surveillance for the 21st century. J Public Health Manag Pract. 2013;19(3):231-9.
7. Brasil. Ministério da Saúde. Portaria de consolidação n. 4, de 28 de setembro de 2017 [Internet]. Brasília: MS; 2017 [capturado em 07 out. 2019]. Disponível em: http://bvsms.saude.gov.br/bvs/saudelegis/gm/2017/prc0004_03_10_2017.html.
8. Rajamani S, Kayser A, Emerson E, Solarz S. Evaluation of data exchange process for interoperability and impact on electronic laboratory reporting quality to a state public health agency. Online J Public Health Inform. 2018;10(2):e204.
9. Tsui F, Wagner M, Cooper G, Que J, Harkema H, Dowling J, et al. Probabilistic case detection for disease surveillance using data in electronic medical records. Online J Public Health Inform. 2011;3(3):ojphi.v3i3.3793.
10. Intermountain Healthcare. GermWatch [Internet]. Utah: Intermountain Healthcare; 2019 [capturado em 07 out. 2019]. Disponível em: https://intermountainhealthcare.org/health-information/germwatch/.
11. Weitzman ER, Adida B, Kelemen S, Mandl KD. Sharing data for public health research by members of an international online diabetes social network. Plos One. 2011;6(4):e19256.
12. Chew C, Eysenbach G. Pandemics in the Age of Twitter: content analysis of tweets during the 2009 H1N1 outbreak. Plos One. 2010;(11)314118.
13. Eysenbach G. Infoepidemiology and infosurveillance: framework for an emerging set of public health informatics methods to analyze search, communication and publication behaviour on the internet. J Med Internet Res. 2009;11(1):e11.
14. Centers for Disease Control and Prevention. Immunization information systems [Internet]. CDC; 2015 [capturado em 07 out. 2019]. Disponível em: https://www.cdc.gov/vaccines/programs/iis/about.html.
15. Office of Disease Prevention and Health Promotion, National Center for Health Statistics. Immunization and infectious diseases [Internet]. ODPHP; 2019 [capturado em 07 out. 2019]. Disponível em:https://www.healthypeople.gov/2020/topics-objectives/topic/immunization-and-infectious-diseases.
16. Boom JA, Dragsbaek AC, Nelson CS. The success of an immunization information system in the wake of Hurricane Katrina. Pediatrics. 2007;119(6):1213-7.
17. Brasil. Ministério da Saúde. SI-PNI [Internet]. Brasília: MS; c2019 [capturado em 07 out. 2019]. Disponível em: http://portalms.saude.gov.br/saude-de-a-z/vacinacao/si-pni.

10

MÉTODOS COMPUTACIONAIS APLICADOS À SAÚDE

>> OBJETIVOS

AO FINAL DESTE CAPÍTULO, O LEITOR ESTARÁ PREPARADO PARA:

- Definir processamento de linguagem natural, *big data* e ciência de dados.

- Discutir a importância do processamento de linguagem natural em saúde.

- Discutir os principais usos e técnicas do processamento de linguagem natural em saúde.

- Discutir os principais desafios na aplicação do processamento de linguagem natural em saúde.

- Definir os objetivos da descoberta de conhecimento e mineração de dados em saúde.

- Discutir as competências do profissional especializado em métodos computacionais em saúde.

>> RESUMO

Este capítulo introduz o leitor ao conjunto de métodos computacionais aplicados à saúde, popularmente conhecidos como inteligência artificial em saúde. São discutidos em particular os métodos de processamento de linguagem natural (PLN) e de descoberta de conhecimento e mineração de dados (KDDM, do inglês *knowledge discovery and data mining*); estes últimos são componentes da ciência de dados, que recentemente tem sido incorporada aos treinamentos de informática em saúde. O PLN é uma área de pesquisa que viabiliza a extração de informações contidas em textos narrativos, e os métodos de KDDM são utilizados para a condução de análises de grandes volumes de dados conhecidos como *big data*. O presente capítulo discute os principais métodos, aplicações e desafios da utilização de PLN e KDDM em saúde, bem como as competências necessárias para profissionais especializados em métodos computacionais em saúde.

MÉTODOS COMPUTACIONAIS PARA LIDAR COM DADOS EM SAÚDE

Conforme discutido no Capítulo 2, os processos de registro e consulta de dados produzidos durante a prestação de assistência em saúde são complexos e representam um enorme desafio para os profissionais clínicos e de informática em saúde. Nas ciências da saúde, o conhecimento é disseminado em formato narrativo (texto livre), por meio de artigos científicos, relatórios técnicos e bases de conhecimento biomédico. Nas organizações de saúde, muitos dados referentes ao cuidado do paciente são armazenados em relatórios clínicos também em formato narrativo, ou seja, não são computáveis (textos narrativos podem ser armazenados eletronicamente, mas não são interpretáveis para um computador).

O processo de extração de informações contidas em textos narrativos é objeto de estudo dos métodos de **processamento de linguagem natural (PLN)**. Dados em formato narrativo são difíceis de processar devido à maleabilidade da linguagem natural e, como os dados estruturados e codificados são mais facilmente processados por computadores (ver Cap. 6), uma quantidade significativa de trabalho manual é dedicada ao mapeamento de informações contidas em texto, para representá-las de forma estruturada e codificada, facilitando tarefas como registro de diagnósticos no prontuário, geração da conta do paciente, estatísticas e processamento de dados por sistemas de apoio à decisão clínica (SADCs). Em função da enorme quantidade de informações em formato narrativo contidas em registros de saúde, esse trabalho manual de conversão de dados torna-se muitas vezes inviável do ponto de vista financeiro e operacional.[1] O objetivo do PLN é facilitar a extração e o processamento de informações contidas em textos narrativos via algoritmos capazes de capturar, com um alto grau de confiabilidade, informações relevantes contidas em relatórios e outros documentos clínicos.[2]

Outro desafio do processamento de dados em saúde advém do volume de dados cada vez maior produzido pelas organizações de saúde. Devido ao aumento na adoção do prontuário eletrônico do paciente (PEP), de dados importados de outros sistemas ou registrados pelos pacientes e ao advento da medicina de precisão e análises genéticas, o volume de dados produzido pelas organizações de saúde tem aumentado para níveis jamais vistos.[3] Esses dados podem facilmente superar a marca de terabytes, podendo chegar em alguns casos à marca de petabytes. A rede de saúde americana Kaiser Permanente estima que, em 2011, mais de 26 petabytes de dados já haviam sido produzidos para atender 8,8 milhões de pacientes cadastrados em seu registro eletrônico de saúde (RES).[4] Apenas para se ter uma ideia da dimensão desse número, considere a seguinte analogia: assistir a um conteúdo full HD na Netflix durante uma hora resulta em um consumo de cerca de 3 gigabytes de dados; com esse tráfego de dados, para atingir a marca de 1 petabyte, seriam necessários 13,3 anos!

O processamento de grandes volumes de dados produzidos na saúde é objeto de estudo da **ciência de dados**. Ciência de dados refere-se ao processo sistemático de análise de dados produzidos em larga escala, popularmente conhecidos como **big data**.[3] Big data é um termo coloquial empregado para referir-se a um enorme volume de dados, estruturados e/ou não estruturados, que são analisados por métodos computacionais específicos, capazes de identificar padrões, tendências e associações entre os dados. As análises da ciência de dados aplicadas à saúde incluem grandes volumes de dados de pacientes, que em alguns casos podem conter milhões de registros e, portanto, não seriam viáveis com o uso de métodos convencionais de análise de dados. Nas próximas seções são discutidas as técnicas e métodos de PLN e da ciência de dados utilizados na área da saúde.

PROCESSAMENTO DE LINGUAGEM NATURAL

De acordo com a Enciclopédia de Inteligência Artificial, PLN é definido como "[...] a formulação e investigação de mecanismos computacionalmente eficazes para comunicação por meio da linguagem natural".[5] A expressão "linguagem natural" é usada para descrever a linguagem usada por seres humanos, para distingui-la das linguagens de programação e linguagens de representação de conhecimento utilizadas por computadores, estas últimas frequentemente descritas como "linguagens artificiais".

Os primeiros estudos para o desenvolvimento de métodos de PLN tiveram início entre os anos de 1950 e 1960. Em 1970, iniciou-se o projeto Linguistic String Project (LSP),[6] que produziu os primeiros algoritmos de PLN a serem aplicados em documentos clínicos.[7] Entre os anos de 1980 e 1990, diversos outros métodos foram desenvolvidos para solucionar problemas específicos, como codificação de conceitos clínicos contidos em relatórios de radiografia,[8] classificação de diagnósticos contidos em relatórios médicos[9] e extração de informações relevantes de sumários de alta.[10] No início dos anos 2000, algoritmos mais complexos surgiram para automatizar o mapeamento do relacionamento semântico entre diagnósticos e tratamentos.[11]

Os primeiros métodos de PLN aplicados à saúde eram compostos de algoritmos baseados em regra; esses algoritmos dependiam diretamente de um amplo conhecimento da linguagem utilizada no mundo real, a fim de processar textos e resolver problemas encontrados no fluxo de trabalho dos profissionais clínicos. Esse modelo exigia o envolvimento de especialistas em linguística, o que resultava em um aumento da complexidade dos algoritmos, custos elevados e dificuldades para sua replicação. O aumento no volume de documentos de texto pré-anotados (manualmente codificados) e o surgimento de métodos computacionais e estatísticos mais robustos contribuíram para uma mudança dos métodos de PLN, que a partir dos anos 2000 passaram a se concentrar mais em algoritmos probabilísticos.[12]

O PLN em saúde é considerado uma área de pesquisa multidisciplinar que engloba métodos e teorias da linguística, ciência da computação, representação de conhecimento e ciências da saúde. Em alguns casos, o PLN também pode interfacear com a ciência cognitiva, pois a maioria de suas aplicações são usadas por profissionais de saúde e precisam oferecer uma boa usabilidade (ver Cap. 3). O PLN utiliza um amplo conjunto de métodos para o processamento de texto não estruturado, que vão desde simples métodos baseados em um conhecimento linguístico mínimo até métodos baseados em estruturas linguísticas complexas. Um exemplo de método simples seria um método que emprega apenas um conjunto de palavras pesquisadas em um mecanismo de pesquisa e retorna documentos que contêm essas palavras, sem levar em consideração a relação entre elas no conteúdo dos documentos retornados. Os métodos de PLN que utilizam estruturas mais complexas são discutidos em detalhe nas próximas seções.

APLICAÇÕES DE PLN

O PLN na área de saúde possui diversas aplicações, sendo as principais a extração de informação, a recuperação de informação e a sumarização de texto.

- **EXTRAÇÃO DE INFORMAÇÃO (EI):** a EI é a aplicação mais comum do PLN na área da saúde e envolve a extração de informações predefinidas do conteúdo de documentos narrativos.[13] A EI é uma tarefa bastante trabalhosa, que envolve múltiplas etapas nas quais os dados extraídos do texto são processados usando uma sequência de métodos. Esses métodos são utilizados para a desambiguação de termos, identificação do sentido das palavras ou identificação de negação (p. ex., uma simples pesquisa do termo "câncer de próstata" pode identificar documentos que contêm esse termo, mas não distinguirá se ele foi citado no texto para indicar se o paciente *tem* ou *não tem* câncer de próstata). O **reconhecimento de entidade nomeada (REN)** é uma subárea da EI que lida com o reconhecimento de expressões que denotam entidades mencionadas no texto. Essa técnica pode lidar com a extração de nomes, localidades, datas, expressões numéricas ou certos tipos de dados, como medicamentos ou diagnósticos. Alguns métodos de REN mais sofisticados identificam e representam modificadores anexados a uma determinada entidade. Modificadores são necessários para extrair termos cuja correta interpretação depende da forma como eles se relacionam com outros termos em uma sentença. Por exemplo, o termo "peso" tem diferentes interpretações: acima do peso, abaixo do peso, dentro do peso ideal, etc. Os modificadores podem ser de diferentes tipos; por exemplo, *não* é um modificador de negação, enquanto *cinco dias* é um modificador temporal.

- **RECUPERAÇÃO DE INFORMAÇÃO (RI):** a RI é um método de extração de documentos completos. Exemplos famosos de ferramentas de RI são os mecanismos de pesquisa disponíveis na *internet* como o Google, o SciELO ou o PubMed.[14] O objetivo principal da RI é retornar uma lista de documentos de um repositório de documentos pesquisado que atenda aos critérios de pesquisa do usuário.

- **SUMARIZAÇÃO DE TEXTO:** a sumarização de texto é um método que recebe como entrada uma série de documentos, e a partir da análise do seu conteúdo produz um texto coerente, que sintetiza os principais pontos dos documentos analisados. O conteúdo produzido pode auxiliar os usuários de um determinado sistema na interpretação dos principais pontos de um amplo conjunto de textos, sem a necessidade de analisá-los por completo. A sumarização do texto pode ser **genérica** ou **específica** (considera qual informação é relevante para o usuário). A sumarização de texto é um método bastante utilizado para sumarizar conteúdo retornado por Infobuttons (ver Cap. 7).

TÉCNICAS DE PLN

Sistemas de PLN são compostos de módulos que executam funções diferentes e complementares, ou seja, os resultados de uma função alimentam as entradas da próxima função do sistema. Cada sistema de PLN processa dados de maneira relativamente diferente e, em cada etapa do processamento, os métodos utilizados visam processar os dados de forma a reduzir a variabilidade do texto e, ao mesmo tempo, preservar o conteúdo informativo compreendido nele. De acordo com Friedman e Elhadad,[2] sistemas de PLN aplicados à saúde em geral executam cinco funções: processamento de texto, estruturação de documentos, análise sintática, análise semântica e análise de discurso. Essas funções são descritas a seguir, acompanhadas dos métodos de PLN aplicados a cada uma delas.

Processamento de texto

O processamento de texto é uma das funções mais trabalhosas e mais importantes no desenvolvimento de sistemas de PLN, pois o seu resultado afetará diretamente as demais funções do sistema. O processamento de texto lida primeiramente com **formatação e conversão de arquivos** de diferentes formatos (p. ex., Rich Text Format [RTF], Portable Document Format [PDF]) e com a **classificação e codificação de caracteres**. Caracteres armazenados em sistemas de informação em saúde podem ser codificados de diferentes maneiras (p. ex., o formato ASCII contém 128 caracteres, enquanto o formato Unicode contém mais de 100 mil caracteres).

A correta identificação da codificação dos caracteres utilizados em um documento é essencial para o seu reconhecimento e processamento.

Estruturação de documentos

Embora muitos documentos armazenados no PEP contenham uma estrutura predefinida, com seções como histórico de saúde, medicamentos em uso, resultado de exames, etc., muitos documentos clínicos são armazenados sem identificação explícita das seções que os compõem. Essa identificação é importante para classificar informações similares mencionadas em seções diferentes de um documento. Por exemplo, medicamentos incluídos na seção "medicamentos em uso" indicam medicamentos prescritos para o paciente, ao passo que medicamentos incluídos na seção "alergia" indicam medicamentos que não devem ser prescritos. Uma das principais técnicas para estruturar documentos é a **tokenização**, que consiste em dividir o texto de um documento processado em unidades conhecidas como tokens.[12] Tokens são utilizados para identificar e classificar morfemas, palavras, números, símbolos e pontuação. Esse processo pode parecer simples, pois, para identificar uma palavra em uma frase, basta identificar um conjunto de caracteres precedidos e sucedidos por um espaço ou ponto:

Frase: O cardiologista suspendeu a medicação do paciente.

Tokens: "O" "cardiologista" "suspendeu" "a" "medicação" "do" "paciente" "."

Entretanto, quando aplicada à análise de documentos biomédicos, essa tarefa torna-se bastante complexa, pois, em alguns casos, espaços, pontuação e símbolos podem fazer parte dos próprios termos analisados. Por exemplo, SN, S.N. ou S/N significam todos "se necessário", e Xp22.3 refere-se a uma região de um cromossomo humano que contém um ponto entre os caracteres, ambos podendo ser encontrados em textos biomédicos. O método mais usado na tokenização utiliza análises estatísticas para identificar qual é a forma mais comum de um termo (p. ex., qual forma é mais comum: um *token* "Xp22.3" ou dois *tokens* "Xp22" e "3" em sequência?).

A tokenização também pode ser aplicada no nível de sentenças para identificar e classificar todas as sentenças contidas em um documento, mas os mesmos desafios para a tokenização de morfemas, símbolos e palavras são encontrados na tokenização de frases, pois, conforme mencionado antes, a presença de um ponto não necessariamente indica o fim de uma sentença. Em alguns casos, a menor unidade de operação é definida no nível das palavras, convertendo todas as palavras tokenizadas em letras minúsculas, para diminuir a variação de termos a serem processados. Embora essa técnica possa facilitar a identificação de palavras em textos não médicos, quando aplicada aos textos médicos ela pode introduzir elementos de ambiguidade. Isso ocorre no caso de abreviações que, quando convertidas para letras minúsculas, podem ser confundidas com outros termos e conceitos: por exemplo, IRA (abreviação médica para insuficiência renal aguda) *versus* ira (substantivo).

Análise sintática

Sintaxe diz respeito à categorização das palavras de uma língua, bem como à estrutura das palavras e frases dessa língua. Cada palavra de uma língua pertence a uma ou mais partes da estrutura de um discurso (p. ex., paciente = substantivo; é = verbo; diabético = adjetivo) e faz parte do léxico da língua. A análise sintática de textos narrativos envolve a técnica de **parsing**, que consiste em utilizar as regras gramaticais da língua em questão para identificar e classificar os elementos que compõem a estrutura de uma frase.

O mapeamento por *parsing* permite a representação da estrutura de uma frase a partir de uma forma gráfica chamada **árvore sintática**. O *parsing* pode ser implementado de duas maneiras: ***top-down*** (de cima para baixo) e ***bottom-up*** (de baixo para cima). Na estratégia *top-down*, uma frase é estruturada aplicando-se as regras de estruturação de forma progressiva, a partir do símbolo inicial da gramática. Na estratégia *bottom-up*, a estruturação da frase é feita a partir da frase até o símbolo inicial da gramática, aplicando-se as regras de estruturação de forma regressiva. A Figura 10.1 apresenta um exemplo de árvore sintática com *parsing bottom-up*.

De modo geral, regras gramaticais frequentemente geram estruturas em árvore com ambiguidade devido à identificação de sequências gramaticais que permitem diferentes agrupamentos de frases. Por exemplo, a frase "o paciente tem [dor nas costas e nas mãos]" contém a conjunção "e" usada para indicar dois tipos de dor (nas costas e nas mãos); já a frase "[o paciente tem dor nas costas] e febre" contém a mesma conjunção "e", porém, neste caso, ela é utilizada para indicar dois termos distintos (dor e febre). Esse tipo de ambiguidade é analisada com a aplicação de métodos estatísticos que calculam a probabilidade de uma combinação de termos ser mais comum do que a outra.

Análise semântica

A análise semântica envolve etapas semelhantes às da análise sintática. Ela tem como ponto de partida a interpretação de palavras individuais, as quais são combinadas para formar estruturas semânticas mais complexas, a fim de identificar seu significado. Esse processo envolve vários métodos de representação de conhecimento, como identificação do sentido das palavras, identificação dos relacionamentos de um determinado domínio do conhecimento e identificação dos relacionamentos do domínio analisado.

A representação do sentido das palavras é obtida pelo uso de **terminologias padronizadas** ou de **ontologias**, que associam palavras ou termos a conceitos, e atribuem a esses conceitos códigos de identificação únicos (ver Cap. 6). Nesse caso, a interpretação semântica de uma palavra exige o seu mapeamento para um código que represente o seu conceito em uma terminologia clínica padronizada. Por exemplo, o significado da palavra "pneumonia" pode ser obtido a partir do seu mapeamento com o conceito pneumonia (código 233604007) na terminologia SNOMED CT; como a SNOMED CT classifica esse conceito como "infecção bacteriana", a partir dessa classificação é possível identificar o significado da palavra "pneumonia". O principal desafio da representação do sentido das palavras é o seu correto mapeamento para uma terminologia padronizada. Por exemplo, a abreviação EM pode tanto referir-se ao código SNOMED CT 79619009, que representa a condição *estenose mitral*, quanto ao código 24700007, que representa a condição *esclerose múltipla*. Essa ambiguidade é resolvida por algoritmos baseados em regras e análises estatísticas similares às da análise sintática.

Os relacionamentos entre as palavras podem ser representados por diversos métodos, sendo o mais comum o método baseado em **formas predefinidas**. Esse método contém componentes chamados *slots*, que representam tipos de informação utilizados para classificar palavras. Os relacionamentos entre os *slots* também são predefinidos e usados para representar conceitos e suas modificações. Por exemplo, uma forma empregada para a representação do termo "paciente" pode conter o *slot* "achado clínico" (p. ex., febre), outros *slots* que podem ser utilizados para modificar esse achado (p. ex., febre *alta*), outros para indicar uma relação temporal (p. ex., febre alta *por 2 dias*) e assim por diante.

Análise de discurso

A análise de discurso visa interpretar a intenção do autor do texto ou, de modo mais abrangente, o contexto no qual o texto foi escrito, a fim de identificar o significado de uma frase ou do texto como um todo. Por exemplo, em um relatório de exame de avaliação física, o termo "lesão" costuma denotar lesão muscular ou de articu-

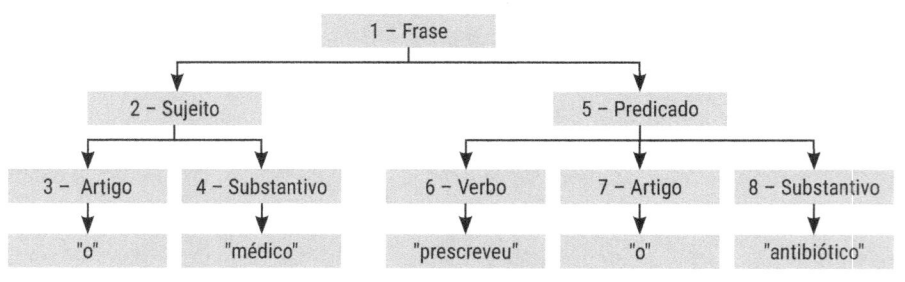

FIGURA 10.1 > *Exemplo de árvore sintática com* parsing bottom-up.

lação, ao passo que em uma radiografia do tórax ele denota lesão pulmonar. A análise de discurso utiliza o contexto do texto para identificar o significado de palavras individualmente.

A análise de discurso também pode ser usada para a interpretação de **expressões referenciais**. Expressões referenciais são utilizadas em um discurso para introduzir, manter ou reintroduzir termos. Um termo é *introduzido* quando ele é citado no texto pela primeira vez, *mantido* quando ele foi citado na frase anterior à frase em que está sendo novamente citado e, por fim, *reintroduzido* quando ele não foi citado na frase anterior à que está sendo citado, mas já havia sido citado antes em alguma parte do texto. A interpretação de expressões referenciais na análise de discurso é feita pelo método de **resolução de conferência**. A resolução de conferência identifica as expressões que se referem ao mesmo termo em um texto. Quando a análise é feita no nível sintático, os seguintes processos são executados:

> Conexão das características sintáticas dos termos referido e referenciado.
> Proximidade das entidades referenciais no texto.
> Posição sintática de possíveis entidades referenciais (p. ex., sujeito, objeto direto, preposição).
> Padrão de transição de assuntos entre as frases do texto.

Quando a análise é feita no nível semântico, os seguintes processos são executados:

> Identificação e comparação do tipo semântico dos termos referido e referenciado.
> Identificação do nível do tipo semântico das entidades referenciais (classe inferior ou superior).
> Proximidade dos tipos semânticos dos termos referido e referenciado.

AVALIAÇÃO DE ALGORITMOS DE PLN

Avaliações de sistemas de PLN são fundamentais para medir a eficácia desses sistemas e garantir a sua aplicação em cenários clínicos reais. Essas avaliações geralmente envolvem o uso de uma lista de referência conhecida como padrão de excelência (*gold standard*, em inglês), contendo documentos pré-anotados por profissionais treinados e capacitados para mapear os termos que o sistema de PLN deverá identificar quando processar esses mesmos documentos. Na área da saúde, a criação do padrão de excelência é uma tarefa bastante complexa, devido à necessidade de retirar os elementos de identificação dos documentos clínicos a serem anotados, a fim de garantir a privacidade dos pacientes. Existem dois tipos de avaliações de sistemas de PLN: **avaliação extrínseca** e **avaliação intrínseca**.[15]

■ **AVALIAÇÃO EXTRÍNSECA:** em uma avaliação extrínseca, o sistema de PLN funciona como um componente de uma aplicação maior. Nesse caso, a performance do componente de PLN não é avaliada isoladamente, mas em conjunto com o sistema final ao qual ele pertence, utilizando-se um padrão de excelência criado por profissionais do domínio referente ao conteúdo dos documentos processados.

■ **AVALIAÇÃO INTRÍNSECA:** em uma avaliação intrínseca, a performance do sistema de PLN é avaliada diretamente comparando seus resultados com um padrão de excelência. A diferença entre os resultados obtidos pelo sistema de PLN e o padrão de excelência é computada para avaliar a performance do algoritmo.

Tanto na avaliação extrínseca quanto na intrínseca, métricas quantitativas são utilizadas para computar a performance do sistema avaliado. Essas métricas são a **revocação** e a **precisão**, que são calculadas a partir do número de **verdadeiro-positivos** (VP), **falso-positivos** (FP) e **falso-negativos** (FN) retornados pelo sistema:

■ **Revocação** é uma métrica de quantidade e refere-se aos resultados corretos retornados pelo sistema em relação ao total de resultados corretos que deveriam ser retornados.

$$\text{Revocação} = \frac{\text{Número de resultados corretos obtidos pelo sistema (VP)}}{\text{Resultados especificados no padrão de excelência (VP + FN)}}$$

■ **Precisão** é uma métrica de qualidade e refere-se aos resultados corretos retornados pelo sistema em relação ao total de resultados retornados pelo sistema.

$$\text{Precisão} = \frac{\text{Número de resultados corretos obtidos pelo sistema (VP)}}{\text{Número total de resultados obtidos pelo sistema (VP + FP)}}$$

DESAFIOS RELACIONADOS AO PLN EM SAÚDE

Profissionais clínicos utilizam documentos em formato narrativo pelo fato de considerarem que, por meio da linguagem natural, eles podem descrever de forma mais precisa e, quando necessário, detalhada, o racional por trás das suas condutas clínicas.[16] Esse cenário é ideal para a aplicação de sistemas de PLN, pois permite que a expressividade das narrativas clínicas, tão cara aos profissionais médicos, seja mantida, enquanto a extração de dados estruturados necessários para outras tarefas é processada automaticamente por sistemas de PLN. Entretanto, esses sistemas tendem a obter uma performance clinicamente aceitável apenas quando são desenvolvidos para resolver tarefas muito específicas. A performance da maioria dos sistemas de PLN não é satisfatória para usos mais amplos. Chapman e colaboradores[17] sugerem que existem seis barreiras para o desenvolvimento de sistemas de PLN mais eficazes: pouco compartilhamento de dados, falta de documentos anotados para treinamento de sistemas de PLN, falta de padrões para anotação de documentos, reprodutibilidade, colaboração limitada e falta de desenvolvimento centrado no usuário.

- **POUCO COMPARTILHAMENTO DE DADOS:** em razão da falta de ferramentas confiáveis para a remoção de informações de identificação em documentos narrativos, as organizações de saúde são bastante resistentes com relação ao compartilhamento de relatórios clínicos de seus pacientes para uso em pesquisas clínicas. Entre as justificativas estão preocupações com a privacidade do paciente e a disponibilidade de informações sensíveis para organizações concorrentes.
- **FALTA DE DOCUMENTOS ANOTADOS PARA TREINAMENTO DE SISTEMAS DE PLN:** a linguagem dos relatórios clínicos frequentemente requer o desenvolvimento de sistemas de PLN específicos; em decorrência disso, os sistemas criados para tratar um determinado problema raras vezes são aplicáveis a outros tipos de problemas. Para melhorar a performance e flexibilidade desses sistemas, faz-se necessária uma maior coordenação entre desenvolvedores de PLN para a criação de repositórios de documentos anotados para a produção de padrões de excelência mais robustos.
- **FALTA DE PADRÕES PARA ANOTAÇÃO DE DOCUMENTOS:** devido à falta de dados compartilhados entre os desenvolvedores de PLN, há pouco incentivo para a criação de padrões de anotação de documentos narrativos. Documentos anotados de forma padronizada poderiam ser mais facilmente compartilhados entre os desenvolvedores de PLN para facilitar a criação de sistemas com melhor performance.
- **REPRODUTIBILIDADE:** mesmo quando um sistema de PLN é publicado e seu código é disponibilizado no modelo *open source*, ele não é facilmente implementado por terceiros. Isso ocorre porque, em muitos casos, não existe uma documentação detalhada sobre o funcionamento de sistemas desenvolvidos localmente, dificultando a reprodução dos resultados obtidos em estudos originais.
- **COLABORAÇÃO LIMITADA:** o desenvolvimento de sistemas de PLN no ambiente acadêmico tem ocorrido dentro de instituições isoladas, que em vez de se basearem nos trabalhos umas das outras, costumam desenvolver sistemas similares a outros já existentes.
- **FALTA DE DESENVOLVIMENTO CENTRADO NO USUÁRIO:** em muitos casos, o custo da implementação de um sistema de PLN supera os benefícios percebidos pelos usuários finais. O desenvolvimento desses sistemas demanda muito tempo de especialistas em PLN, e a sua flexibilidade para atender às necessidades dos usuários é geralmente limitada.

CIÊNCIA DE DADOS

A crescente adoção do PEP, bem como o movimento em direção à medicina de precisão, resultam em um crescimento exponencial do volume de dados produzidos pelas organizações de saúde, demandando a aplicação de métodos específicos para a análise desses dados; tais métodos são fornecidos pela ciência de dados. São objetos de estudo da ciência de dados diferentes tipos de dados como mídias sociais (postagens em redes sociais como Facebook, Twitter, Linkedin, etc.), dados transmitidos de máquina para máquina (leituras e trocas de dados entre dispositivos e sensores), transações de grande volume (envio e recebimento eletrônico de contas médicas), dados biométricos (dispositivos e sensores) e dados registrados no PEP por profissionais de saúde.[3]

A partir do uso de técnicas de análise de dados aplicadas ao *big data*, a ciência de dados pode oferecer informações valiosas para a tomada de decisão nos níveis individual e populacional. Um exemplo prático foi demonstrado por estudos realizados em duas grandes redes de saúde americanas, a Veterans Health Administration (VA) e a Kaiser Permanente. Ambas administram um vasto conjunto de hospitais e clínicas espalhados por diversos estados americanos e, em decorrência disso, são capazes de conduzir análises de dados retrospectivas em larga escala, as quais seriam inviáveis em estudos prospectivos com recrutamento de pacientes individualmente, como é o caso, por exemplo, de estudos realizados para aprovação de novos medicamentos no mercado. Usando métodos avançados de análise de dados de seus respectivos RES, essas redes detectaram efeitos adversos do medicamento anti-inflamatório e analgésico Vioxx® (rofecoxibe), entre eles um risco elevado de infarto do miocárdio e morte súbita.[18,19]

Essas análises contribuíram para que o medicamento fosse retirado do mercado em 2004, mesmo após ter sido aprovado nos estudos exigidos para sua comercialização, e são exemplos de um novo paradigma para a geração de conhecimento em saúde conhecido como Aprendizagem de Sistema de Saúde (LHS, do inglês Learning Health System).[20] Nesse novo paradigma, o conhecimento médico não advém apenas de extensos e caros estudos científicos, mas também (e principalmente) do aprendizado baseado na prática médica, mediante análises retrospectivas de grandes volumes de dados produzidos durante a prestação de assistência em saúde. Para mais informações sobre LHS, ver Capítulo 14.

O *big data*, que serve de base para essas análises, possui cinco características que são popularmente conhecidas como os cinco "Vs" do *big data:* volume, velocidade, variedade, veracidade e valor.[3]

- **VOLUME:** o tamanho dos dados em *big data* é medido em volume. Isso inclui dados estruturados e não estruturados, administrativos e clínicos. À medida que a inclusão de dados genômicos no PEP aumenta, o uso de técnicas de análise de grandes volumes de dados se tornará uma tarefa essencial para as organizações de saúde.
- **VELOCIDADE:** a velocidade em *big data* refere-se à alta velocidade com a qual novos dados estão sendo criados pelos avanços tecnológicos e à necessidade de processar e analisar esses dados quase em tempo real.
- **VARIEDADE:** a variedade em *big data* resulta do crescente aumento no volume e na velocidade da produção de dados de fontes diferentes. Por exemplo, médicos podem registrar o plano de cuidados de um paciente no PEP, o mesmo paciente pode ter um resultado de teste genético registrado no PEP e pode inserir outros dados no PEP por meio do seu registro eletrônico de saúde pessoal (RESP) (ver Cap. 8). Todos esses exemplos referem-se ao mesmo paciente, mas representam tipos de dados heterogêneos.
- **VERACIDADE:** enquanto o conceito de variedade refere-se aos vários tipos de dados produzidos, o conceito de veracidade refere-se à variedade dentro dos mesmos tipos de dados, sendo que essa variedade pode comprometer a qualidade e acurácia dos dados armazenados eletronicamente.
- **VALOR:** valor significa reconhecer que os propósitos da coleta, armazenamento e análise de dados visam atender a uma necessidade relevante e que tenha valor para o negócio.

A seguir são discutidos os principais métodos de análise de dados para o *big data* na área de saúde.

DESCOBERTA DE CONHECIMENTO E MINERAÇÃO DE DADOS

Há uma tendência no sistema de saúde americano (e em muitos outros países) de, ao longo do tempo, migrar de um modelo de pagamento baseado na quantidade de serviços prestados (volume) para um modelo baseado no valor dos serviços prestados (qualidade). Essa mudança é baseada na premissa de que os modelos de pagamentos baseados em serviço prestado incentivam os profissionais de saúde a oferecerem serviços que não necessariamente beneficiam seus pacientes de forma individualizada, ao passo que o modelo baseado em valor tende a remunerar os tratamentos que possuem melhores chances de produzir resultados clínicos satisfatórios. Todavia, conforme vimos no caso do Vioxx®, a identificação dos tratamentos mais eficazes ou com menores riscos depende, em muitos casos, de uma análise de dados em larga escala. Essas análises são feitas com métodos de **descoberta de conhecimento e mineração de dados** (KDDM, do inglês *knowledge discovery and data mining*).

Os métodos de KDDM produzem modelos de conhecimento que podem ser utilizados para identificar fatores como tratamentos mais eficazes para determinados grupos de pacientes (p. ex., pacientes com diabetes melito tipo 2) ou com determinadas características clínicas (p. ex., pacientes portadores de mutação genética nos genes *BRCA1* e *BRCA2* – genes associados ao câncer de mama). Nas próximas seções são discutidas as diferentes técnicas de KDDM.

TIPOS DE ANÁLISES DE DADOS EM KDDM

Existem três grupos de análises de KDMM: análise exploratória, análise preditiva e análise prospectiva:[3]

- **ANÁLISE DE DADOS EXPLORATÓRIA:** concentra-se na preparação e análise de dados retrospectivos para identificação de padrões e tendências. Sua aplicação inclui métodos para visualização e sumarização de dados e análises estatísticas. O objetivo da análise exploratória é entender o comportamento de determinada variável como, por exemplo, a distribuição de pacientes em grupos de risco por incidência de eventos adversos ocorridos durante sua internação.
- **ANÁLISE DE DADOS PREDITIVA:** é usada para a criação de modelos analíticos capazes de prever eventos e tendências futuras com base em dados retrospectivos ou produzidos em tempo real. Os métodos

utilizados nessas análises incluem **aprendizagem de máquina** *(machine learning)* e **modelos estatísticos de aprendizagem**. Esses métodos são discutidos mais adiante.

- **ANÁLISE DE DADOS PROSPECTIVA:** é usada para a criação de modelos de simulação para a identificação de novas formas de execução de um determinado processo. Os métodos utilizados incluem modelos de programação matemática e de simulação. Esses métodos são capazes de prever os resultados de uma variável a partir da simulação de várias alternativas possíveis.

Assim como no caso do PLN, as análises de KDDM envolvem uma série de etapas: coleta de dados, processamento de dados, particionamento e amostragem, mineração de dados e avaliação (Fig. 10.2).

Coleta e seleção de dados

A forma mais comum de coleta e seleção de dados para análises de KDDM em saúde é a coleta de dados em **data warehouses** (repositórios de dados centralizados com dados de múltiplas fontes). Analistas de dados trabalham em conjunto com especialistas em *data warehouse* para o desenvolvimento de consultas que retornem dados relevantes para a análise a ser realizada. A quantidade de dados retornados em consultas de KDDM pode ser tão grande que em alguns casos não é possível extrair todos os dados do *data warehouse;* em vez disso, os pesquisadores conectam o sistema de KDDM diretamente no *data warehouse* e efetuam as análises com acesso direto aos dados originais.

Processamento de dados

Repositórios de dados clínicos contêm dados estruturados e não estruturados, e ambos precisam ser processados antes de se iniciar uma análise de KDDM. Dados estruturados são normalmente codificados usando-se terminologias padronizadas (p. ex., LOINC, SNOMED CT) ou locais (ver Cap. 6). O processamento de dados visa garantir que todas as entidades contidas na amostra foram devidamente identificadas e classificadas, para eliminar eventuais ambiguidades. O processamento de dados estruturados é composto de várias etapas: **distribuição** (análises estatísticas para ajustar a distribuição de dados da amostra), **frequência** (análise da frequência de dados para identificar a necessidade de mais processamento), **dados faltantes** (identificação de dados faltantes e seu preenchimento usando modelos estatísticos), **valores discrepantes** (valores anormais que devem ser excluídos) e **dados incorretos** (identificados e excluídos). O processamento de dados não estruturados é realizado aplicando-se métodos de PLN (discutidos nas seções anteriores).

Particionamento e amostragem

O processo de particionamento e amostragem é executado sobre os dados já processados. A amostragem de dados é a etapa na qual uma amostra do total de dados processados é selecionada para a execução de testes preliminares. Essa etapa é necessária para evitar o processamento de grandes volumes de dados em um estágio em que o modelo ainda esteja em desenvolvi-

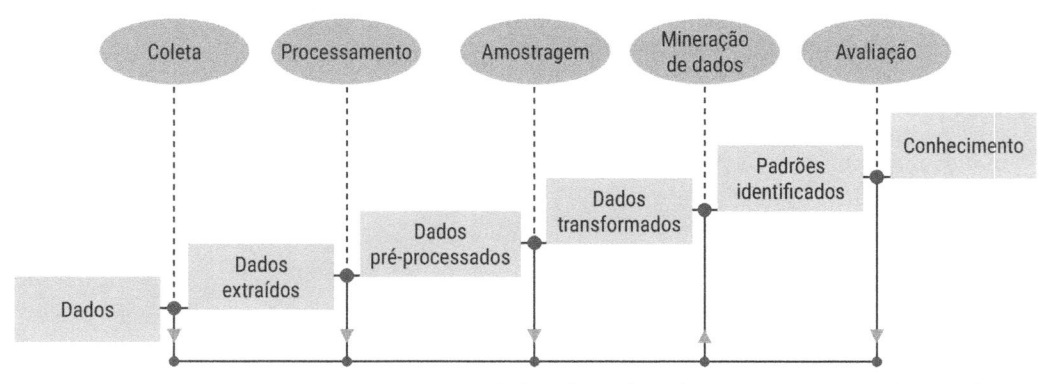

FIGURA 10.2 > *Etapas da descoberta do conhecimento e mineração de dados (KDDM) para a geração de conhecimento a partir da análise de dados.*

Fonte: Adaptada de Cummins e colaboradores.[3]

mento, o que pode resultar em perda de performance e inviabilizar a identificação de ajustes e correções necessários. O particionamento refere-se à seleção de registros de dados individuais para o desenvolvimento ou avaliação do modelo. Dois métodos são comumente utilizados na etapa de particionamento e amostragem: **bootstrapping** e **cross-validation**. O *bootstrapping* envolve o cálculo da média de múltiplas amostras visando aumentar a disponibilidade de dados para treinamento do modelo; o método de *cross-validation* é usado para maximizar o volume de dados usados no treinamento e teste do modelo.

///
Mineração de dados

Mineração de dados consiste na identificação de diferentes padrões encontrados em um conjunto de dados. Os principais métodos da etapa de mineração de dados são a **aprendizagem de máquina** e os **métodos estatísticos de aprendizagem**. Aprendizagem de máquina é a aplicação de algoritmos computacionais capazes de "aprender" a executar uma determinada tarefa com base em exemplos fornecidos. Dois tipos de análises são executadas: **predição** (prediz um determinado valor numérico) e **classificação** (classifica as variáveis analisadas em determinadas categorias). A implementação desses algoritmos se inicia com testes para representar resultados esperados a partir da entrada de dados de uma amostragem. Em seguida, o algoritmo executa ajustes incrementais baseados em exemplos dos dados de entrada e de saída contidos na amostragem, os quais são utilizados para o seu treinamento. Os principais métodos de aprendizagem de máquina são as aprendizagens supervisionada, não supervisionada, semissupervisionada e profunda.[3]

- **APRENDIZAGEM SUPERVISIONADA:** usada para encontrar padrões a partir de dados de entrada com resultados previamente conhecidos. O objetivo desse método é ajustar o algoritmo de forma a minimizar as diferenças entre os resultados desejados (conhecidos previamente) e os obtidos pelo modelo, motivo pelo qual o método leva o nome de aprendizagem "supervisionada".
- **APRENDIZAGEM NÃO SUPERVISIONADA:** apenas os dados de entrada estão disponíveis, de modo que a comparação entre os resultados desejados e os obtidos não é possível. Nesse tipo de aprendizagem, é necessário comparar os valores de cada conjunto de dados processados observando as semelhanças entre eles, a fim de classificá-los em grupos apropriados. Essa observação é baseada em cálculos para a identificação de similaridades entre os objetos e, por conseguinte, depende da existência de redundâncias na amostragem – senão não é possível encontrar similaridades.
- **APRENDIZAGEM SEMISSUPERVISIONADA:** consiste na convergência dos dois modelos anteriores, e usa tanto dados de entrada com resultados conhecidos quanto dados nos quais as saídas são desconhecidas. É utilizada nos casos em que a anotação de grandes volumes de dados para conhecimento prévio dos resultados é inviável.
- **APRENDIZAGEM PROFUNDA (*DEEP LEARNING*):** aprendizagem profunda consiste na aplicação de algoritmos de aprendizagem de máquina em **redes neurais artificiais**. Redes neurais artificiais são algoritmos inspirados no funcionamento do cérebro humano, o qual processa informação através de uma rede de neurônios interconectados. Uma rede neural artificial possui duas camadas principais: a camada de entrada de dados e a camada de saída de dados; estas são complementadas por camadas intermediárias: as camadas ocultas. Padrões de informação são alimentados na rede a partir das camadas de entrada, que acionam as camadas ocultas, as quais, por sua vez, acionam as camadas de saída. O processo de aprendizagem nas Redes neurais artificiais simula um processo de aprendizagem comum aos seres humanos: cada "neurônio" da rede aprende com base em lições aprendidas de seus pares em um processo conhecido como **backprop**. *Backprop* envolve a comparação dos resultados que uma rede produz com os resultados que ela deveria produzir, sendo que a diferença entre eles é usada para ajustar as conexões das camadas da rede.

///
Avaliação dos modelos de mineração de dados

A etapa mais crítica na implementação de modelos de KDDM é a avaliação do seu desempenho. Em geral, a performance dos modelos de KDDM é calculada comparando-se os resultados obtidos pelo modelo com os resultados esperados, os quais devem ser previamente conhecidos. É importante comparar os resultados obtidos com uma amostragem de dados diferente daquela utilizada para treinar o algoritmo, uma vez que os resultados obtidos com amostragens de treinamento tendem a distorcer a estimativa da performance real do modelo.

No caso de modelos que predizem um valor numérico (p. ex., média de pacientes a serem admitidos no pronto-socorro no inverno), as métricas de performance são obtidas calculando-se a diferença entre os valores obtidos pelo modelo e os valores desejados. No caso dos modelos de classificação, a performance é calculada por meio de uma matriz de classificação, a partir da qual é possível analisar índices similares aos das avaliações de PLN (verdadeiro-positivo, falso-positivo, falso-negativo). A partir desses índices, é possível calcular métricas como **revocação** ou **sensibilidade** (probabilidade de retornar os resultados que pertencem a uma classificação específica), **especificidade** (probabilidade de retornar os resultados que não pertencem a uma classificação específica) e **precisão** (porcentagem de classificações corretas obtidas pelo sistema em relação ao total de classificações corretas contidas na amostra).

DESAFIOS E LIMITAÇÕES DA APLICAÇÃO DE KDDM EM SAÚDE

Assim como na aplicação dos métodos de PLN em saúde, os métodos de KDDM também apresentam desafios e limitações que sugerem cautela com relação à interpretação e aplicação de seus resultados. Em 2017, pesquisadores da Universidade de Milão na Itália publicaram um editorial no jornal da Associação Americana de Medicina discutindo algumas consequências não esperadas da adoção de métodos de aprendizagem de máquina em SADCs;[21] essas consequências são discutidas a seguir.

- **DEPENDÊNCIA TECNOLÓGICA:** a adoção da aprendizagem de máquina para aprimorar os SADCs pode resultar em um excesso de confiança na tecnologia, o que tende a reduzir a habilidade necessária para a execução de determinadas tarefas quando alguns ou todos os componentes tecnológicos que as suportam estiverem indisponíveis.
- **FOCO NOS DADOS SEM LEVAR EM CONTA O CONTEXTO:** alguns algoritmos de KDDM não consideram informações contextuais importantes e produzem recomendações inconsistentes. Um estudo recente que avaliou um algoritmo testado em mais de 14 mil pacientes curiosamente identificou que pacientes internados com pneumonia e asma tinham mais chances de sobreviver do que aqueles internados com pneumonia, mas sem asma.[22] Tecnicamente o algoritmo estava correto, visto que a base de dados processada revelava tal padrão; entretanto, isso ocorreu porque, no hospital estudado, pacientes com histórico de asma que são admitidos com pneumonia são diretamente transferidos para a unidade de terapia intensiva e, por conseguinte, apresentam melhores resultados clínicos. Ao não considerar essa informação, o algoritmo realizou o cálculo correto, mas produziu uma interpretação clinicamente incoerente.
- **INCERTEZAS INERENTES À MEDICINA:** interpretações de casos clínicos podem variar muito entre os profissionais de saúde. Essa não linearidade é refletida nas avaliações de KDDM, uma vez que, a exemplo das avaliações de PLN, elas dependem de padrões de excelência compostos por dados anotados manualmente por especialistas.
- **"CAIXA-PRETA" DA APRENDIZAGEM DE MÁQUINA:** algoritmos de aprendizagem de máquina podem ser tão complexos que em muitos casos nem mesmo os próprios desenvolvedores têm conhecimento do funcionamento de determinados componentes estatísticos utilizados em seus modelos; esses modelos são coloquialmente chamados de "modelos caixa-preta". Alguns componentes não permitem manipulação das variáveis processadas internamente, o que dificulta a identificação de falhas ou variáveis não consideradas pelo algoritmo.

O PROFISSIONAL ESPECIALIZADO EM MÉTODOS COMPUTACIONAIS APLICADOS À SAÚDE

Embora as competências necessárias para análises de dados e programação de sistemas se sobreponham às técnicas da ciência de dados, as análises desta última não podem ser realizadas apenas com conhecimentos das ciências da computação e informação. Análises com *big data* manipulam vastos volumes de dados para extração de conhecimento, exigindo para tanto o envolvimento de profissionais competentes em três áreas: ciência da computação, cálculos estatísticos e matemáticos e processos da assistência em saúde.[23]

Conhecimentos de ciência da computação são fundamentais devido à inerente necessidade de manipulação de dados em formato eletrônico via algoritmos computacionais complexos. A obtenção de conhecimento, por sua vez, exige a aplicação de métodos estatísticos complexos, pois, embora muitas análises estatísticas sejam executadas por *software*, a interpretação desses cálculos é extremamente importante para determinar a aplicabilidade dos resultados obtidos. Por fim, um profundo conhecimento dos processos envolvidos na gestão e prestação de assistência em saúde é necessário para identificar questões relevantes e traduzir necessidades de negócio em modelos computáveis.

CONSIDERAÇÕES FINAIS

O aumento do volume de dados produzidos na área da saúde apresenta diversas oportunidades para extração de informações e conhecimento contidos em repositórios de dados eletrônicos. Contudo, essas tarefas exigem a aplicação de métodos de análise e processamento de dados específicos para lidar com dados narrativos (PLN) e *big data* (KDDM). Por meio da aplicação desses métodos, profissionais de ciência de dados e de informática em saúde podem tirar proveito dos grandes volumes de dados produzidos pelo complexo ecossistema da área da saúde. Métodos computacionais têm potencial para aumentar o conhecimento médico de forma pragmática e contribuir para a geração de manuais e protocolos clínicos sobre tratamentos, procedimentos diagnósticos e identificação de fatores de risco, que hoje são obtidos apenas por estudos científicos caros e demorados, que normalmente têm seus resultados aplicados à beira do leito muito tempo após sua publicação, isso quando são publicados.

>> PERGUNTAS PARA DISCUSSÃO

- Qual é a relevância dos métodos computacionais para a assistência em saúde?

- Por que o PLN é necessário em alguns sistemas de informação em saúde?

- Quais processos clínicos e administrativos têm maior potencial para beneficiar-se do PLN?

- Qual é a diferença entre as etapas de análise sintática e análise semântica em modelos de PLN?

- Qual é a relação entre KDDM e SADCs?

- Quais são as limitações das evidências produzidas por estudos científicos sem o uso de KDDM?

- Quais são as competências dos profissionais de métodos computacionais aplicados à saúde? Existem profissionais com essas competências na sua organização de saúde?

- O aprimoramento destes métodos poderá um dia resultar na substituição do médico?

// REFERÊNCIAS

1. Meystre SM, Savova GK, Kipper-Schuler KC, Hurdle JF. Extracting information from textual documents in the electronic health record: a review of recent research. Yearb Med Inform. 2008:128-44.
2. Friedman C, Elhadad N. Natural language processing in health care and biomedicine. In: Shortliffe EH, Cimino JJ, editors. Biomedical informatics: computer applications in health care and biomedicine. 4th ed. Hardcover: Springer; 2013. p. 255-275.
3. Cummins MR, Luangkesorn L, Staggers N. Data science and analytics in healthcare. In: Nelson R, Staggers N, editors. Health informatics: an interprofessional approach. 2nd ed. St. Louis: Elsevier; 2018. p. 392-402.
4. Hartzband D. Using ulta-large data sets in healthcare: new questions-new answers [Internet]. Docplayer; c2019 [capturado em 07 out. 2019]. Disponível em: http://docplayer.net/15813755-Using-ultra-large-data-sets-in-healthcare-new-questions-new-answers.html.
5. Carbonell JG, Hayes PJ. Natural language understanding. In: Shapiro SC, editor. Encyclopedia of artificial intelligence. Los Angeles: Wiley; 1992. p. 660-77.
6. Grishman R, Sager N, Raze C, Bookchin B. The linguistic string parser. AFIPS. 1973;42:427-34.
7. Sager N. Syntactic formatting of science information. AFIPS. 1972:791-800.
8. Friedman C, Cimino JJ, Johnson SB. A schema for representing medical language applied to clinical radiology. J Am Med Inform Assoc. 1994;1(3):233-48.
9. Baud R, Lovis C, Rassinoux AM, Michel PA, Scherrer JR. Automatic extraction of linguistic knowledge from an International Classification. Stud Health Technol Inform. 1998;52 Pt 1:581-5.
10. Zweigenbaum P, Bachimont B, Bouaud J, Charlet J, Boisvieux JF. A multi-lingual architecture for building a normalised conceptual representation from medical language. Proc Annu Symp Comput Appl Med Care. 1995;357-61.
11. Srinivasan P, Rindflesch T. Exploring text mining from MEDLINE. Proc AMIA Symp. 2002:722-6.
12. Nadkarni PM, Ohno-Machado L, Chapman WW. Natural language processing: an introduction. J Am Med Inform Assoc. 2011;18(5):544-51.
13. DeJong GF. An Overview of the FRUMP System. In: Lehnert, WG, Rigle MH, editors. Strategies for natural language processing. Hillsdale: Lawrence Erlbaum; 1982. p. 149-76.
14. Manning C, Raghavan P, Schuetze H. Introduction to information retrieval. Cambridge: Cambridge University; 2008.
15. Hripcsak G, Wilcox A. Reference standards, judges, and comparison subjects: roles for experts in evaluating system performance. J Am Med Inform Assoc. 2002;9(1):1-15.
16. Rosenbloom ST, Denny JC, Xu H, Lorenzi N, Stead WW, Johnson KB. Data from clinical notes: a perspective on the tension between structure and flexible documentation. J Am Med Inform Assoc. 2011;18(2):181-6.
17. Chapman WW, Nadkarni PM, Hirschman L, D'Avolio LW, Savova GK, Uzuner O. Overcoming barriers to NLP for clinical text: the role of shared tasks and the need for additional creative solutions. J Am Med Inform Assoc. 2011;18(5):540-3.
18. Trotter F, Uhlman D. Hacking healthcare. Boston: O'Reilly; 2013.
19. Graham DJ, Campen D, Hui R, Spence M, Cheetham C, Levy G, et al. Risk of acute myocardial infarction and sudden cardiac death in patients treated with cyclo-oxygenase 2 selective and non-selective non-steroidal anti-inflammatory drugs: nested case-control study. Lancet. 2005;365(9458):475-81.
20. Olsen L, Aisner D, McGinnis JM. Learning healthcare system workshop summary, IOM roundtable on evidence-based medicine. Washington: IOM; 2007.
21. Cabitza F, Rasoini R, Gensini GF. Unintended consequences of machine learning in medicine. JAMA. 2017;318(6):517-8.
22. Caruana R, Lou Y, Gehrke J, et al. Intelligible models for healthcare: predicting pneumonia risk and hospital 30-day readmission. In: Proceedings of the 21th ACM SIGKDD; 2015, Cham: Springer International; 2015. p. 1721-30.
23. Conway C. The data science Venn diagram [Internet]. Drew Conway; 2015 [capturado em 07 out. 2019]. Disponível em: http://drewconway.com/zia/2013/3/26/the-data-science-venn-diagram.

11

BIOINFORMÁTICA

AO FINAL DESTE CAPÍTULO, O LEITOR ESTARÁ PREPARADO PARA:

>> OBJETIVOS

- Definir a área de bioinformática.

- Discutir a importância da análise de dados biológicos e sua aplicação na medicina moderna.

- Discutir a complexidade da análise de dados biológicos.

- Descrever as principais aplicações e tipos de análises da bioinformática.

- Discutir os desafios da aplicação dos resultados de pesquisas básicas na prática médica.

>> RESUMO

A bioinformática estuda os processos e ferramentas necessários para a representação e análise de dados biológicos no nível molecular. Embora o primeiro sequenciamento completo do genoma humano tenha levado cerca de 13 anos e em 2001 custasse mais de 100.000 dólares, métodos conhecidos como *next generation sequencing* permitem que hoje o genoma de um indivíduo possa ser sequenciado por cerca de 1.000 dólares e em pouco mais de uma hora. Essa facilidade demanda o desenvolvimento de ferramentas específicas para a condução de análises de grandes volumes de sequências de DNA e outras moléculas e a disponibilidade desses dados para os profissionais de saúde. Este capítulo descreve a evolução histórica da bioinformática e os principais métodos e ferramentas utilizados na análise de dados genéticos e sua aplicação na medicina moderna.

INTRODUÇÃO À BIOINFORMÁTICA: DA ESTRUTURA DO DNA À MEDICINA DE PRECISÃO

O material genético que herdamos de nossos pais, que forma as estruturas e processos envolvidos na manutenção da vida, está contido em uma sequência de materiais químicos conhecida como ácido desoxirribonucleico (DNA, do inglês *deoxyribonucleic acid*). A bioinformática estuda os processos e ferramentas necessários para a representação e análise de dados biológicos no nível molecular, utilizando como fonte de dados a sequência das subunidades que formam o DNA e outros polímeros produzidos a partir dele, como o ácido ribonucleico (RNA, do inglês *ribonucleic acid*) e as proteínas. Como muitas subáreas da informática em saúde, a bioinformática é uma disciplina bastante recente, e seu surgimento só foi possível devido a uma série de descobertas discutidas a seguir.

O MUNDO ANTES DA DESCOBERTA DA ESTRUTURA DO DNA

O enigma da hereditariedade foi a questão mais importante para a biologia antes da descoberta da estrutura do DNA. No século XIX, dois conceitos de hereditariedade estavam em discussão: o primeiro propunha que a hereditariedade era resultado do inter-relacionamento entre as espécies, e o segundo, que as características dos seres vivos eram transmitidas dos pais para os seus descendentes; essas teorias resultaram na "hipótese da mistura", a ideia de que o material genético de ambos os pais contribui diretamente para as características da sua prole.[1] Essa hipótese não descrevia o fenômeno da hereditariedade de forma adequada, uma vez que não explicava situações como características que voltavam a aparecer após pularem uma ou mais gerações.

Na busca por uma teoria mais convincente, diversos experimentos de fertilização foram conduzidos sem sucesso até que, em 1860, um monge chamado Gregor Mendel documentou o mecanismo da hereditariedade pela primeira vez.[2] Realizando experimentos com cruzamento de diferentes variações de uma planta chamada ervilha-de-cheiro, Mendel propôs que os pais transmitem informações específicas para a formação das características de seus descendentes e que, entre elas, existem características dominantes (mais comuns) e recessivas (menos comuns); Mendel chamou essas características de "fatores", mas, na verdade, ele se referia ao que hoje conhecemos como gene (região específica do DNA responsável pela síntese de uma proteína ou outras funções celulares).

Em 1902, Thomas Morgan realizou um experimento semelhante ao de Mendel, comparando *Drosophilas* com olhos brancos e olhos vermelhos. Morgan identificou que o gene que causa a característica de olhos brancos (menos comum) residia em um tipo específico de cromossomo, demonstrando que os genes e, portanto, o próprio DNA, residem nos cromossomos.[2]

Entre as décadas de 1920 e 1950, diversos estudos passaram a explorar o papel do DNA no processo da hereditariedade. Em 1928, o microbiologista britânico Frederick Griffith, ao estudar uma potencial vacina contra a pneumonia, descobriu o processo de transformação (processo pelo qual o DNA é alterado);[3] seus experimentos foram reproduzidos por Oswald Avery e colaboradores, confirmando a hipótese de que o DNA pode ser transmitido entre células[3] e que, portanto, poderia ser transmitido de um ser para outro. Experimentos adicionais levaram à descoberta das subunidades que compõem o DNA, conhecidas como nucleotídeos: adenina (A), guanina (G), citosina (C) e timina (T) e, em 1953, a química britânica Rosalind Franklin utilizou imagens de raio X para demonstrar que o DNA é estruturado em formato de hélice (Fig. 11.1).[3]

PARES DE BASES DO DNA: EXPERIMENTOS DE JAMES WATSON E FRANCIS CRICK

No início dos anos 1950, o maior desafio entre os cientistas da área era determinar a estrutura do DNA e entender como ele seria responsável pela hereditariedade. Em 1953, dois cientistas da Universidade de Cambridge, James Watson e Francis Crick, tomaram conhecimento dos resultados obtidos por Rosalind Franklin.[4] A imagem de raio X gerada por ela permitia não apenas compreender o formato da estrutura do DNA, mas também medir as dimensões da molécula: diâmetro de 2 nanômetros e um helicoidal completo (giro completo da dupla hélice) a cada 3,4 nanômetros.

Usando um modelo matemático sofisticado para a época, Watson e Crick identificaram que as duas colunas da dupla hélice são feitas de polímeros longos,

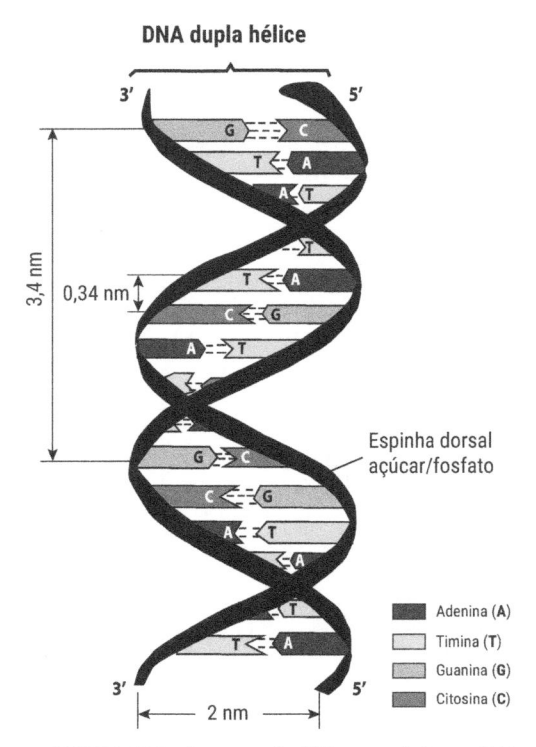

FIGURA 11.1 > *Estrutura do DNA: pares de bases G-C e A-T conectando as duas faixas da espinha dorsal da molécula com diâmetro de 2 nanômetros e um helicoidal completo medindo 3,4 nanômetros.*

sendo cada uma composta por unidades repetidas de açúcar e fosfato, formando as duas estruturas da espinha dorsal da molécula. Eles propuseram que os nucleotídeos eram unidos por ligações de hidrogênio, o que resultaria em pares de bases específicos: adenina forma duas ligações de hidrogênio com timina gerando o par de base A-T, e guanina forma três ligações de hidrogênio com citosina gerando o par de base G-C. O diâmetro desses pares era equivalente ao da imagem produzida por Rosalind Franklin,[5] confirmando a estrutura universal da molécula de DNA: uma hélice de duas cadeias opostas e entrelaçadas conectadas por pares de bases de nucleotídeos.

A ERA DA BIOINFORMÁTICA

A partir de uma maior compreensão da estrutura do DNA e suas subunidades sequenciadas, bem como do seu papel no processo hereditário, diversas oportunidades de pesquisa surgiram nas décadas seguintes à descoberta de Watson e Crick, culminando em um dos projetos mais ambiciosos dos séculos XX e XXI: o Projeto Genoma Humano (PGH).[6] O PGH foi um consórcio internacional iniciado em 1990 e concluído em 2003 para o sequenciamento de todos os pares de bases de nucleotídeos do DNA humano, a fim de produzir um genoma de referência, que poderia ser utilizado para identificação de variações genéticas no DNA de qualquer ser humano. Além da sequência do DNA humano, outros materiais biológicos passaram a ser sequenciados, como o RNA e as proteínas. Essas sequências são extremamente importantes para a compreensão dos fatores genéticos que influenciam a saúde humana, porém o grande volume de dados produzidos pelo sequenciamento de informações genéticas representava um enorme desafio para a aplicação de dados biológicos na medicina; o genoma humano tem aproximadamente 3 bilhões de pares de bases que codificam mais de 20 mil genes.[7]

Devido aos grandes avanços tecnológicos, o custo do sequenciamento do genoma humano passou de impressionantes 100.000 dólares em 2001 para menos de 1.000 dólares em 2017.[3] Durante esse período, novas técnicas e ferramentas foram desenvolvidas para viabilizar a análise de dados genéticos e sua aplicação na medicina, dando origem à bioinformática.

Uma das principais contribuições do PGH e do advento da bioinformática é o acesso a novas ferramentas para prevenção, diagnóstico e prognóstico de doenças. Marcadores genéticos passaram a ser utilizados para estudar a forma como o genoma de um paciente difere do genoma de referência e permitiram a identificação mais precisa de doenças com etiologia totalmente desconhecida antes disso. Os avanços na identificação do papel dos marcadores genéticos na saúde e na doença culminam no advento da **medicina de precisão** ou **medicina personalizada**.

Medicina de precisão é a aplicação de métodos diagnósticos e terapêuticos baseados em informações exclusivas de um determinado indivíduo, como o perfil genético de um paciente ou o perfil genético do seu tumor. A partir de análises genômicas individualizadas, a medicina de precisão pode oferecer serviços de saúde personalizados, como detecção de risco de determinada doença antes que ela se manifeste, identificação das melhores formas de prevenção de doenças para cada paciente, identificação de sinais precoces de doenças antes que os sintomas apareçam, identificação de subtipos de doenças que podem ter a mesma aparência na superfície, mas que respondem de maneira diferente aos tratamentos disponíveis, e testes que podem identificar mutações genéticas carregadas pelos pais, que podem ser passadas para os filhos e causar doenças.

ANÁLISE DE DADOS BIOLÓGICOS

O primeiro genoma a ser sequenciado por completo foi o do bacteriófago Phi X 174, sequenciado pelo bioquímico inglês Frederick Sanger em 1977.[8] O método de sequenciamento desenvolvido por Sanger ficou conhecido como o "método de Sanger", sendo utilizado para criar sequências pequenas de 300 a 1.000 nucleotídeos. Outros métodos de sequenciamento semiautomáticos foram desenvolvidos entre os anos de 1980 e 1990, mas foi apenas no início dos anos 2000 que métodos capazes de produzir sequências de grandes quantidades de DNA foram desenvolvidos, métodos estes conhecidos como *next generation sequencing* (NGS). Métodos de NGS produzem sequências pequenas de cerca de 75 nucleotídeos, mas são capazes de produzir milhões de sequências em paralelo. Essas sequências são posteriormente alinhadas para recompor partes de um DNA ou um genoma completo.[9]

Métodos capazes de processar e analisar essas sequências já estavam em desenvolvimento desde a década de 1970, quando apenas algumas partes do DNA humano eram sequenciadas e analisadas isoladamente. Um dos primeiros desafios da análise de sequências era a necessidade de garantir o seu correto alinhamento, a fim de viabilizar a comparação de sequências e a identificação de suas similaridades e diferenças.[10] Um dos primeiros métodos de alinhamento de sequências foi desenvolvido por Needleman e Wunsch em 1970, e utilizava uma fórmula baseada no número de elementos contidos na sequência.[11] Esse método foi aprimorado por Smith e Waterman em 1981,[12] para permitir tanto o alinhamento global de duas sequências (alinhamento de todos os elementos de duas sequências) quanto o alinhamento local (alinhamento de elementos específicos de acordo com sua similaridade). Um dos algoritmos de alinhamento de sequências mais velozes e, portanto, mais populares é o Basic Local Alignment Search Tool (BLAST), desenvolvido em 1990.[13] O BLAST usa análises estatísticas para identificar regiões semelhantes entre uma sequência introduzida pelo usuário e sequências de referência mantidas pela Biblioteca Nacional de Medicina (NLM, do inglês National Library of Medicine) dos Estados Unidos, e a partir desses pontos de similaridade alinhar a sequência de entrada. A Figura 11.2 apresenta um exemplo de alinhamento no sistema BLAST.

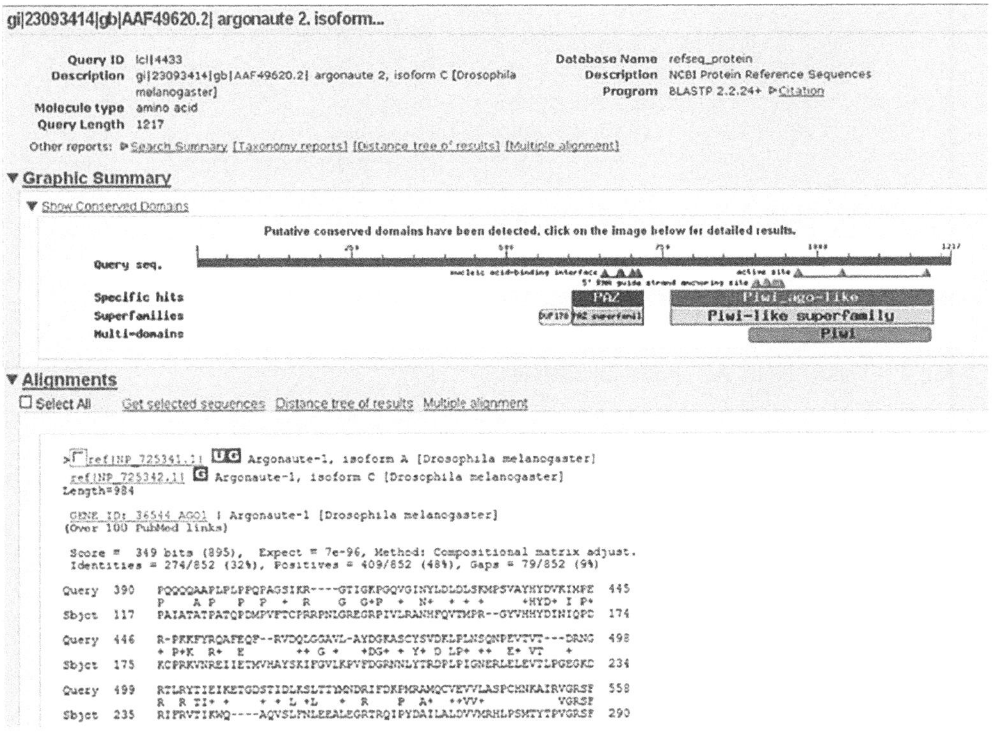

FIGURA 11.2 > *Exemplo de alinhamento de uma sequência de proteína de uma mosca utilizando o sistema BLAST.*

Fonte: Hung e Weng.[14]

Outro desafio da bioinformática é o estudo da estrutura molecular das proteínas. O mapeamento da estrutura das proteínas é necessário para entender a sua ação, a fim de desenvolver métodos para potencializar, inibir ou limitá-la; esses processos têm diversas implicações para a medicina moderna. Investigações de estruturas moleculares envolvem um processo análogo ao do alinhamento de sequências, conhecido como alinhamento de estruturas. Algoritmos de alinhamento de estruturas moleculares são usados para identificar a melhor maneira de sobrepor duas estruturas tridimensionais, a fim de identificar as similaridades e diferenças entre elas.[10] Sempre que a estrutura de uma nova proteína é determinada, algoritmos de alinhamento são aplicados para classificá-la em um grupo específico de proteínas. Um dos métodos mais empregados para alinhar estruturas de proteínas é o MinRMS,[15] que calcula a raiz do valor quadrático médio das estruturas de duas proteínas, para encontrar pares de alinhamentos semelhantes em determinadas regiões das estruturas comparadas. A Figura 11.3 apresenta um exemplo de alinhamento de estrutura de duas proteínas utilizando o sistema MinRMS.

A predição da função de uma proteína depende do uso de métricas de cálculo de similaridade e do subsequente alinhamento da estrutura da proteína sob análise com a estrutura de outras moléculas de função conhecida. De modo geral, esses métodos podem prever a função correta de uma proteína em cerca de 60 a 80% dos genes; para aumentar a precisão da análise, são conduzidos testes experimentais para confirmar a ação da proteína analisada.[10]

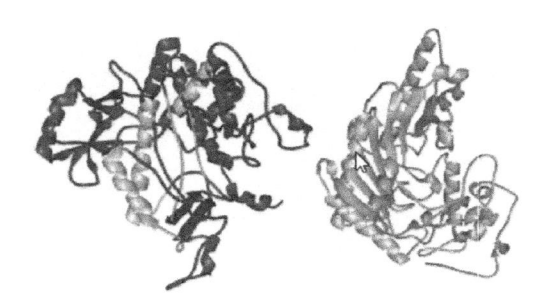

FIGURA 11.3 > *Estrutura tridimensional comparando as regiões com similaridade entre duas proteínas após alinhamento no sistema MinRMS.*
Fonte: Huang e colaboradores.[16]

DESAFIOS RELACIONADOS À BIOINFORMÁTICA E SUA APLICAÇÃO NA MEDICINA

O PGH, embora tenha representado um marco importantíssimo para o entendimento do papel dos genes na saúde e na doença, é apenas o primeiro de muitos desafios que precisam ser superados para que todo o potencial da aplicação de análises genéticas na medicina seja alcançado. Mooney e colaboradores[10] descrevem os quatro principais desafios para uma incorporação mais eficiente de dados genéticos na prática médica, os quais são discutidos em detalhe a seguir.

- **EXTENSÃO DO PGH.** Embora avanços tecnológicos tenham permitido que o genoma de uma pessoa possa ser sequenciado de forma relativamente rápida e acessível, isso não ocorre na maioria dos casos devido a dificuldades na coleta, armazenamento e processamento de dados genéticos. Alguns estudos têm identificado mutações genéticas associadas a determinadas doenças a partir da análise do genoma de indivíduos ou de famílias inteiras.[17] Essas análises revelam o enorme potencial para o desenvolvimento de protocolos clínicos mais eficazes a partir de análises genômicas em larga escala.

- **CONEXÃO ENTRE DADOS BIOMOLECULARES E CLÍNICOS.** Embora o funcionamento de pequenas estruturas moleculares seja bastante conhecido, pouco se sabe sobre o funcionamento de grandes grupos moleculares contidos nas células humanas e como eles podem produzir estados fisiológicos anormais em pacientes até então saudáveis. Um dos grandes desafios da incorporação de dados biológicos na prática médica é a necessidade de associar processos moleculares aos fenômenos observáveis no paciente. Outro desafio é a necessidade de desenvolver ferramentas para facilitar o acesso e a interpretação de dados genéticos por parte dos profissionais de saúde, em particular, dos médicos. A Figura 11.4 apresenta um exemplo de sistema de apoio à decisão clínica desenvolvido para auxiliar os médicos na escolha de medicamentos mais eficazes com base no perfil genético do paciente.

- **REPRESENTAÇÃO COMPUTACIONAL DA LITERATURA BIOMÉDICA.** Muitos estudos de bioinformática são publicados em conjunto com os dados utilizados nas suas análises (p. ex., sequências de DNA, proteínas), que são armazenados em repositórios biomédicos públicos como o GENBANK, um dos maiores repositórios de sequências de DNA do mundo, que oferece funcionalidades para envio de dados eletronicamente. Entretanto, existem diversos repositórios menores que não oferecem tais funcionalidades, o que dificulta a captura e o compartilhamento de dados necessários para a produção de estudos comparativos.

Pharmacogenomic Sequencing Panel Report

Results | Test Information

| Patient | Mouse, Mickey | Specimen Type: | Whole Blood |

Indication: 50-year-old man with an acute myocardial infarction status post drug-eluting stent. This individual has results from a multi-gene sequencing panel that is being used to optimize drug therapy.

Variants

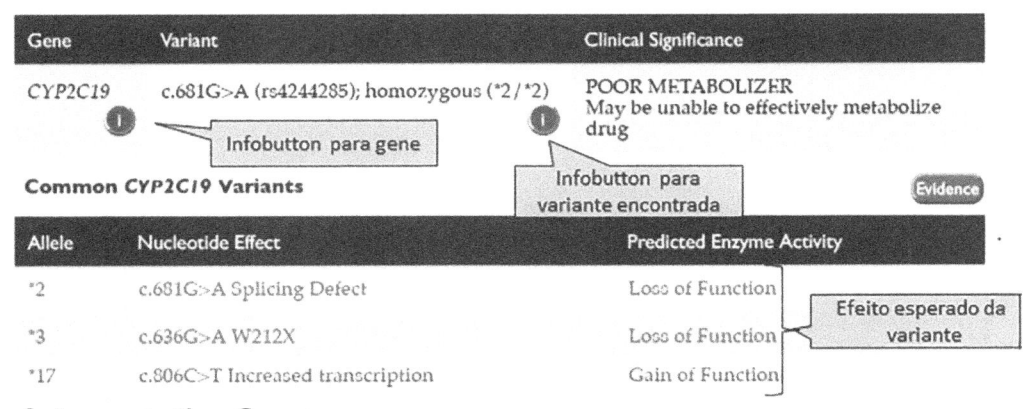

Gene	Variant	Clinical Significance
CYP2C19	c.681G>A (rs4244285); homozygous (*2/*2) [Infobutton para gene] [Infobutton para variante encontrada]	POOR METABOLIZER May be unable to effectively metabolize drug

Common CYP2C19 Variants

Allele	Nucleotide Effect	Predicted Enzyme Activity
*2	c.681G>A Splicing Defect	Loss of Function
*3	c.636G>A W212X	Loss of Function
*17	c.806C>T Increased transcription	Gain of Function

[Efeito esperado da variante]

Interpretation Summmary

This genotype is predicted to function as a poor metabolizer which is associated with significantly reduced metabolic activation of and response to clopidogrel (Plavix).

Recommendations

[Medicamentos sugeridos] [Patient Resource]

Based on Clinical Pharmacogenetic Implementation Consortium (CPIC) Guidelines, recommendations are to consider **USING ALTERNATIVE THERAPIES**; prasugrel 10mg daily OR ticagrelor 90mg BID.

Contact the Pharmacogenomic Counseling Service for additional information at 123-456-7890

FIGURA 11.4 > *Exemplo de sistema para apresentação de variantes genéticas com potencial de diminuir a metabolização de determinados medicamentos. Com base em dados do contexto clínico do paciente, como medicamentos em uso, diagnóstico, idade, sexo e dados do seu perfil genético, o sistema sugere os medicamentos mais adequados e, por meio de Infobuttons (ver Cap. 7), oferece acesso a bases de conhecimento biomédico com informações sobre o gene e variantes encontrados.*

Fonte: Cutting e colaboradores.[18]

■ **ARMAZENAMENTO E PROCESSAMENTO DE DADOS BIOLÓGICOS.** Um desafio crescente na biomedicina é o armazenamento e processamento do enorme volume de dados produzidos pela comunidade biomédica. Embora a capacidade computacional disponível hoje já permita análises de grandes volumes de dados (ver Cap. 10), a quantidade de dados de análises genômicas, transcriptômicas (sequências de RNA) e proteômicas (sequências de proteínas) gerados nos últimos anos tem superado significativamente a capacidade computacional para processá-los.

>>> CONSIDERAÇÕES FINAIS

Bioinformática é uma subárea da informática em saúde que está intimamente ligada à prática da medicina. A bioinformática analisa processos biológicos a partir das informações de sequências de DNA, RNA e proteínas, partindo da análise do sequenciamento e alinhamento dessas moléculas para o alinhamento de suas estruturas moleculares e identificação da função das proteínas e outros processos celulares básicos. O surgimento do projeto do sequenciamento do genoma humano e as novas tecnologias para análise dos processos metabólicos contidos nas células estão, aos poucos, permitindo que os profissionais de bioinformática e da saúde em geral adquiram uma visão mais ampla dos processos moleculares e do seu papel na saúde e na doença.

A continuidade dos avanços e descobertas nessas áreas e sua influência na saúde humana dependerão da expansão do volume de sequências genômicas disponíveis para estudos científicos, de maior conexão entre os dados biomoleculares e seus respectivos achados clínicos, do desenvolvimento de uma representação computacional da literatura biomédica e de melhorias na capacidade computacional disponível.

>> PERGUNTAS PARA DISCUSSÃO

- Descreva os principais eventos que contribuíram para o advento da bioinformática.

- Como a informática clínica e a bioinformática diferem em termos da abrangência de seus objetos de estudo, métodos e aplicações?

- Como o advento da bioinformática afeta o uso de dados genéticos no prontuário eletrônico do paciente (PEP)?

- Por que é importante que profissionais de informática clínica tenham conhecimento dos objetos de estudo e aplicações da bioinformática?

- Quais seriam as implicações socioeconômicas de um cenário em que as análises genéticas sejam tão acessíveis quanto qualquer exame laboratorial de baixo custo, e o perfil genético de um paciente possa ser facilmente transportado de um PEP para outro?

// REFERÊNCIAS

1. Raven P, Johnson G, Mason K, Losos J, Singer S. Biology. 11th ed. New York: McGraw-Hill Higher Education; 2016.
2. Reece J, Urry L, Chain M, Wasserman S, Minorsky P, Jackson R. Campbell Biology. 11th ed. New York: Benjamin Cummings; 2017.
3. Fitzgerald-Hayes M, Reichsman F. DNA and biotechnology. 3rd ed. Amsterdam: Academic Press; 2009.
4. Friedberg EC. The writing life of James D. Watson. New York: CSHL; 2005.
5. Watson JD, Crick FH. Molecular structure of nucleic acids: a structure for deoxyribose nucleic acid. Nature. 1953;171(4356):737-8.
6. International Human Genome Sequencing Consortium. Initial sequencing and analysis of the human genome. Nature. 2001;409(6822):860-921.
7. Aworunse OS, Adeniji O, Oyesola OL, Isewon I, Oyelade J, Obembe OO. Genomic interventions in medicine. Bioinform Biol Insights. 2018;12:1177932218816100.
8. Sanger F, Nicklen S, Coulson AR. DNA sequencing with chain-terminating inhibitors. Proc Natl Acad Sci U S A. 1977;74(12):5463-7.
9. Mardis ER. Next-generation DNA sequencing methods. Annu Rev Genomics Hum Genet. 2008;9:387-402.
10. Mooney DS, Tenembaum JD, Altman RB. Bioinformatics. In: Shortliffe EH, Cimino JJ, editors. Biomedical informatics: computer applications in health care and biomedicine. 4th ed. Hardcover: Springer; 2013. p. 698-717.
11. Needleman SB, Wunsch CD. A general method applicable to the search for similarities in the amino acid sequence of two proteins. J Mol Biol. 1970;48(3):443-53.
12. Smith T, Waterman M. Identification of common molecular subsequences. J Mol Biol. 1981;147(1):195-7.
13. Altschul SF, Gish W, Mille W, Myers EW, Lipman DJ. Basic local alignment search tool. J Mol Biol. 1990;215(3):403-10.
14. Hung J-H, Weng Z. Sequence alignment and homology search with BLAST and ClustalW. Cold Spring Harb Protoc. 2016;2016(11).
15. Jewett AI, Huang CC, Ferrin TE. MINRMS: an efficient algorithm for determining protein structure similarity using root-mean-squared-distance. Bioinformatics. 2003;19(5):625-34.
16. Huang CC, Novak WR, Babbitt PC, Jewett AI, Ferrin TE, Klein TE. Integrated tools for structural and sequence alignment and analysis. Pac Symp Biocomput. 2000:230-41.
17. Lupski JR, Reid JG, Gonzaga-Jauregui C, Rio Deiros D, Chen DC, Nazareth L, et al. Whole-genome sequencing in a patient with Charcot–Marie–tooth neuropathy. N Engl J Med. 2010;362(13):1181-91.
18. Cutting E, Banchero M, Beitelshees AL, Cimino JJ, Fiol GD, Gurses AP, et al. User-centered design of multi-gene sequencing panel reports for clinicians. J Biomed Inform. 2016;63:1-10.

PARTE III
INFORMÁTICA EM SAÚDE NO PRESENTE E NO FUTURO

12

DESAFIOS DE UM SISTEMA DE SAÚDE DIGITALIZADO:
A EXPERIÊNCIA AMERICANA

>> **OBJETIVOS**

AO FINAL DESTE CAPÍTULO, O LEITOR ESTARÁ PREPARADO PARA:

- Discutir as principais características do sistema de saúde americano.

- Definir o programa Meaningful Use, suas características, critérios e objetivos.

- Analisar o impacto da adoção do prontuário eletrônico do paciente em nível nacional nos Estados Unidos.

- Criticar os estudos científicos que serviram de base para a criação do programa Meaningful Use.

- Descrever o conceito de "paradoxo da produtividade".

- Sumarizar as lições aprendidas com a informatização do sistema de saúde americano e como elas podem ser aplicadas no Brasil.

>> **RESUMO**

Neste capítulo são apresentadas algumas características importantes do sistema de saúde americano que contribuíram diretamente para a criação do programa Meaningful Use (Uso significativo). A experiência americana, embora bem-sucedida no que diz respeito à adoção do prontuário eletrônico do paciente (PEP), que hoje é utilizado em quase todas as organizações de saúde do país, também produziu consequências não esperadas, algumas com efeitos deletérios em diferentes níveis do sistema de saúde americano. A experiência americana será de grande valia para outros países com baixa adoção do PEP, pois estes terão a oportunidade de aprender com os erros e acertos do programa americano e evitar as consequências não esperadas observadas nesse país.

CARACTERÍSTICAS DO SISTEMA DE SAÚDE AMERICANO

O sistema de saúde americano é composto por aproximadamente 6 mil hospitais e dezenas de milhares de clínicas ambulatoriais e consultórios médicos. Grande parte dos hospitais americanos são centros acadêmicos de referência em ensino e pesquisa ou pertencem a grandes redes de saúde públicas, privadas ou sem fins lucrativos. Essas redes contemplam hospitais comunitários ou de alta complexidade que encaminham e/ou recebem pacientes de clínicas de atenção básica (saúde da família e comunidade) e secundária (especialidades médicas). Também fazem parte desse complexo ecossistema as clínicas de atendimento de urgência (*urgent care centers*), que são utilizadas para tratar lesões e doenças que exigem um cuidado imediato, mas que não caracterizam um cuidado de emergência.

A configuração do sistema de saúde americano faz com que a maioria dos procedimentos de alta, média e, em alguns casos, até de baixa complexidade sejam realizados dentro de um hospital. Os hospitais tendem a funcionar como uma "loja de departamentos" da área da saúde: eles oferecem de tudo um pouco, desde uma endoscopia até o procedimento cirúrgico mais complexo. Vários desses serviços são executados com um desperdício de recursos enorme e a um preço que com certeza assustaria muitos de nós caso tivéssemos que arcar com o pagamento sozinhos (felizmente, na grande parte dos casos, o custo é dividido entre o paciente e o seu plano de saúde).

Jonathan Bush, presidente da Athenahealth, uma das maiores empresas de PEP comercial dos Estados Unidos, faz diversas críticas ao sistema de saúde americano em seu livro Where does it hurt? (Onde está doendo?). Segundo Jonathan, o mercado de saúde americano concentra-se demais nos hospitais e carece de provedores intermediários que ofereçam, a preços mais baixos, os diferentes serviços de média e baixa complexidade hoje concentrados nos ineficientes e caros hospitais americanos.[1] Ele também critica a estratégia adotada pelos hospitais americanos para fugir da competição de empreendedores que tentam oferecer tais serviços, ou da pressão exercida pelos planos de saúde para baixarem seus preços.

O caminho natural do mercado em uma situação na qual planos de saúde ou novos competidores pressionam um hospital prestigiado, forçando-o a rever sua política de preços, seria o hospital ameaçado buscar alternativas para aumentar sua eficiência e baixar custos; em outros termos: inovar. Porém, os grandes hospitais americanos encontraram uma solução mais interessante (para eles, é claro): unir-se aos seus concorrentes locais criando redes de saúde que cobrem um bairro, uma cidade, um estado ou até regiões inteiras do país em um processo chamado "*merge*".*

Esse processo teve início a partir dos anos 1970 e intensificou-se a partir da década de 1990. No início, os planos de saúde tentaram direcionar seus clientes para redes ou hospitais menores; porém, o poder de barganha das grandes redes aumentou enormemente e, em vez de os convênios médicos pressionarem os hospitais para que baixassem seus preços, os clientes desses convênios passaram a pressioná-los para que os hospitais mais prestigiados (agora parte de redes de saúde integradas) continuassem a ser cobertos por seus planos. Com essa saída estratégica, os hospitais não somente afastaram a ameaça de novos entrantes como mantiveram seus altos preços. Eles também resolveram outro problema comum à maioria dos hospitais: quando um hospital atinge sua capacidade máxima de produção, deixando de atender a uma demanda existente no mercado, o único meio de aumentar sua receita é aumentar sua capacidade de oferta, ou seja, sua infraestrutura física (mais leitos, consultórios, salas de cirurgias, etc.). Porém, aumentar a infraestrutura física de um hospital demanda obras extremamente complexas, caras e demoradas. Como resolver o problema? *Merge*!

A falta de competitividade do sistema de saúde americano contribuiu, pelo menos em parte, para uma baixa adoção do PEP que persistiu por décadas. Vários outros setores da economia, como a aviação, o varejo e o setor financeiro, passaram por um processo de informatização que antecedeu a informatização da área de saúde em pelo menos duas décadas. Nesses outros setores, a competitividade era muito mais intensa, o que possibilitou o surgimento de um processo de inovação tecnológica contínuo. Na área da saúde, embora já na década de 1990 diversas empresas de PEPs comerciais competissem pelo mercado americano, grande parte da inovação nesse setor continuava a ser produzida por pioneiros da área de informática em saúde que trabalhavam em redes de saúde de diferentes regiões do país e desenvolviam sistemas proprietários não comercializados. Por depender de iniciativas isoladas, a inovação era lenta e a adoção do PEP em nível nacional era muito baixa (em torno de 10% para os hospitais). Os PEPs comerciais, embora tivessem potencial para aumentar sua presença no mercado nacional, encontravam bastante

---

* *Merge* é o termo em inglês que designa a fusão de duas ou mais empresas como resultado da aquisição de uma empresa por outra.

resistência dos profissionais de saúde, em particular dos médicos, pela falta de evidências robustas de que esses sistemas tornariam o sistema de saúde americano mais eficaz. Em decorrência disso, o governo americano iniciou uma série de intervenções para impulsionar a adoção do PEP, mas, antes de discuti-las, precisamos entender como funciona o sistema de pagamento da saúde americana, pois ele teve um papel fundamental na adoção universal do PEP nos Estados Unidos.

CUSTEAMENTO DA SAÚDE AMERICANA

O sistema de saúde americano não oferece cobertura universal. Com exceção de alguns serviços públicos para populações específicas, a saúde é financiada pelos consumidores por um sistema muito parecido com a saúde suplementar do Brasil. Nos Estados Unidos, os cidadãos adquirem planos de saúde de três formas: 1) por meio de seus empregadores (empresas com mais de 50 funcionários são obrigadas a oferecer plano de saúde); 2) pagando um plano de saúde privado; ou 3) mediante planos de saúde do governo. Dois planos de saúde são oferecidos pelo governo americano: Medicare (assistência a idosos ou aposentados por invalidez) e Medicaid (assistência a pessoas de baixa renda). Esses planos foram criados em 1965 visando à fundação de um sistema de saúde misto, permitindo que o sistema de saúde privado continuasse a existir de forma independente do governo, mas que, ao mesmo tempo, permitisse que as populações agora elegíveis para os planos do governo tivessem acesso a esse mercado. Esse modelo possibilita que pessoas de baixa renda tenham acesso aos mesmos centros de excelência utilizados por pessoas das classes sociais mais altas.

Porém, o sistema de pagamento adotado pelo governo foi baseado no modelo de pagamento por serviço prestado, cujo valor a ser pago é baseado no custo do(s) serviço(s) realizado(s). Esse modelo não somente incentiva os médicos a prestarem mais serviços,[2] como também desincentiva os hospitais a controlarem seu custo, uma vez que o custo dos serviços é coberto pelo seu reembolso.[3] O resultado prático foi um aumento exponencial do orçamento da saúde americana. No início da década de 1970, o custo da saúde americana representava 7,3% do produto interno bruto (PIB), um número semelhante ao do Canadá, que havia adotado um plano de saúde universal na época. No fim da década de 1970, enquanto o Canadá havia estabilizado a participação da saúde na sua economia em 7,5%, os Estados Unidos atingiam a marca de 9%.[4] Ao longo dos anos, esse número não parou de crescer, e hoje, com cerca de 40% da população coberta pelos planos do governo, a participação da saúde no PIB americano está ao redor de 18%, enquanto a média dos demais países desenvolvidos gira em torno de 12%.[5]

Entretanto, isso não quer dizer que a solução do problema esteja na adoção de um sistema de cobertura universal. Devido a fatores como envelhecimento da população, aumento das doenças do envelhecimento, fluxo de imigrantes e diminuição da taxa de natalidade e do número de pessoas economicamente ativas, países com sistema de saúde universal em geral tidos como exemplos de eficiência e qualidade, como a Inglaterra e o Canadá, têm enfrentado enormes dificuldades para financiar sua saúde. Isso ocorre porque a saúde não funciona como a maioria dos setores da economia. Crises financeiras ou mudanças demográficas podem ocasionar uma diminuição do consumo de bens e serviços, mas não fazem com que as pessoas deixem de ficar doentes. As mudanças demográficas enfrentadas por esses países geram uma situação análoga à da previdência social brasileira: o custo dos benefícios oferecidos supera significativamente a arrecadação necessária para mantê-los. Em decorrência de recursos finitos e cada vez mais escassos, os ingleses costumam sofrer com restrições a serviços de saúde importantes e no inverno chegam a enfrentar filas de até 12 horas para serem atendidos em prontos-socorros, isso quando são de fato atendidos;[6] e, no Canadá, o custo da saúde na província de Ontário já gira em torno de 46% do orçamento local, com assustadoras projeções para chegar a 80% até 2030.[7]

Desde a criação do Medicare e Medicaid, várias tentativas de controlar o custo da saúde americana já foram propostas, a maioria sem sucesso. Nos anos 1990, os planos do governo já estavam consolidados como fonte de receita fundamental para a maioria dos prestadores e, naquela década, a administração Clinton daria o primeiro passo para a implantação de diversos programas que visavam aumentar o controle do governo sobre a qualidade do cuidado e consequentemente do custo da saúde americana. Naquela época, já era possível prever que a efetiva implantação de tais programas só seria possível quando os médicos pudessem enviar dados ao governo de forma ágil e, para isso, o governo encontrou um forte aliado: o PEP! O caminho para sua implantação em nível nacional seria longo, mas já estava planejado com décadas de antecedência.

Em 1996, foi aprovado o Health Insurance Portability and Accountability Act (HIPAA), lei que regulamentava o acesso de informações de saúde dos cidadãos americanos. A lei incluía uma seção dedicada à informática em saúde, na qual eram previstos os primeiros passos para a criação de um sistema de informação em saúde em nível nacional. Em 2004, o então presidente George W. Bush deu continuidade à agenda de implantação do

PEP e assinou uma ordem executiva (similar a uma medida provisória brasileira) para incentivar a adoção do PEP em nível nacional e a criação de um cargo dedicado à informática em saúde dentro da Secretaria de Saúde Americana (equivalente ao Ministério da Saúde no Brasil).

Em 2006, uma nova ordem executiva passou a exigir o uso de sistemas de informação em saúde para todos os departamentos do governo federal que prestam assistência médica. Ainda em 2006, o congresso americano aprovou o Tax Relief and Health Care Act, lei que resultou na criação do primeiro programa de monitoramento de indicadores de performance de profissionais médicos, o Physician Quality Reporting Initiative (PQRI). Esse programa estabeleceu uma tabela de indicadores de performance para serem enviados de maneira voluntária por médicos que atendem pacientes do Medicare. Já em 2010, na administração Obama, o congresso americano aprovou o Affordable Care Act (conhecida como Obamacare), lei que alterou o nome do programa PQRI para Physician Quality Reporting System (PQRS) e passou a exigir o envio de indicadores de performance de forma compulsória, com penalidades previstas para quem não os enviasse a partir de 2015. Mas ainda faltava um componente para que a retomada do controle do custo (ou dos profissionais médicos – como muitos advogam) fosse cumprida: em 2010, menos de 15% dos hospitais e 25% das clínicas nos Estados Unidos utilizavam um PEP. A solução mágica viria ainda na administração Obama, como veremos a seguir.

O PROGRAMA AMERICANO DE CERTIFICAÇÃO E ADOÇÃO DO PEP

Na campanha presidencial de 2008, Barack Obama prometeu a seus eleitores que economizaria 80 bilhões de dólares por ano após a informatização do sistema de saúde americano. A promessa foi baseada em um relatório da RAND Corporation,[8] uma organização sem fins lucrativos que realiza pesquisas para diferentes áreas da economia. Após eleito, o plano de Obama para a saúde começou a criar corpo. No fim de 2008, a economia americana sofria os fortes efeitos da crise financeira que se originou no seu sistema de financiamento imobiliário. Com uma ideia profundamente inspirada na escola keynesiana de economia, a administração Obama propôs um pacote de investimentos (leia-se, dinheiro dos pagadores de impostos e um aumento obsceno da dívida americana) para diminuir os efeitos da crise – solução bastante familiar aos brasileiros. A proposta, intitulada American Recovery and Reinvestment Act (ARRA), previa a injeção de mais de 700 bilhões de dólares na economia e foi aprovada pelo congresso americano em 2009. Entre os diversos setores cobertos, estava o setor de informática em saúde.

A proposta ARRA estabelecia o uso de mais de 20 bilhões de dólares para a promoção de um programa de certificação e adoção do PEP mediante sua seção denominada Health Information Technology for Economic and Clinical Health Act (HITECH).[9] A seção HITECH previa a alocação de recursos para a criação de um programa de certificação de PEPs a ser conduzido por um novo departamento do governo, o Office of the National Coordinator for Health Information Technology (ONC) (departamento de informática em saúde alocado na Secretaria de Saúde Americana). O processo de certificação de PEPs teve início ainda em 2009 de forma voluntária.

Em conjunto com o programa de certificação, a HITECH também criou o programa Meaningful Use (Uso Significativo) – um programa para a distribuição de incentivos financeiros a médicos e organizações de saúde que adotassem e utilizassem "significativamente" (de acordo com a definição de significativamente do Meaningful Use, descrita mais adiante) PEPs certificados pelo ONC. Os incentivos financeiros serviriam para compensar os custos da adoção de um PEP e seriam distribuídos ao longo de cinco anos. No primeiro ano, os médicos poderiam receber 18.000 dólares, no segundo 12.000 dólares, no terceiro 8.000, no quarto 4.000 e, por fim, 2.000 dólares no último ano.[10] O valor total para hospitais poderia chegar até 6.370.400 dólares no quinto ano. Porém, se ao final do quinto ano os critérios de adoção e uso do PEP não fossem atendidos, o governo passaria a aplicar penalidades, diminuindo o reembolso dos planos de saúde do governo em 1% ao ano, podendo chegar até 5% após 2017.[10] O programa Meaningful Use foi a princípio dividido em três fases, mas apenas as duas primeiras foram efetivamente implantadas. A Tabela 12.1 apresenta os critérios de uso significativo da primeira fase do programa.

A maioria dos critérios da primeira fase foi mantida e expandida na segunda fase. Por exemplo, o critério 12 da primeira fase passou a exigir que, além do registro de peso, altura e pressão sanguínea, os sistemas oferecessem funcionalidades para cálculo de índice de massa corporal e exibição de gráficos com projeção do peso de pacientes de 0 a 20 anos de idade.

Quando observamos os critérios da primeira fase com mais cuidado, verificamos que, com exceção dos critérios 4, 7 e 15, todos os demais concentram-se em indicadores quantitativos de uso do PEP. Não encontramos na lista de critérios nenhum indicador de usabilidade que vise facilitar o registro de dados no PEP ou o aumento da eficiência dos profissionais de saúde. Tampouco há critérios que avaliem ganhos efetivos de qualidade e segurança do paciente.

>> TABELA 12.1

CRITÉRIOS PARA ATESTAR O USO SIGNIFICATIVO DO PEP NA PRIMEIRA FASE DO PROGRAMA MEANINGFUL USE

Nº	OBJETIVOS OBRIGATÓRIOS	CRITÉRIO DE USO SIGNIFICATIVO
1	Adotar prescrição eletrônica do paciente	Mais de 30% dos pacientes devem ter pelo menos uma medicação prescrita eletronicamente
2	Adotar e-Prescrição	Mais de 40% das prescrições eletrônicas devem ser enviadas para farmácias comunitárias eletronicamente
3	Enviar indicadores de qualidade para o governo	Submeter dados agregados eletronicamente
4	Implantar uma regra de suporte à decisão clínica	Implantar pelo menos uma funcionalidade de suporte à decisão clínica
5	Fornecer cópia do prontuário médico aos pacientes que a solicitarem	Mais de 50% dos pacientes devem receber cópia do seu prontuário médico em formato eletrônico
6	Fornecer o relatório de resumo de consulta aos pacientes ambulatoriais	Mais de 50% dos pacientes que passam em consulta devem receber o resumo da consulta em três dias
7	Implementar funcionalidade de emissão de alertas de interação medicamentosa e de alergia	Manter essa funcionalidade ativa em tempo integral
8	Registrar dados demográficos	Mais de 50% dos pacientes devem ter seus dados demográficos registrados de forma estruturada*
9	Manter lista de problemas atualizada	Mais de 80% dos pacientes devem ter pelo menos um problema registrado de forma estruturada*
10	Manter lista de medicamentos em uso atualizada	Mais de 80% dos pacientes devem ter suas medicações registradas de forma estruturada
11	Manter lista de alergias atualizada	Mais de 80% dos pacientes com alergia devem ter pelo menos um registro de alergia de forma estruturada*
12	Registrar sinais vitais	Mais de 50% dos pacientes acima de 2 anos devem ter seu peso, altura e pressão sanguínea registrados de forma estruturada*
13	Registrar *status* de tabagismo para pacientes acima de 13 anos	Mais de 50% dos pacientes acima de 13 anos de idade devem ter seu *status* de tabagismo registrado
14	Implementar funcionalidade para troca de informações clínicas	Garantir que o PEP adotado é capaz de trocar informações com outros sistemas[†]
15	Garantir a proteção dos dados eletrônicos em saúde	Implementar uma análise de risco de quebra de privacidade de acordo com a lei HIPAA

*Registro de dados utilizando terminologias clínicas padronizadas.
[†]Utilizando-se HL7 V2 como padrão de troca de dados e terminologias clínicas padronizadas, incluindo LOINC, SNOMED CT e ICD-9-CM
PEP, prontuário eletrônico do paciente; HIPAA, Health Insurance Portability and Accountability Act..

Outra característica comum à maioria dos critérios é que eles se concentram em dados necessários para gerar a conta do paciente (p. ex., volume de prescrições, medicamentos documentados). Esse ponto em particular levou diversos críticos do programa a sugerir que o objetivo público do programa era um (incentivar a adoção do PEP para aumentar a eficiência e qualidade do cuidado) e o seu objetivo privado era outro (facilitar a coleta de dados eletrônicos para aumentar o controle do governo sobre o custo da saúde, mediante o controle da conduta dos profissionais médicos).[10] Devido às sucessivas tentativas de estabelecer um programa de indicadores de performance, de maneira progressiva e compulsória, para calcular o valor a ser pago para os atendimentos médicos (o que está sendo efetivado pela Obamacare),[11] essa hipótese parece bastante plausível. Independentemente da real motivação por trás do programa, o resultado prático foi bastante aquém do esperado, como veremos a seguir.

>> CONSEQUÊNCIAS NÃO ESPERADAS DA INFORMATIZAÇÃO DO SISTEMA DE SAÚDE AMERICANO

Quando os seres humanos criaram as cidades como uma forma de ajuda mútua para facilitar o acúmulo de alimentos, divisão de trabalho e comércio, as cidades em si produziram novas modalidades de problemas, como doenças e violência. Essa não linearidade entre causa e efeito é comum a todas as ações humanas. O sociólogo americano Robert K. Merton (1910-2013) chamou esse fenômeno de "consequências não esperadas". O programa Meaningful Use, como toda ação humana, também está sujeito a tais consequências. Embora tenha sido bem-sucedido no que se refere às suas consequências desejadas ou esperadas (a adoção do PEP atingiu 95% nos hospitais e 87% nas clínicas em 2015), o programa e outros fatores contribuintes também produziram importantes consequências não esperadas, com efeitos deletérios que podem ser observados desde o sistema de saúde como um todo até pontos mais específicos do atendimento à beira do leito. Nos Estados Unidos, parece que nenhum dia se vai sem que um artigo, notícia ou até livro seja publicado criticando o programa Meaningful Use e os sistemas adotados a partir dele. Tive a oportunidade de publicar um editorial discutindo as consequências não esperadas da adoção do PEP em nível nacional nos Estados Unidos na revista *Journal of Medical Internet Research*.[12] A Figura 12.1 apresenta um diagrama resumindo essas consequências, que são discutidas em detalhe a seguir.

■ **CONSEQUÊNCIA NÃO ESPERADA 1: EXPECTATIVAS FRUSTRADAS.** Embora o programa Meaningful Use tenha sido baseado em estudos que relatavam resultados predominantemente positivos associados à adoção do PEP, hoje se sabe que esses resultados eram bastante influenciados por fatores locais, como o sistema testado (a maioria eram sistemas próprios que não estavam entre aqueles que foram adotados nacionalmente). À medida que a adoção do PEP avançava, novas modalidades de problemas surgiam,[13] e hoje, quatro anos após a digitalização do sistema de saúde americano, seus indicadores de qualidade não apresentam as melhorias esperadas e o seu custo continua sendo o maior entre os países desenvolvidos.[14]

Uma revisão sistemática da literatura publicada em 2014 constatou que os estudos anteriores ao Meaningful Use também haviam produzido um número considerável de resultados negativos ou mistos, indicando que não havia evidências suficientes para estimar qual seria o real impacto da adoção do PEP em todo o país.[15] Os estudos anteriores ao programa têm sido criticados pelo fato de se basearem em desenhos de pesquisa com metodologias falhas, que não são capazes de detectar efeitos longitudinais comuns em intervenções de informática em saúde. Além da ineficácia dos desenhos de pesquisa aplicados, esses estudos frequentemente utilizavam um número muito pequeno de métricas, consideradas insuficientes para identificar os diversos impactos causados tanto pela implantação de um novo PEP quanto pela de suas versões posteriores ou de outros componentes isolados.[16] Estima-se que sem a aplicação de métodos de pesquisa mais eficazes nas avaliações de adoção do PEP, cerca de 100 hipóteses científicas continuarão a ser testadas todos os anos sem fornecer nenhum conhecimento válido.[17] Com evidências conflitantes fundamentando o programa Meaningful Use, uma questão importante permanece sem resposta: o investimento de mais de 20 bilhões de dólares do governo americano em informática em saúde valeu a pena?

■ **CONSEQUÊNCIA NÃO ESPERADA 2: SATURAÇÃO DO MERCADO DE PEPs.** Como o prazo para implementar os critérios de certificação do PEP era curto, as maiores desenvolvedoras de PEPs comerciais adaptaram seus sistemas de forma mais rápida que seus concorrentes menores. Essa vantagem competitiva impulsionou a adoção de sistemas que já eram os líderes do mercado. Em 2017, as três maiores fornecedoras de PEPs dos Estados Unidos cobriam 66% do mercado de PEPs para hospitais de alta complexidade, um mercado que inclui a maioria dos grandes centros acadêmicos de referência.[18] Dada a complexidade e o alto custo envolvidos na implantação de um PEP comercial, os sistemas recentemente adotados tendem a ser mantidos por muitos anos, causando uma saturação do mercado nacional de PEPs. Embora tal saturação possa servir para fomentar novas modalidades de negócio e inovação, as duas maiores desenvolvedoras de PEPs dos Estados Unidos têm aumentado sua presença global, o que deve manter sua sustentabilidade financeira por um período indeterminado e potencialmente diminuir seu foco em inovação. A baixa competitividade do setor da

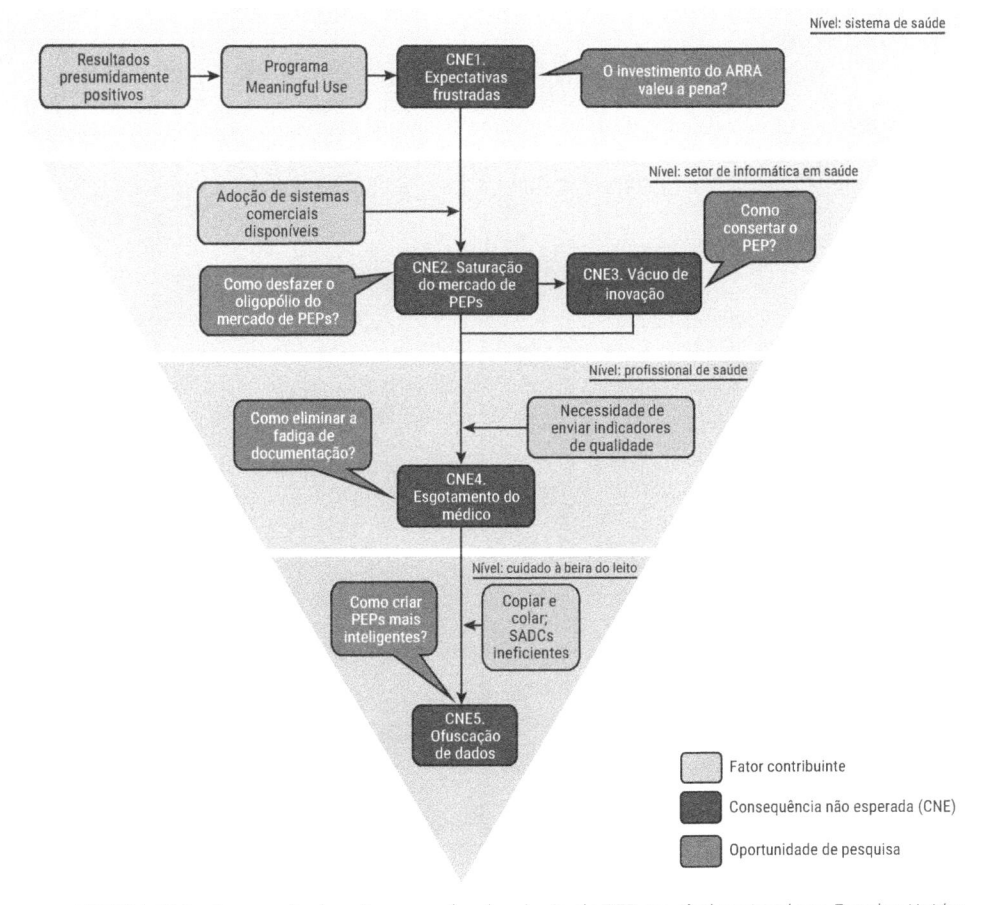

FIGURA 12.1 > *Consequências não esperadas da adoção do PEP em nível nacional nos Estados Unidos, seus fatores contribuintes e oportunidades de pesquisa para o futuro.*

Fonte: Colicchio e colaboradores.[12]

saúde agora se estendeu para o mercado de PEPs, e as empresas líderes do setor passaram a ter um poder de barganha enorme para manter o controle sobre seus produtos e limitar as demandas de customização de seus clientes. À luz desses resultados, não é de se estranhar que o relatório da RAND Corporation, utilizado por Obama em 2008, tenha sido patrocinado por cinco empresas americanas, entre elas a Cerner Corporation e a General Electric,[8] duas das maiores desenvolvedoras de PEPs dos Estados Unidos, e que a presidente e fundadora da líder do mercado, a Epic Systems, tenha feito parte do comitê técnico responsável pela definição dos critérios do Meaningful Use.[19]

■ **CONSEQUÊNCIA NÃO ESPERADA 3: VÁCUO DE INOVAÇÃO.** Como a adoção do PEP foi promovida por incentivos financeiros, o ciclo de inovação tecnológica típico de outras indústrias não foi observado no setor de informática em saúde americano. Em decorrência disso, os PEPs comerciais disponíveis no momento da implantação do Meaningful Use foram adotados antes de passarem por melhorias necessárias para corrigir problemas como funcionalidades confusas que dificultam a entrada e consulta de dados; plataformas fechadas com pouca interoperabilidade; e alertas e lembretes excessivamente cautelosos, com frequência ignorados pelos profissionais de saúde.[20] Além disso, um relatório encomendado pela Associação Americana de Medicina concluiu que os critérios para certificação do PEP adotados pelo governo americano não são projetados para prevenir eventos adversos.[21] O relatório constatou que o teste de usabilidade do processo de certificação não inclui uma amostra representativa de clientes, é realizado em ambientes artificiais que não testam cenários clínicos reais e não simula modificações locais adicionadas por clientes a partir de configurações dos PEPs comerciais.

A adoção acelerada também afetou as redes de saúde pioneiras no desenvolvimento de PEPs, como Intermountain Healthcare, Partners Healthcare e Veterans Health Administration, responsáveis pela maioria das inovações do setor. Apesar de gastarem milhões de dólares customizando seus sistemas próprios para cumprirem os critérios de certificação impostos pelo governo, essas organizações acabaram optando por substituir seus sistemas internos por PEPs comerciais, pondo fim à era dos *homegrown systems* (sistemas proprietários) nos Estados Unidos. Como resultado, algumas dessas organizações decidiram diminuir ou eliminar por completo seus departamentos de informática clínica, diminuindo também seu investimento em pesquisa e inovação.

Com a adoção generalizada de sistemas subótimos e mal testados pelos seus fabricantes, ao mesmo tempo em que os grandes inovadores da área deixam de investir em pesquisa e desenvolvimento, consertar o PEP será como consertar um avião em pleno voo, sem piloto nem torre de controle!

■ **CONSEQUÊNCIA NÃO ESPERADA 4: ESGOTAMENTO DOS PROFISSIONAIS MÉDICOS.** Uma das consequências não esperadas mais significativas do aumento da adoção do PEP foi o esgotamento dos profissionais médicos (*physician burnout*). Esgotamento é uma síndrome de exaustão que resulta, entre outras coisas, na perda da eficiência do trabalhador, levando-o a situações extremas de estresse físico, emocional e mental. A adoção acelerada de PEPs comerciais coincidiu (e conforme vimos antes foi programada para coincidir) com a implementação da Obamacare. A implementação lenta, porém constante, de indicadores de monitoramento da performance dos médicos deu origem a um fenômeno conhecido como "PEP baseado em performance". A necessidade de enviar dados de performance para o governo exige um tedioso trabalho de registro de dados estruturados no PEP, e o uso de PEPs subótimos nessa tarefa contribuiu diretamente para uma incidência de esgotamento entre os médicos americanos acima de 50%.[22] A utilização de documentação clínica para fins não clínicos está aumentando nos Estados Unidos e é fonte de frustração entre os médicos. Isso é reforçado pelo fato de que os relatórios clínicos gerados nesse país são significativamente mais longos do que os mesmos documentos em outros países desenvolvidos.[23] Na era pós-Meaningful Use/Obamacare, para cada hora de contato com o paciente, os médicos americanos gastam até duas horas com documentação eletrônica.[24] A carga da documentação tem sido tão intensa que, em alguns casos, os médicos intencionalmente fecham horários de suas agendas para completar a documentação de pacientes vistos nos dias anteriores.[25]

■ **CONSEQUÊNCIA NÃO ESPERADA 5: OFUSCAÇÃO DE DADOS.** Para compensar a carga de documentação que leva ao esgotamento, os médicos costumam criar seus relatórios clínicos usando os relatórios do paciente do dia anterior, uma prática conhecida como "copiar e colar". Como resultado, eles frequentemente produzem relatórios longos, que contêm informações redundantes ou incorretas, e que em alguns casos podem ficar registrados no PEP sem nunca serem lidos.[26] Além disso, esses relatórios não fornecem os dados de maneira a aumentar a consciência situacional (percepção e compreensão das informações necessárias para a tomada de decisão) dos profissionais clínicos. O problema é agravado pela sobrecarga de alertas e lembretes de sistemas de apoio à decisão clínica; muitos médicos reclamam que esses alertas os tornam vulneráveis à sobrecarga de informações, o que pode levá-los a ignorar informações importantes ofuscadas por uma miríade de informações clinicamente irrelevantes. Essa ofuscação de dados tem sido bastante relatada em artigos científicos e associada a potenciais riscos de segurança do paciente e decisões clínicas incorretas ou tardias.[27]

SEGUNDO A CIÊNCIA...

O método científico – como o conhecemos hoje – é resultado de uma série de discussões filosóficas que se iniciaram na Grécia antiga, com Platão e Aristóteles, e arrastaram-se por mais de dois milênios, culminando na ciência experimental moderna. A ciência experimental moderna nada mais é do que um conjunto de métodos e técnicas utilizados para estudar, de forma objetiva e sistemática, o comportamento de determinada variável quando exposta a outra variável. A discussão sobre a evolução histórica desses métodos está fora do escopo deste livro, mas, para o assunto em pauta, basta dizer que a ciência experimental é importantíssima para a produção de conhecimento biomédico, mas ela não é – como muitos gostariam que fosse ou propagam que é – a prova final e cabal de todo o conhecimento humano. A ciência experimental não lida com verdades absolutas, mas com probabilidades.

Estudos experimentais só podem ser executados a partir do controle de fatores, como os fenômenos a serem estudados, o campo de manifestação no qual eles são estudados, os métodos que podem ser utilizados e as conclusões que podem ser obtidas. Por exemplo, um estudo avaliando a eficácia de um medicamento em um grupo de pacientes não tem como levar em consideração todos os fatores relacionados à saúde dos participantes; nesse caso, os fatores com maior probabilidade de influenciarem os resultados do estudo são escolhidos para restringir a amplitude da análise, permitindo assim a sua viabilidade. Essa delimitação de escopo faz com que todas as conclusões obtidas por estudos experimentais sejam acompanhadas de fatores locais ou específicos de cada estudo, os quais podem comprometer a reprodução dos mesmos resultados em estudos confirmatórios futuros.

A reprodutibilidade de estudos científicos tem se tornado um desafio significativo para as ciências da saúde. Estima-se que 75% dos estudos biomédicos publicados em periódicos internacionais não podem ser reproduzidos por estudos confirmatórios, o que sugere um enorme desperdício de tempo e dinheiro investidos em pesquisas que podem ter resultados totalmente inválidos. O problema, muitas vezes chamado de "crise da reprodutibilidade", tem atraído a atenção de periódicos biomédicos, agências de financiamento de pesquisa e da comunidade científica em geral devido a uma crescente preocupação com a possibilidade de que a maioria dos resultados científicos não resistam ao teste do tempo.[28] Não resistir ao teste do tempo pode significar duas coisas: os resultados desses estudos podem ser verdadeiros, mas não é possível comprovar isso; e os resultados desses estudos são efetivamente falsos.

Um dos maiores estudiosos do assunto, o dr. John Ioannidis da Universidade de Stanford, sugere que grande parte dos resultados produzidos por estudos experimentais são falsos. Segundo ele, seis fatores contribuem para isso: 1) a maioria dos estudos tem uma amostra muito pequena; 2) o real impacto dos efeitos observados pode ser volátil; 3) muitos estudos testam hipóteses que dependem de muitas variáveis; 4) há uso frequente de desenhos de pesquisa e indicadores não padronizados; 5) existem interesses financeiros na produção de determinados resultados; e 6) áreas de pesquisa com muitos investigadores produzem estudos muito variados, e apenas os resultados que interessam aos investigadores tendem a ser publicados.[29] Portanto, quando você ler ou ouvir manchetes na grande mídia com menções do tipo "A ciência diz que..." ou "A ciência prova que...", lembre-se de que, primeiro, a ciência não é um ser onisciente que sai por aí revelando verdades absolutas, estudos científicos são conduzidos por seres humanos de carne e osso, e a confiabilidade dos seus resultados está diretamente ligada à integridade e competência desses cientistas; segundo, em média de 5 a 10% do conteúdo de todas as publicações científicas é dedicado a uma seção chamada "Limitações", onde são discutidas todas as restrições de escopo do estudo.

A maioria dos estudos de informática em saúde, sobremaneira os estudos que avaliam o impacto da adoção e uso do PEP, estão sujeitos às mesmas limitações. Esses estudos costumam usar desenhos de pesquisa subótimos que não são capazes de identificar mudanças de performance observadas ao longo do tempo e empregam indicadores simples e não padronizados, que variam amplamente de estudo para estudo. A variabilidade de métodos utilizados limita a comparação de resultados entre os estudos disponíveis, bem como a reprodução desses resultados em estudos confirmatórios. Entretanto, existem alguns métodos robustos e capazes de detectar, com maior probabilidade de acerto, os reais efeitos da adoção e uso do PEP.

Durante minha pesquisa de doutorado na Universidade de Utah, desenvolvi um método capaz de medir, com certa precisão, o impacto da adoção do PEP em diversos indicadores de qualidade, produtividade e segurança do paciente. O método foi testado durante a implantação do PEP da Cerner Corporation na Intermountain Healthcare. A Intermountain é uma rede de 23 hospitais e mais de 200 clínicas ambulatoriais que atendem os estados de Utah e Idaho. Em razão do tamanho da rede, a implantação foi dividida em 10 fases; em cada fase, o PEP da Cerner era implantado em todos os hospitais e clínicas de uma determinada região geográfica atendida pela rede. A implantação em cada região seguia o modelo *big bang*, substituindo todos os sistemas legados (sistemas utilizados antes da implantação) de cada região de uma só vez, e levou cerca de três anos para atingir as 10 regiões da rede.

O método empregado na avaliação do impacto dessa implantação consiste no monitoramento de 41 indicadores, sendo 11 indicadores de qualidade, 20 de produtividade e 10 de segurança do paciente. Esses indicadores medem a performance de processos clínicos e administrativos, tendo sido identificados em pesquisas anteriores como indicadores frequentemente impactados pela adoção do PEP, de acordo com um grupo de mais de 100 especialistas da área.[30] Os indicadores foram monitorados pelo método de séries temporais interrompidas com grupo-controle (ver Cap. 3).

O monitoramento foi feito nas cinco primeiras regiões da implantação utilizando-se as duas últimas regiões como grupo-controle; no momento em que as cinco primeiras regiões eram implantadas, as últimas regiões ainda utilizavam os sistemas legados e, portanto, foram usadas para efeito de comparação. Os 41 indicadores foram monitorados mensalmente durante 24 meses antes da implantação em cada região avaliada, seguindo-se do monitoramento mensal pós-implantação que se encerrou quando o PEP da Cerner foi implantado nas regiões do grupo-controle. Os resultados foram obtidos a partir de cálculos estatísticos que compararam a performance do grupo-intervenção (hospitais e clínicas adotando o novo PEP) com a performance do grupo-controle (hospitais e clínicas utilizando sistemas legados ou prontuário parcialmente em papel).

O estudo completo foi publicado no *Journal of Biomedical Informatics*.[31] Em resumo, dos 41 indicadores monitorados, apenas um não sofreu nenhuma alteração estatisticamente significativa em nenhuma das cinco regiões avaliadas. Foram identificadas alterações significativas em 12 indicadores (29%) em três ou mais regiões, em 32 indicadores (78%) em duas ou mais regiões e em 40 indicadores (98%) em pelo menos uma região. A maioria das alterações detectadas representa perda significativa de performance em indicadores das três categorias (qualidade, produtividade e segurança) no grupo-intervenção quando comparado ao grupo-controle, sendo as métricas de produtividade as mais afetadas. Para algumas métricas, o impacto foi tão grande que mesmo após dois anos de monitoramento elas ainda não tinham voltado ao seu nível de performance observado antes da implantação. As Figuras 12.2, 12.3 e 12.4 apresentam exemplos de gráficos de algumas das métricas monitoradas. Para interpretá-los, algumas informações são importantes: os pontos representam o valor do indicador em questão para cada mês, sendo que pontos na cor preta representam dados do grupo-in-

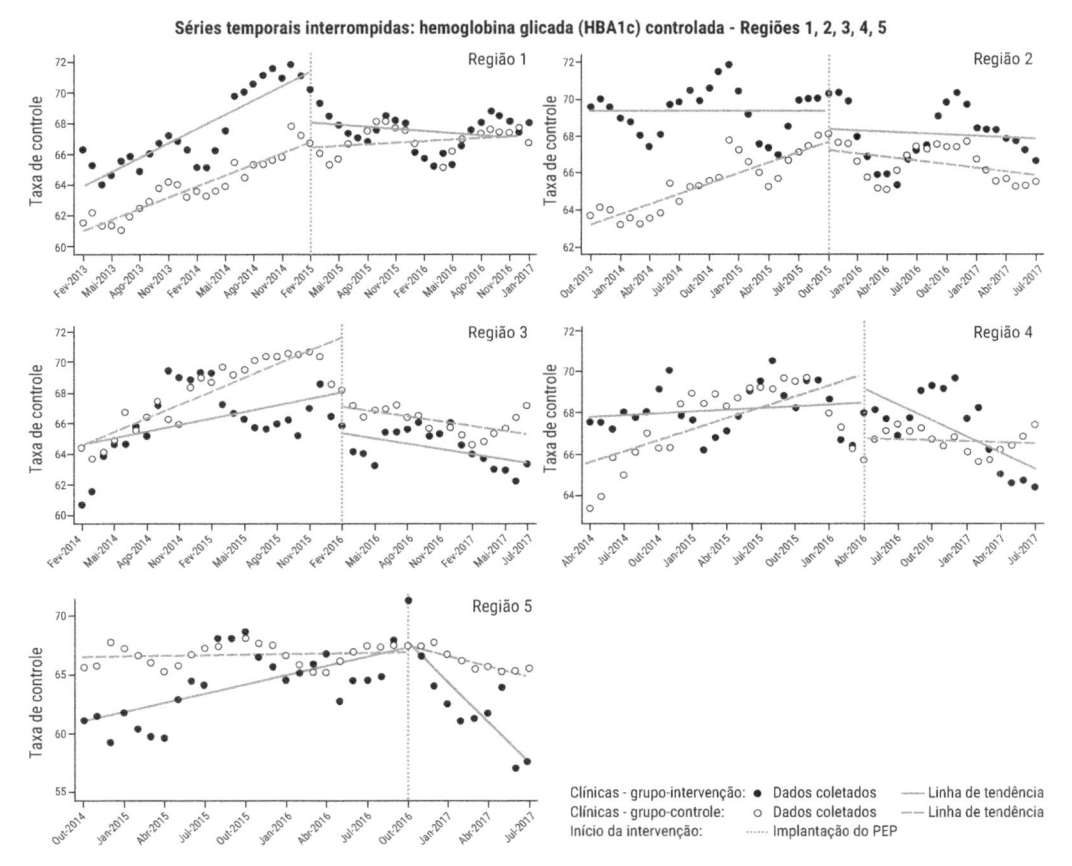

FIGURA 12.2 > *Exemplo de indicador de qualidade: proporção de pacientes diabéticos com hemoglobina glicada controlada (HbA1c < 8%). Os dados representam a média de todos os pacientes diabéticos das clínicas de atenção básica das cinco primeiras regiões da implantação. É possível observar que, no período anterior à implantação, o indicador apresentava ou um aumento ao longo do tempo (linha sólida à esquerda ascendente, regiões 1, 3, 4 e 5) ou uma média constante (linha sólida à esquerda constante, região 2). Em todas as regiões é observada uma mudança no comportamento da série histórica após a implantação, com uma linha que passa a ser descendente. Embora essa queda também seja observada nas regiões-controle, ela foi estatisticamente maior nas clínicas do grupo-intervenção nas regiões 1, 2 e 5. Também é possível identificar uma queda brusca logo após a implantação nas regiões 1, 2 e 3 (diferença entre o nível da linha sólida quando toca a linha vertical e o seu nível quando se inicia o período pós-implantação). Essa diferença foi estatisticamente significativa na região 1.*

Fonte: Colicchio e colaboradores.[31]

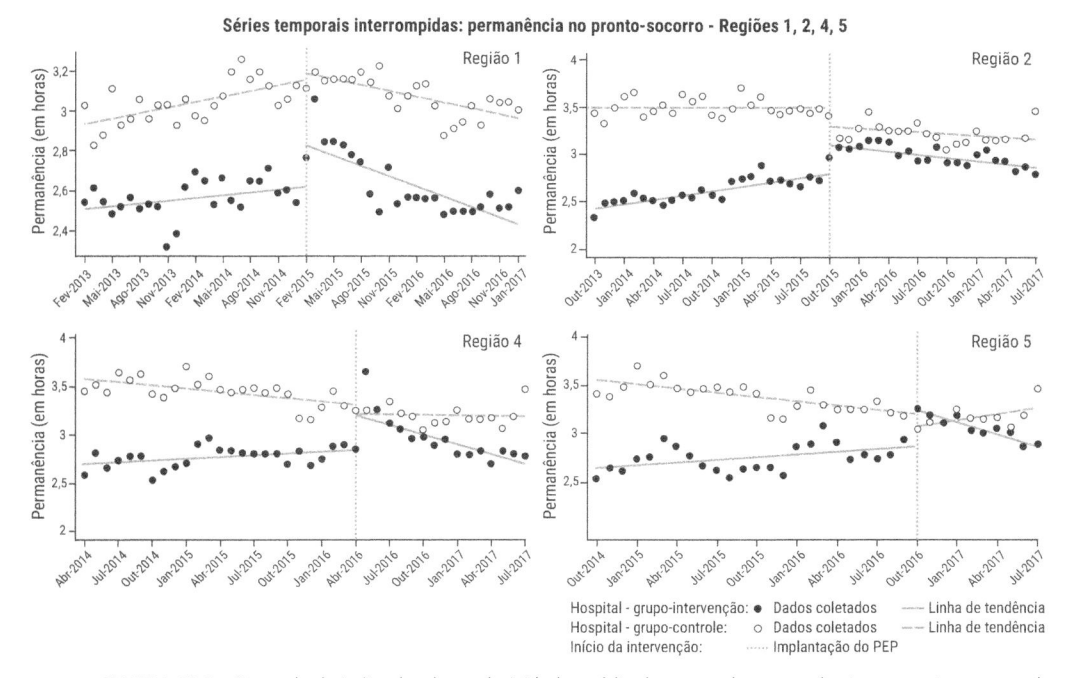

FIGURA 12.3 > *Exemplo de indicador de produtividade: média de tempo de permanência no pronto-socorro de hospitais das regiões 1, 2, 4 e 5 (a região 3 possuía apenas hospitais de pequeno porte que não foram incluídos no estudo). O indicador considera a média de permanência em horas entre a admissão do paciente no pronto-socorro e sua alta ou transferência para uma unidade de internação. Neste caso, observamos que em todas as regiões o grupo-intervenção apresentava uma leve alta no período anterior à implantação (linha sólida à esquerda ascendente); o tempo de permanência variava entre 2,5 e 2,6 horas. Após a implantação, todas as regiões apresentam um aumento brusco imediato (diferença entre o nível da linha sólida quando toca a linha vertical e o seu nível quando se inicia o período pós-implantação), com o tempo médio de permanência aumentando de 30 a 60 minutos. Essa diferença foi estatisticamente significativa em todas as regiões, pois nenhuma região-controle apresenta o mesmo aumento no mesmo período. O indicador volta ao seu nível normal em torno de 10 a 12 meses nas regiões 1, 4 e 5, mas não volta ao seu nível normal na região 2 durante todo o período do estudo.*

Fonte: Colicchio e colaboradores[31]

tervenção e pontos na cor branca representam dados do grupo-controle; as linhas horizontais são geradas pelo modelo estatístico e representam a média de alteração do indicador ao longo do tempo, ou seja, sua média de aumento ou diminuição mensal ao longo da série histórica (série histórica pré-implantação à esquerda, série histórica pós-implantação à direita), sendo as linhas sólidas a média de variação no grupo-intervenção e as linhas tracejadas a do grupo-controle; por fim, as linhas verticais ao centro representam o momento da implantação do PEP em cada região.

Ao monitorar a performance desses indicadores ao longo do tempo, é possível identificar impactos introduzidos imediatamente após a adoção do PEP e impactos observados ao longo do tempo. Pelo fato de contemplar a série histórica dos indicadores antes e depois da implantação, esse método permite uma identificação mais precisa de quais indicadores foram de fato afetados, e por quanto tempo o impacto foi observado. Ao incluir um grupo-controle, ele também permite que fatores internos ou externos, que possam ter afetado a rede como um todo, sejam identificados e considerados na análise; caso algum fator não relacionado à implantação tenha afetado os indicadores durante o estudo, essa mudança poderá ser observada tanto no grupo-controle quanto no grupo-intervenção, o que facilita a diferenciação entre impactos relacionados à implantação do PEP e impactos que independem dela.

Agora imagine que se, em vez de monitorar esses indicadores ao longo do tempo, tivéssemos disponíveis apenas os dados da performance de cada indicador no momento da implantação do PEP e o mesmo dado um ano após a implantação. A Figura 12.5 apresenta uma comparação do índice de infecções

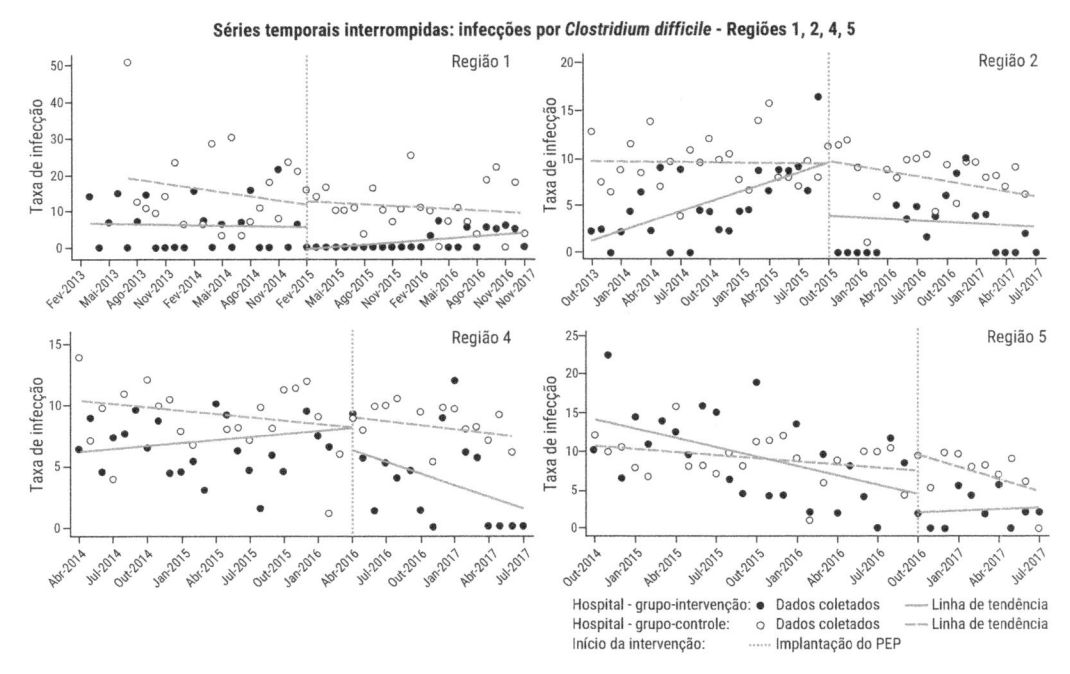

FIGURA 12.4 > *Exemplo de indicador de segurança: índice de infecções hospitalares causadas por* Clostridium difficile *em hospitais das regiões 1, 2, 4 e 5 (a região 3 possuía apenas hospitais de pequeno porte que não foram incluídos no estudo). O indicador considera a incidência de infecções confirmadas para cada 1.000 internações. Diferente dos casos anteriores, esse indicador apresenta um comportamento misto. Enquanto nas regiões 2 e 4 ele apresenta uma mudança estatisticamente significativa na direção do indicador (a linha sólida estava em ascensão e inicia uma queda), na região 5 o efeito contrário é observado.*

Fonte: Colicchio e colaboradores.[31]

hospitalares ao longo do tempo (exemplo A: método de séries temporais interrompidas) e o índice no momento da implantação e um ano depois dela (exemplo B: método pré-teste/pós-teste). Enquanto o exemplo A demonstra claramente que o indicador apresentava uma série decrescente (as infecções estavam diminuindo ao longo do tempo antes da implantação), que foi convertida em uma série crescente (as infecções passaram a aumentar ao longo do tempo após a implantação), no exemplo B, concluiríamos que o indicador não sofreu nenhuma alteração, porque os dados disponíveis não são suficientes para analisar o seu comportamento de forma mais ampla (antes e depois da implantação e ao longo do tempo).

A maioria das avaliações de adoção do PEP disponíveis na literatura científica utiliza métodos semelhantes aos do exemplo B da Figura 12.5. Um exemplo notável é o estudo que avaliou o impacto da adoção do PEP comercial da Epic Systems na rede Kaiser Permanente.[32] Nesse estudo, os investigadores coletaram 22 indicadores de qualidade (um número bastante elevado; a média para esse tipo de estudo é de apenas cinco)[16] no momento em que o sistema foi implantado em suas clínicas no estado do Havaí e três anos após a implantação. Eles chegaram à conclusão de que a adoção do PEP resultou em um aumento da performance de 16 dos 22 indicadores (72%) avaliados. Embora o estudo tenha identificado quais indicadores foram afetados e qual foi o impacto observado (positivo ou negativo), com base nos dados coletados, não é possível responder perguntas como "Os indicadores foram afetados ao longo do tempo?", "Métricas com impacto negativo voltaram ao seu nível normal?", "Em quanto tempo?", "Em caso de impacto positivo, as métricas mantiveram uma performance elevada por quanto tempo?", "Essas alterações foram observadas em outras clínicas da rede que não usavam o sistema novo?". Ao ignorar os potenciais efeitos longitudinais e a presença de outros fatores que podem ter afetado os indicadores durante o estudo, essas perguntas permanecem sem resposta e, portanto, o real impacto da intervenção avaliada não é conhecido. Apesar dessas limitações, centenas de estudos similares foram produzidos entre os anos de 1990 e 2000 e utilizados para promover a adoção do PEP em nível nacional nos Estados Unidos; afinal de contas,

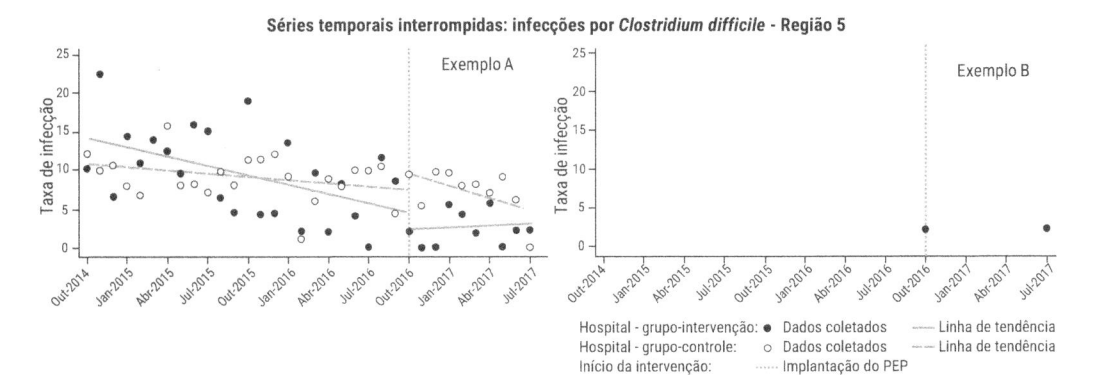

FIGURA 12.5 > *Exemplo A: Índice de infecções hospitalares causadas por* Clostridium difficile *na região 5 ao longo da série histórica. Exemplo B: O mesmo índice no momento da implantação e um ano depois dela.*

Fonte: Adaptada de Colicchio e colaboradores.[31]

"segundo a ciência", basta adotar um PEP e mais de 70% dos indicadores de qualidade apresentarão uma melhora significativa em três anos!

Esses estudos contribuíram para a percepção de que a adoção do PEP em si mesma resultará em melhorias de produtividade, qualidade e segurança. Embora a maioria dessas avaliações seja conduzida nos Estados Unidos, seus resultados são proclamados em todos os cantos do mundo. Há inúmeros exemplos de falas públicas de executivos de saúde ou comunicados oficiais de hospitais brasileiros afirmando que a implantação do PEP representa maior segurança e qualidade do cuidado oferecido aos seus pacientes. Por exemplo, veja o anúncio de uma comunicação oficial de uma rede de hospitais de São Paulo: "A [rede de saúde] está sempre inovando em segurança do paciente e por isso é importante comunicar a todos que finalizamos a última etapa do processo de implantação do [PEP comercial adotado]". Em outro exemplo, uma executiva de um hospital de alta complexidade de São Paulo afirma em entrevista a uma revista especializada: "Continuaremos nossos esforços para alcançar o nível de máxima excelência na qualidade e segurança do cuidado ao paciente e assim atingirmos o estágio de adoção completa do prontuário eletrônico". Vários exemplos desse tipo são encontrados em revistas especializadas, na mídia e principalmente nas redes sociais. O que não fica claro é como tal associação é feita. De onde vem essa certeza inabalável de que a adoção do PEP, de forma isolada, trará tais benefícios? Acredito que os responsáveis por essas conclusões nunca se fizeram essas perguntas.

É importante ressaltar que as análises das Figuras 12.2, 12.3 e 12.4 são bastante eficazes para identificar *quais* e *por quanto tempo* os indicadores monitorados foram afetados pela adoção do PEP, mas não são capazes de explicar *como* eles foram afetados. Mesmo a análise longitudinal, de forma isolada, ainda não é suficiente para identificar todos os fatores que possam ter alterado a performance desses indicadores durante a implantação. Conforme veremos na próxima seção, além do uso de um conjunto robusto de indicadores de consenso entre os cientistas e do monitoramento longitudinal desses indicadores contemplando um grupo-controle, um entendimento completo da adoção do PEP depende de análises complementares e da avaliação de outros fatores relacionados à adoção de sistemas de informação em saúde, conforme será visto na próxima seção.

O PARADOXO DA PRODUTIVIDADE

Após a Segunda Guerra Mundial, os avanços nas tecnologias de computação e comunicação produziram um investimento cada vez maior na aquisição de infraestrutura de tecnologia da informação (TI) nos Estados Unidos entre as décadas de 1970 e 1980, sendo que esse investimento intensificou-se tanto no setor de manufatura quanto no de serviços. Embora as áreas de serviços tivessem investido substancialmente mais do que as de manufatura, tal investimento não se converteu em um aumento de produtividade. Enquanto o setor de manufatura apresentou um ganho de produtividade equivalente ao investimento em TI, o inverso aconteceu no setor de serviços, que, quanto mais investia em TI, menos produtividade tinha. Esse fenômeno foi identificado pelo economista americano Steven Roach em 1987, tendo mais tarde sido chamado de "paradoxo da produtividade" pelo pesquisador do Massachusetts Institute of Technology (MIT) Erik Brynjolfsson.[33]

O paradoxo teve um impacto maior nos setores de serviços devido à complexidade inerente aos seus processos. As transações de serviços são idiossincráticas e difíceis de representar e medir, e são processadas por meio de fluxos de trabalho mais complexos do que os de manufatura. Como a área da saúde passou pelo processo de informatização com décadas de atraso em relação às demais áreas de serviços, as avaliações iniciais desse fenômeno ocorreram em indústrias como varejo, finanças e transporte e, consequentemente, os efeitos desse paradoxo foram controlados nessas indústrias primeiro, mas ainda afetam a área da saúde nos dias de hoje.[34] As causas do paradoxo da produtividade observadas em outros setores são atribuídas à necessidade de investimentos ou fatores complementares (p. ex., planejamento e treinamento adequados, atualização da infraestrutura de TI, adaptação de fluxos de trabalho).

Especialistas do MIT estimam que, para cada dólar investido em TI, existem vários dólares de investimento organizacional complementares, e que por meio destes – e somente por meio destes – é possível obter ganhos de produtividade e valor para o negócio.[35] Isso explica por que muitos gestores da área da saúde se frustram quando adotam tecnologias caras que, no curto prazo, em vez de produzirem um ganho de eficiência e diminuição de custos (como de fato produzem em alguns setores), geram uma demanda de investimentos adicionais. Não são raras as situações em que a adoção de um sistema de informação hospitalar resulta em um aumento no quadro de funcionários. Isso é comum principalmente em áreas com alto volume operacional, como é o caso da farmácia hospitalar. Por exemplo, quanto maior o número de etapas do processo a serem validadas (leitura e código de barras durante a separação, preparo, dispensação e administração de medicamentos), maior o número de pessoas necessárias para executar tais etapas; em outras palavras, você adquire tecnologia de ponta (para introduzir controles de segurança) e contrata mais pessoas (para fazer a tecnologia funcionar). Nos Estados Unidos, diversas redes de saúde agora empregam escribas para transcrever relatórios médicos e permitir que os médicos possam fazer algo que está cada vez mais difícil na era pós-Meaningful Use: cuidar de seus pacientes!

Os estudos de impacto da adoção do PEP disponíveis na literatura científica raramente exploram *quais* e *como* os fatores complementares à adoção do PEP podem afetar as variáveis analisadas. A necessidade de identificação desses fatores fica clara quando tentamos interpretar os resultados dos exemplos apresentados nas Figuras 12.2., 12.3 e 12.4. A Figura 12.4, por exemplo, mede o índice de infecções hospitalares causadas pelo microrganismo *Clostridium difficile*. As infecções são causadas por organismos microscópicos que se instalam e se multiplicam, produzindo uma doença em seu hospedeiro (paciente); no caso das infecções hospitalares, a contaminação ocorre dentro das instalações de um hospital, por isso elas recebem esse nome. A prevenção dessas infecções envolve processos como esterilização adequada de equipamentos e materiais cirúrgicos, higienização apropriada das instalações hospitalares e cuidados específicos durante os procedimentos médicos. Nesse contexto, como é possível um sistema informatizado ser responsável pelo aumento ou diminuição de infecções hospitalares? Conforme discutido em detalhe mais adiante, o sistema em si não pode ser o responsável direto por tais resultados, mas ele pode introduzir mudanças profundas nos processos e procedimentos relacionados à identificação dessas infecções, e indiretamente afetar o índice de infecções confirmadas após a implantação.

Levando em consideração a limitação das descobertas científicas e a complexidade da adoção de TI no setor de serviços – em especial na saúde –, para entender como a adoção do PEP pode ter afetado os indicadores das Figuras 12.2, 12.3 e 12.4, foi necessário um estudo complementar ao estudo longitudinal antes discutido. Esse estudo complementar incluiu entrevistas com diversos gestores e líderes assistenciais dos hospitais e clínicas monitorados durante a implantação da Cerner na Intermountain.[25] Os participantes tiveram acesso aos resultados do monitoramento longitudinal que incluía todas as métricas que apresentaram uma mudança estatisticamente significativa. Solicitou-se que eles descrevessem quais fatores complementares observados durante a implantação poderiam explicar os impactos observados. Os entrevistados também sugeriram indicadores adicionais que poderiam ser monitorados em análises futuras para garantir um monitoramento mais completo.

No caso da diminuição da proporção de pacientes diabéticos com hemoglobina glicada controlada (ver Fig. 12.2), o PEP teve um impacto indireto nas alterações observadas. As entrevistas revelaram que, em decorrência da Obamacare, ao mesmo tempo em que o sistema era implantado, houve um aumento na proporção de pacientes com planos de saúde de alto risco; esses planos têm uma coparticipação (pagamento complementar pago pelos pacientes) baixa para casos de emergência e uma coparticipação alta para serviços de atenção básica. Planos desse tipo tendem a dificultar o controle de indicadores de doenças crônicas como o diabetes, pois os pacientes tendem a evitar consultas de atenção básica, que têm maior coparticipação. Nesse caso, é mais provável que um fator externo tenha afetado o indicador, e que o PEP tenha tido um papel indireto no resultado observado.

O tempo de permanência no pronto-socorro (ver Fig. 12.3) sofreu aumentos idênticos em todas as regiões analisadas. Nesse caso, as entrevistas revelaram que o impacto do PEP no fluxo de trabalho dos médicos foi bastante significativo, sendo a implantação da prescrição eletrônica o principal gargalo do processo.

Antes da implantação do novo PEP, as prescrições nos prontos-socorros eram feitas em papel e posteriormente transcritas para o sistema, e apesar de diversas alternativas de treinamento disponibilizadas aos médicos, eles tiveram muita dificuldade de lidar com a prescrição eletrônica. A dificuldade para entrada de dados no sistema causou lentidão em todo o fluxo de atendimento, pois os demais profissionais clínicos não conseguiam executar os itens da prescrição sem que ela fosse registrada no sistema, o que não ocorria antes, quando as prescrições eram feitas em papel e podiam ser consultadas imediatamente. Contudo, as entrevistas também revelaram um fator complementar que contribuiu para a baixa performance dos médicos: enquanto a equipe de enfermagem contratou mais enfermeiros, adiou férias e aumentou sua jornada de trabalho durante os dois primeiros meses de implantação, a equipe médica optou por fazer o mesmo por apenas três dias. O resultado foi uma equipe de enfermagem de braços cruzados a maior parte do tempo, esperando as prescrições médicas serem inseridas no sistema.

É curioso constatar que, embora as regiões mais recentes tivessem enviado alguns funcionários para dar suporte às implantações das regiões anteriores e, portanto, fossem capazes de antecipar essas dificuldades, elas não conseguiram evitar a repetição desses mesmos problemas nas suas regiões. Os entrevistados relataram que a liderança da instituição não conseguiu convencer os médicos a aumentarem seu contingente por um período similar ao da equipe de enfermagem. Os motivos foram financeiros: um maior número de médicos no mesmo plantão significaria menos atendimentos para cada médico e, portanto, diminuição da sua receita. Assim como no Brasil, o corpo clínico de muitos hospitais americanos é composto, em sua maioria, por médicos que não são funcionários do hospital, mas que utilizam sua infraestrutura para tratar seus pacientes. Esse formato de contratação provavelmente contribuiu para a diferença de alocação de funcionários entre as equipes médica e de enfermagem, colaborando para o aumento no tempo de atendimento.

Por fim, no caso das infecções hospitalares (ver Fig. 12.4), temos uma situação inesperada. O processo de investigação de infecções hospitalares se inicia com a identificação de potenciais casos de infecção hospitalar, os quais eram identificados a partir de um relatório diário gerado automaticamente pelo sistema legado. Nesse caso, o novo PEP tinha funcionalidades mais robustas do que as do sistema anterior, e era capaz de identificar um número maior de casos a serem investigados. Isso resultou em uma lista de casos a serem investigados muito maior do que a média de casos gerados antes da implantação, fazendo com que o número de infecções hospitalares confirmadas aumentasse. Na prática, o sistema não aumentou o número de infecções, mas aumentou a capacidade de identificação de infecções que provavelmente já estavam ocorrendo antes da implantação, mas que não eram identificadas de maneira adequada. No entanto, assim como no caso do tempo de atendimento no pronto-socorro, o sistema, de forma isolada, não poderia ter causado tal resultado. A quantidade de casos a serem investigados passou a ser tão grande que a equipe de controle de infecções teve de adotar uma série de medidas: priorizar os casos a investigar, redistribuir casos considerados menos relevantes para outras equipes, ou simplesmente excluir alguns casos de suas investigações diárias. O efeito prático foi uma capacidade maior de identificação de infecções hospitalares em detrimento de outras infecções prováveis – embora menos graves – que não estavam mais sendo investigadas de modo rotineiro. A Tabela 12.2 apresenta todos os fatores complementares identificados por esse estudo.

Com apenas três exemplos, podemos ter uma ideia de quão complexa e trabalhosa pode ser a interpretação do real impacto da adoção do PEP em uma única rede de saúde, quem dirá no país inteiro. Os efeitos do programa americano de adoção do PEP ainda levarão muitos anos para serem assimilados, e isso dependerá do acúmulo de evidências mais robustas como as exemplificadas neste capítulo. O método aqui apresentado está sendo utilizado em outras implantações nos Estados Unidos e pode tornar-se uma importante ferramenta nesse processo de aprendizagem. No próximo capítulo, analisamos o que poderia ter sido feito (ou terá de ser feito) para minimizar os efeitos da adoção de sistemas que não tinham aceitação plena da classe médica – que parece ter tido razões mais do que suficientes para tal resistência.

Como vimos nos exemplos dos Capítulos 5 e 7, e a partir de alguns exemplos deste capítulo, o PEP não é um vilão dos profissionais e organizações de saúde; muito pelo contrário: quando bem implementado, customizado para atender às necessidades locais e acompanhado de investimentos complementares, ele é uma ferramenta de sumo valor para os profissionais de saúde. Entretanto, alguns problemas fundamentais – principalmente dos PEPs comerciais –, discutidos em mais detalhe no próximo capítulo, permanecem sem solução, fazendo com que o sistema de saúde digital ainda não tenha atingido todo o seu potencial.

>> TABELA 12.2
FATORES COMPLEMENTARES QUE CONTRIBUÍRAM PARA AS MUDANÇAS OBSERVADAS DURANTE A ADOÇÃO DO PEP COMERCIAL DA CERNER CORPORATION NA INTERMOUNTAIN HEALTHCARE

FATOR COMPLEMENTAR	ASSOCIADO À IMPLANTAÇÃO	EXEMPLOS
Diminuição da comunicação	Sim	Devido à adoção da prescrição eletrônica, em alguns setores a comunicação verbal diminuiu e o número de interrupções aumentou
Migração de dados do sistema antigo incompleta	Sim	Migração parcial de dados dos sistemas legados para o novo PEP, comprometendo a precisão dos SADCs
Aumento de equipe	Sim	Doze enfermeiros contratados para o pronto-socorro, médicos das clínicas contrataram escribas para transcrever relatórios
Tempo de aprendizado	Sim	Os profissionais aprenderam mais com o sistema em uso do que em treinamentos anteriores à implantação
Falta de funcionalidades	Sim	A falta de funcionalidades que existiam nos sistemas legados interferiu diretamente em alguns indicadores
Redistribuição de tarefas ou pessoas	Sim	Diferenças do número de pacientes por prestador entre enfermeiros e médicos, redistribuição das investigações de infecção hospitalar e pacientes ambulatoriais orientados a chegar 10 minutos mais cedo do que o usual
Resistência em aprender um sistema novo	Sim	Diversos casos relatados de enfermeiros que pediram demissão ou adiantaram sua aposentadoria para não ter que aprender um sistema novo
Configuração do sistema	Sim	Funcionalidades foram adicionadas ou modificadas durante a implantação; em alguns casos, isso ocorreu para minimizar impactos negativos
Soluções alternativas	Sim	Várias etapas do fluxo de trabalho foram modificadas durante a implantação para compensar a perda de eficiência
Mudanças em protocolos clínicos	Parcialmente	Alguns protocolos clínicos foram alterados em paralelo à implantação, afetando indicadores de qualidade
Diminuição intencional do volume de trabalho	Parcialmente	Médicos de saúde primária diminuíram o volume de pacientes atendidos nos primeiros meses de implantação
Mudanças de plano de saúde	Não	Alguns pacientes passaram a utilizar planos de saúde de alto risco (em decorrência da Obamacare), diminuindo suas visitas de saúde primária, o que afetou o controle de alguns indicadores de doenças crônicas
Engajamento do paciente no tratamento	Não	O controle de algumas métricas de qualidade depende do engajamento do paciente; algumas métricas foram afetadas por este fator
Mudanças sazonais	Não	O volume de pacientes aumentou nos prontos-socorros que implantaram o sistema entre o outono e o inverno, colaborando para a lentidão no atendimento

PEP, prontuário eletrônico do paciente; SADCs, sistemas de apoio à decisão clínica.
Fonte: Colicchio e colaboradores.[25]

>>> CONSIDERAÇÕES FINAIS

Com uma gradual adoção do PEP em outros países e uma crescente presença global das duas principais fornecedoras de PEP dos Estados Unidos, os desafios discutidos neste capítulo podem já estar presentes mundo afora e devem começar a ser observados em países como o Brasil à medida que a adoção do PEP aumenta. Com base na experiência americana, algumas alternativas são propostas a seguir para minimizar o impacto da adoção do PEP em nível nacional e potencializar seus benefícios. Essas sugestões visam proporcionar aos países com adoção em crescimento a oportunidade de implementar ações preventivas que podem mitigar ou evitar as consequências não esperadas observadas na experiência americana. Tais medidas incluem:

> Simplificar regras de faturamento complexas ou desnecessárias e outros requisitos médico-legais, já que a combinação do PEP com requisitos administrativos complexos tende a produzir uma sobrecarga de documentação, que leva ao esgotamento dos profissionais clínicos.
> Ter atenção especial à identificação de ameaças à inovação nos casos em que a adoção do PEP for promovida por forças externas (p. ex., governo, agências regulamentadoras); em tal cenário, as maiores empresas tendem a dominar o mercado, criando um oligopólio do setor e diminuindo a inovação e autonomia de seus clientes.
> Os PEPs comerciais adotados nos Estados Unidos não sofreram um redesenho que seria fundamental para corrigir problemas amplamente conhecidos antes de serem adotados em todo o país; um roteiro claro para a correção dos problemas dos PEPs disponíveis deve preceder sua adoção nacional.
> Para evitar o mesmo entusiasmo em torno da informática em saúde observado nos Estados Unidos, deve-se garantir o acúmulo de evidências sólidas de que os PEPs disponíveis no mercado contribuem para o aumento da qualidade, produtividade e segurança do paciente.
> Identificar quais fatores ou investimentos complementares serão necessários para que as evidências de melhoria identificadas em implantações locais sejam reproduzidas nos níveis estadual e federal.

>> PERGUNTAS PARA DISCUSSÃO

■ Por que as melhorias de qualidade, produtividade e segurança do paciente, tão aguardadas, não foram produzidas pela adoção nacional do PEP nos Estados Unidos?

■ Com base na experiência americana, qual estratégia de adoção e uso do PEP você consideraria a mais efetiva para o sistema de saúde brasileiro?

■ Quais características do sistema de saúde americano contribuíram para a baixa adoção do PEP antes do Meaningful Use? Essas características são observadas no Brasil?

■ As consequências não esperadas discutidas anteriormente já podem ser observadas no Brasil?

■ Descreva o paradoxo da produtividade e seu impacto na adoção de tecnologia em saúde.

■ Como a experiência americana pode contribuir para a definição de uma estratégia de adoção nacional do PEP no Brasil? Essa estratégia deve focar apenas no Sistema Único de Saúde?

// REFERÊNCIAS

1. Bush J. Where does it hurt?: An entrepreneur's guide to fixing health care. New York: Penguin; 2014.
2. Delbanco TL, Meyers KC, Segal EA. Paying the physician's fee: blue shield and the reasonable charge. N Engl J Med. 1979;301(24):1314-20.
3. Starr P. The social transformation of American medicine: the rise of a sovereign profession and the making of a vast industry. United States of America: Basic Books; 1982.
4. Marmor T, Tenner E. National health insurance: Canada's path, America's choice. Challenge. 1977;20:13-21.
5. Sawyer B, Cox C. How does health spending in the U.S. compare to other countries? [Internet]. Peterson-Kaiser; 2018 [capturado em 07 out. 2019]. Disponível em: https://www.healthsystemtracker.org/chart-collection/health-spending-u-s-compare-countries/.
6. Yeginsu C. NHS overwhelmed in Britain, leaving patients to wait [Internet]. New York: The New York Times; 2018 [capturado em 07 out. 2019]. Disponível em: https://www.nytimes.com/2018/01/03/world/europe/uk-national-health-service.html.
7. Malcolm C. The pitfalls of single-payer health care: Canada's cautionary tale [Internet]. New York: National Review; 2017 [capturado em 07 out. 2019]. Disponível em: https://www.nationalreview.com/2017/04/canada-single-payer-health-care-system-failures-cautionary-tale/.
8. Hillestad R, Bigelow J, Bower A, Girosi F, Meili R, Scoville R, et al. Can electronic medical record systems transform health

care? Potential health benefits, savings, and costs. Health Aff (Millwood). 2005;24(5):1103-17.
9. Blumenthal D. Wiring the health system – origins and provisions of a new federal program. N Engl J Med. 2011;365(24):2323-9.
10. Grams R. The Obama EHR experiment. J Med Syst. 2012;36(2):951-6.
11. Brase T. Big brother in the exam room: the dangerous truth about electronic health records. Beaver's Pond; 2018.
12. Colicchio TK, Cimino JJ, Del Fiol G. Unintended consequences of nationwide electronic health record: challenges and opportunities in the post-Meaningful use era. 2019. J Med Internet Res 2019;21(6):e13313.
13. Sittig DF, Wright A, Ash J, Singh H. New unintended adverse consequences of electronic health records. Yearb Med Inform. 2016;(1):7-12.
14. Papanicolas I, Woskie LR, Jha AK. Health care spending in the United States and other high-income countries. JAMA. 2018;319(10):1024-39.
15. Jones SS, Rudin RS, Perry T, Shekelle PG. Health information technology: an updated systematic review with a focus on meaningful use. Ann Intern Med. 2014;160(1):48-54.
16. Colicchio TK, Facelli JC, Del Fiol G, Scammon DL, Bowes III WA, Narus SP. Health information technology adoption: understanding research protocols and outcome measurements for IT interventions in health care. J Biomed Inform. 2016;63:33-44.
17. Rudin RS, Jones SS, Shekelle P, Hillestad RJ, Keeler EB. The value of health information technology: filling the knowledge gap. Am J Manag Care. 2014;20(11 Spec No. 17):eSP1-8.
18. Spitzer J. Which EHR vendor boosts the most hospital clients? [Internet]. Chicago: HIMSS; 2017 [capturado em 07 out. 2019]. Disponível em: https://www.beckershospitalreview.com/healthcare-information-technology/himss-analytics-which-ehr-vendor-boasts-the-most-hospital-clients.html.
19. Government Accountability Office. GAO Announces appointments to health out information technology policy committee [Internet]. Washington: GAO; 2009 [capturado em 07 out. 2019]. Disponível em: http://www.gao.gov/press/health_it_committee2009apr03.pdf.
20. Payne TH, Corley S, Cullen TA, Gandhi TK, Harrington L, Kuperman GJ, et al. Report of the AMIA EHR 2020 task force on the status and future direction of EHRs. J Am Med Inform Assoc. 2015;22(5):1102-10.
21. The Pew Trusts. Ways to improve electronic health record safety [Internet]. Philadelphia: PEW; 2018 [capturado em 07 out. 2019]. Disponível em: https://www.pewtrusts.org/en/research-and-analysis/reports/2018/08/28/ways-to-improve-electronic-health-record-safety.
22. Shanafelt TD, Dyrbye LN, West CP. Addressing physician burnout: the way forward. JAMA. 2017;317(9):901-2.
23. Downing NL, Bates DW, Longhurst CA. Physician burnout in the electronic health record Era: are we ignoring the real cause? Ann Intern Med. 2018;169(1):50-1.
24. Arndt BG, Beasley JW, Watkinson MD, Temte JL, Tuan W, Sinsky CA, et al. Tethered to the EHR: primary care physician workload assessment using EHR event log data and time-motion observations. Ann Fam Med 2017;15(5):419-26.
25. Colicchio TK, Del Fiol G, Scammon DL, Bowes III WA, Facelli JC, Narus SP. Looking behind the curtain: identifying factors contributing to changes on care outcomes during a large commercial EHR implementation. EGEMS. 2019;7(1):21.
26. Colicchio TK, Cimino JJ. Clinicians' reasoning as reflected in electronic clinical note-entry and reading/retrieval: a systematic review and qualitative synthesis. J Am Med Inform Assoc. 2019;26(2):172-84.
27. Singh H, Giardina TD, Meyer AND, Forjuoh SN, Reis MD, Thomas EJ. Types and origins of diagnostic errors in primary care settings. JAMA Intern Med. 2013;173(6):418-25.
28. Begley CG, Ioannidis JPA. Reproducibility in science. Circ Res. 2015;116(1):116-26.
29. Ioannidis JPA. Why most published research findings are false. PLoS. 2005;2(8):e124.
30. Colicchio TK, Fiol GD, Scammon DL, Bowes III WA, Facelli JC, Narus SP. Development and classification of a robust inventory of near real-time outcome measurements for assessing information technology interventions in health care. J Biomed Inform. 2017;73:62-75.
31. Colicchio TK, Del Fiol G, Scammon DL, Facelli JC, Bowes WA, Narus SP. Comprehensive methodology to monitor longitudinal change patterns during EHR implementations: a case study at a large health care delivery network. J Biomed Inform. 2018;83:40-53
32. Chen C, Garrido T, Chock D, Okawa G, Liang L. The Kaiser permanente electronic health record: transforming and streamlining modalities of care. Health Aff. 2009;28(2):323-33.
33. Brynjolfsson E. The productivity paradox of information technology. Commun ACM. 1993;36(12):66-77.
34. Wachter, Robert M. The digital doctor: hope, hype, and harm at the dawn of medicine's computer age. New York: McGraw-Hill Education; 2015.
35. Brynjolfsson E, Hitt LM. Beyond the productivity paradox. Commun ACM. 1998;41(8):49-55.

13

COMO "CONSERTAR" O PRONTUÁRIO ELETRÔNICO DO PACIENTE

>> OBJETIVOS

AO FINAL DESTE CAPÍTULO, O LEITOR ESTARÁ PREPARADO PARA:

- Descrever e discutir o processo evolutivo do prontuário eletrônico do paciente ao longo de três gerações.

- Discutir os benefícios e dificuldades relacionados ao uso atual do prontuário eletrônico do paciente.

- Descrever as principais áreas de pesquisa para o aprimoramento da terceira geração do prontuário eletrônico do paciente.

- Discutir as diferenças entre inovação em sistemas de informação na área da saúde e em outros setores da economia.

- Discutir as principais linhas de pesquisa para o desenvolvimento da quarta geração do prontuário eletrônico do paciente.

>> RESUMO

O prontuário eletrônico do paciente (PEP), utilizado hoje na maioria das organizações de saúde americanas, é resultado de um processo evolutivo que produziu três gerações complementares de PEPs. A primeira geração do PEP era composta sobretudo de sistemas administrativos e alguns sistemas clínicos departamentais desenvolvidos de forma isolada por pioneiros da informática em saúde.
A segunda geração contemplava uma integração maior entre os componentes do PEP, que ainda eram, em sua maioria, sistemas locais desenvolvidos internamente em hospitais e clínicas americanos. A terceira geração é a geração dos PEPs comerciais, que possuem um robusto repositório de dados clínicos e diversos componentes integrados. Esses sistemas são resultado de um processo evolutivo que tem como ponto de partida o prontuário em papel.
A percepção dos profissionais de saúde sobre o retorno obtido pelo uso do PEP de terceira geração em relação ao esforço necessário para usá-lo é bastante desproporcional.
Este capítulo descreve o *status quaestionis* do PEP de terceira geração e as principais pesquisas em andamento para o desenvolvimento da quarta geração do PEP.

USO ATUAL DO PEP

BENEFÍCIOS E DIFICULDADES RELACIONADOS AO USO DO PEP

Conforme demonstrado no Capítulo 1, os primeiros PEPs surgiram nos Estados Unidos entre as décadas de 1950 e 1960, como resultado de projetos de pesquisa e desenvolvimento liderados por pioneiros da informática em saúde, alocados em um seleto grupo de organizações de saúde e universidades americanas.

A **primeira geração do PEP** era composta de sistemas administrativos para a geração da conta do paciente e gestão da movimentação do paciente (p. ex., admissão, transferência, alta). O potencial para o uso de computadores na assistência médica foi evidenciado pelas primeiras pesquisas para a criação de sistemas de apoio à decisão clínica (SADCs), conduzidas no fim da década de 1950; em decorrência disso, diversos sistemas departamentais foram adicionados aos sistemas administrativos para informatizar processos clínicos como solicitação de exames e medicamentos, registro do histórico de saúde e criação de relatórios clínicos.[1] Esses sistemas usavam bases de dados hierárquicas e funcionavam de forma isolada, sem uma integração formal para troca de dados entre eles.

A **segunda geração do PEP** contemplava uma integração maior entre seus componentes, pois eles passaram a utilizar uma base de dados centralizada e longitudinal, conhecida como repositório de dados clínicos (RDC).[2] Os RDCs contêm todos os registros de saúde do paciente produzidos nos seus atendimentos em uma determinada organização de saúde. Embora o PEP de segunda geração tenha proporcionado certo grau de integração entre sistemas e departamentos, obtida pelo RDC e por padrões de comunicação em saúde, a criação e manutenção desses componentes tornava-se inviável em longo prazo; quanto maior o número de sistemas em uso, mais complexa e cara a sua manutenção. Além disso, devido à falta de padrões de comunicação para disseminar funcionalidades de suporte à decisão clínica, o uso de SADCs com resultados clínicos comprovadamente satisfatórios ficava restrito às instituições que os desenvolviam localmente. Ademais, do ponto de vista de negócios, o compartilhamento dessas funcionalidades não era desejável, pois elas tinham potencial para garantir certa vantagem competitiva.

Para superar as limitações das duas primeiras gerações, a **terceira geração do PEP** passou a contemplar PEPs comerciais, que utilizam um robusto RDC e vários componentes integrados, incluindo SADCs de diversos tipos, proporcionando a informatização de processos e a adoção de protocolos clínicos usando um único sistema de informação. Diferentemente dos sistemas anteriores, os PEPs comerciais são desenvolvidos e mantidos por empresas de tecnologia, as quais também oferecem, além de seus sistemas, serviços de armazenamento e gestão de dados, diminuindo o oneroso trabalho e os altos custos de manutenção de sistemas por parte das organizações de saúde. Outra vantagem dos PEPs comerciais é que melhorias solicitadas por clientes específicos são incorporadas em versões futuras do sistema, tornando-se disponíveis para todos os clientes que usam o mesmo produto.

Embora os sistemas de terceira geração tenham superado limitações importantes das gerações anteriores, eles não foram desenvolvidos para superar uma limitação comum a todas elas: o PEP consiste na representação eletrônica do prontuário em papel com um grau limitado de automação. Diversas funcionalidades dos sistemas de terceira geração reproduzem aspectos do prontuário em papel como entrada de dados em formulários predefinidos ou armazenamento de dados agrupados conforme a categoria (p. ex., diagnósticos, internações, prescrições), criando subseções do prontuário e fazendo com que a consulta a esses dados seja limitada pela sua estrutura de armazenamento. De fato, algumas limitações do prontuário em papel não farão falta alguma, como a ilegibilidade dos registros escritos à mão, o acesso ao prontuário físico restrito a uma pessoa de cada vez, o precário controle de acesso ao prontuário físico e um enorme espaço físico necessário para armazená-lo. Essas limitações são facilmente superadas por PEPs comerciais que garantem a legibilidade dos registros médicos, o acesso simultâneo ao prontuário por diversos profissionais, de qualquer localidade e a qualquer momento, o controle de acesso ao prontuário com rastreamento de todos os acessos autorizados, bem como tentativas de acesso não autorizado, além da seleção de opções de preenchimento de dados predefinidas (p. ex., dose recomendada para um medicamento ou prescrições-protocolo). Ademais, esses sistemas permitem que determinados registros possam ser rapidamente encontrados via mecanismos de pesquisa ou seleção de itens mais utilizados e, por meio de funcionalidades mais complexas como SADCs e sistemas especialistas, oferecem recomendações e lembretes para auxiliar os profissionais de saúde em seu processo decisório (ver Cap. 7).

Entretanto, a percepção dos profissionais de saúde sobre o retorno obtido com o uso do PEP em relação ao esforço necessário para usá-lo é bastante desproporcional. De acordo com o que foi discutido no capítulo anterior, nos Estados Unidos, em plena era da saúde digital, os profissionais médicos dedicam cerca de metade da sua jornada de trabalho à documentação eletrônica, seja ela para fins clínicos ou administrativos; em vez de aumentar a eficiência dos profissionais de saúde, a adoção nacional do PEP tem diminuído o tempo de interação médico-paciente, sobrecarregado os profissionais com informações irrelevantes e, em alguns casos, obstruído informações necessárias para o cuidado do paciente.[3]

O processo de evolução do prontuário em papel para os PEPs comerciais é análogo ao processo de desenvolvimento do automóvel. Até o fim do século XIX, a maioria das locomoções individuais ou de pequenos grupos de pessoas eram feitas usando carroças puxadas por animais, como cavalos ou burros. Quando Karl Benz criou o primeiro carro a motor em 1886, seu *design* era exatamente o mesmo das carroças utilizadas na época, dando à primeira geração de carros motorizados o apelido de "carroças sem cavalo".[4] É evidente que essa invenção representava um marco importante e o surgimento de um dos maiores setores da era industrial, além de enormes benefícios como maior conforto e não dependência de animais para o transporte; contudo, em essência, ela continuava a ser apenas a evolução das carroças a cavalo. Embora motorizados, esses veículos continuavam a depender de uma pessoa que os conduzisse e determinasse seu comportamento durante o trajeto, e os passageiros continuavam sendo transportados passivamente, sem interferência direta na locomoção.

Agora vejamos o exemplo de outra invenção – o iPod da empresa Apple: diferentemente dos automóveis, a criação do iPod não representou uma evolução natural na forma de se ouvir música, mas sim uma nova maneira de se ouvir música, completamente diferente de tudo o que se viu antes. Em 2001, quando o primeiro iPod foi lançado, já existiam vários tocadores de música digital no mercado, porém o impacto do iPod na indústria da música foi tão significativo que ele é visto por muitos como o primeiro tocador de música digital. Os tocadores disponíveis no início dos anos 2000 representavam a evolução dos CD *players*, que por sua vez eram a evolução dos tocadores de fita cassete, entre eles o famoso Sony Walkman. Os primeiros tocadores de música digital introduziram recursos relevantes em comparação com os dispositivos anteriores, como facilidades no armazenamento de músicas e um som de melhor qualidade, mas, assim como seus antecessores, eles eram dispositivos grandes, pesados, difíceis de usar e com uma bateria que durava pouquíssimas horas, em alguns casos menos de uma hora; em essência, a experiência de se consumir música era a mesma.

A partir de uma combinação de inovações, a Apple aproveitou diversas tecnologias disponíveis, incluindo a aquisição de tecnologias desenvolvidas por terceiros, para criar um dispositivo muito menor que o dos seus concorrentes e que, em vez de armazenar algumas dúzias de músicas, era capaz de armazenar mil músicas em formato MP3; o iPod foi lançado em 2001 com o *slogan* "1.000 músicas no seu bolso".[5] Além de uma capacidade de armazenamento impressionante para a época, o iPod era muito mais fácil de usar do que seus concorrentes: com seu cursor em formato circular, o usuário podia navegar entre as opções de sua pequena tela apenas deslizando o dedo sobre o cursor. Outra vantagem imbatível foi a rapidez com que as músicas podiam ser baixadas do iTunes para o iPod; as músicas de um CD inteiro poderiam ser baixadas em poucos segundos, algo surpreendente para a época.

Ao tornar-se um sucesso instantâneo, o iPod revolucionou a forma como ouvimos música; mais do que isso, ele revolucionou a própria indústria da música. Ao permitir que músicas individuais pudessem ser adquiridas de sua biblioteca virtual, o iPod permitiu que os consumidores passassem a ouvir o que quisessem, e não mais o que as rádios determinassem que seria sucesso. Eles também não se viam mais obrigados a comprar álbuns inteiros para aproveitar apenas uma ou duas músicas. Os artistas, por outro lado, ganharam a oportunidade de promover sua música direto nas bibliotecas digitais e passaram a não depender mais das grandes gravadoras, que até então detinham o monopólio do setor. Isso afetou sobretudo os artistas mais famosos que, ao perderem rentabilidade com a venda de álbuns, passaram a depender muito mais de seus shows, passando a dedicar-se mais ativamente aos seus fãs, pois na era da música digital, sem fãs leais, não há lucro.

De certa forma, podemos dizer que o iPod salvou a indústria da música, que passou a vender músicas por um preço bastante acessível (99 centavos de dólar por música no iTunes) e, com o ganho de escala permitido pela venda *on-line*, manteve-se sustentável em um momento crítico: as grandes gravadoras corriam sério risco de comprometimento de direitos autorais em decorrência do compartilhamento de arquivos digitais via sistemas como Napster.

Antes do iPod, a indústria da música estava fadada a dois destinos possíveis: perder sua rentabilidade e propriedade intelectual quase completamente ou travar uma guerra judicial que se arrastaria por anos, custaria uma fortuna e teria um resultado incerto. Embora a batalha da segunda opção tenha de fato ocorrido, ela foi bastante atenuada pelo surgimento do iPod. Logo após o seu lançamento, a Apple já havia fechado contrato com a EMI, uma das maiores gravadoras do mundo – era o início de uma nova era na indústria da música. De quebra, o iPod também abriu caminho para o iPhone, que por sua vez revolucionou o mercado de telefonia móvel. Hoje, com um *smartphone*, a qualquer hora e de qualquer lugar é possível tirar uma fotografia, gravar um vídeo, pagar contas, comprar e vender produtos, identificar o caminho mais curto para o trabalho, e muitas outras coisas; com um *smartphone*, é possível até mesmo fazer uma ligação telefônica!

Após esse longo, mas necessário parêntese, permita-me voltar ao PEP. Os exemplos do iPod e do iPhone servem para ilustrar o impacto das tecnologias disruptivas, aquelas que não surgem para aprimorar um produto ou serviço, mas para transformá-lo. Ao analisarmos os PEPs em uso dentro e fora dos Estados Unidos, concluímos que eles não representam uma tecnologia disruptiva. Embora tenham introduzido diversas facilidades em relação ao prontuário em papel, essas facilidades não foram suficientes para revolucionar o uso do prontuário médico. Conforme demonstrado no capítulo anterior, a necessidade de registrar documentação clínica e atender a requisitos administrativos onerosos utilizando PEPs subótimos, com funcionalidades confusas e SADCs ineficazes, fez os profissionais clínicos passarem a gastar um tempo significativo da sua rotina de trabalho clicando, digitando e navegando entre incontáveis telas do PEP.

A navegação do PEP é um dos problemas mais visíveis e fonte de insatisfação diuturna. Assim como acontecia no prontuário em papel, cada item do PEP é armazenado em módulos específicos; assim, para interpretar um problema de saúde do paciente e a sua resposta aos tratamentos prescritos, os profissionais de saúde precisam navegar entre partes distintas do prontuário: em uma parte é possível ver os diagnósticos do paciente, em outra, as medicações em uso, em outra, a última evolução médica, em outra, os sinais vitais colhidos pela enfermagem, em outra, os resultados dos últimos exames de laboratório. Em muitos casos, mesmo após dezenas de cliques e de idas e vindas entre incontáveis telas e funcionalidades, perguntas como "O paciente está evoluindo dentro do esperado?" ou "Por que o paciente está recebendo um tratamento não recomendado para o seu diagnóstico?" permanecem sem resposta.

Em resumo, o PEP demanda um esforço de entrada de dados enorme por parte dos profissionais de saúde, mas tal esforço não é recompensado quando esses mesmos profissionais precisam acessar informações relevantes para o cuidado do paciente. Embora a adoção do PEP nos Estados Unidos tenha atingido índices altíssimos, os benefícios esperados não se materializaram.

Os esforços do setor de informática em saúde americano estão agora voltados para encontrar alternativas destinadas a romper o ciclo evolutivo do PEP, criando tecnologias disruptivas que mudem completamente a forma de se registrar e consultar dados no PEP; entretanto, essa tarefa não será nada fácil. Implantações de PEPs comerciais são extremamente complexas, envolvem investimentos altíssimos, podem durar meses ou anos e alterar de modo significativo os processos e a cultura de uma organização. Após a implantação de um sistema comercial, ele dificilmente será substituído por outro, pelo menos não em curto prazo. O principal desafio da saúde americana será encontrar a combinação de tecnologias, métodos e ferramentas necessárias para permitir que os PEPs comerciais adotados continuem a ser utilizados, ao mesmo tempo em que são completamente renovados; diversas linhas de pesquisa estão convergindo para um objetivo em comum: consertar o PEP!

Status quaestionis do PEP de terceira geração

Nos Estados Unidos, as limitações dos PEPs comerciais já são bastante conhecidas e extensivamente estudadas. A seguir são discutidas as principais linhas de pesquisa que compõem o *status quaestionis* das investigações em andamento para "consertar" o PEP.

■ **APLICATIVOS EXTERNOS:** uma das principais áreas de pesquisa que buscam soluções para os problemas do PEP envolve o uso de aplicativos externos conectados aos PEPs comerciais via padrões como o HL7 FHIR e modelos de dados CIMI (ver Cap. 6). Exemplos de iniciativas nessa área incluem o SMART on FHIR[6] e o CDS Hooks.[7]

A ideia por trás do SMART on FHIR é de que os PEPs comerciais continuariam a ser utilizados para auxiliar os profissionais e organizações de saúde em tarefas para as quais eles são considerados adequados (p. ex., armazenamento de dados, controle de acesso, geração de indicadores de performance, atendimento a regulamentações, geração da conta do paciente), e que funcionalidades consideradas inadequadas (p. ex., prescrição eletrônica, documentação clínica) poderiam ser substituídas por aplicativos desenvolvidos localmente (como nas gerações anteriores) ou por empresas especializadas. Esse modelo de negócios é inspirado no mercado de *smartphones* criado a partir do advento do iPhone, onde desenvolvedores de qualquer parte do mundo podem publicar seus aplicativos em lojas como a App Store ou a Google Play, e os consumidores podem baixar esses aplicativos sob demanda. No caso do mercado de PEPs, cada PEP comercial teria uma loja de aplicativos própria, na qual desenvolvedores autorizados poderiam publicar seus aplicativos, e estes funcionariam como componentes do PEP que poderiam consultar e registrar dados no RDC usando o padrão FHIR combinado com modelos de dados CIMI. Por exemplo, ao baixar um aplicativo de prescrição eletrônica disponível na loja de um PEP comercial, o aplicativo poderia ser configurado para substituir a prescrição eletrônica nativa deste mesmo PEP.

CDS Hooks é uma especificação que padroniza a comunicação entre componentes do PEP e SADCs externos. Seu objetivo é facilitar a disseminação de SADCs especializados que não são facilmente replicados para diferentes organizações e sistemas.

Essas iniciativas têm um grande potencial para melhorar problemas de entrada de dados e de navegação do PEP ao aumentarem a competitividade do setor de informática em saúde. Para mais informações sobre aplicativos externos, ver Capítulo 14.

- **MÉTODOS COMPUTACIONAIS:** há uma grande expectativa em torno dos métodos computacionais aplicados à saúde, popularmente conhecidos como inteligência artificial em saúde. Conforme demonstrado no Capítulo 10, esses métodos são utilizados para processar grandes volumes de dados, a fim de encontrar padrões e tendências que não poderiam ser identificados por análises de dados convencionais ou envolvendo uma amostragem pequena. Há várias pesquisas em andamento nos Estados Unidos para aplicação de métodos computacionais para predição da ocorrência de alertas de SADCs com baixa probabilidade de serem lidos e aceitos pelos profissionais clínicos.[8] O objetivo é desenvolver SADCs capazes de analisar tanto a probabilidade de um alerta ser aceito de modo geral, como o comportamento individual de cada usuário do sistema, a fim de personalizar os alertas e lembretes emitidos, diminuindo a fadiga de alertas.

  Outra aplicação possível desses métodos é para diminuir a carga de entrada de dados administrativos por parte dos profissionais clínicos. Isso seria feito mediante uma combinação de processamento de linguagem natural (PLN) com aprendizagem de máquina para extração de serviços e materiais documentados de forma estruturada ou narrativa, e automatizar a sua codificação para a geração da conta do paciente e de indicadores de performance a serem enviados para fontes pagadoras e governo.

- **RECONHECIMENTO DE VOZ:** outra tecnologia que tem gerado bastante expectativa é o reconhecimento de voz integrado às funcionalidades do PEP. De acordo com o que foi discutido no Capítulo 2, um dos maiores desafios no uso do PEP é a lenta e trabalhosa entrada de dados em funcionalidades que dependem do chamado *kit desktop*: mouse + teclado + monitor com uma tela do PEP confusa. Essa configuração transforma o registro de simples observações clínicas em uma tediosa jornada envolvendo dezenas de cliques, entradas no teclado e uma extensa navegação entre diversos componentes do PEP. Uma das áreas de pesquisa para solucionar esse problema estuda a aplicação de reconhecimento de voz para o registro de observações clínicas no PEP. Embora existam aplicações de reconhecimento de voz bem-sucedidas para a geração de relatórios de exames de imagem,[9] sua aplicação para capturar outros tipos de dados produzidos durante os atendimentos médicos tem se mostrado bastante limitada. Alguns êxitos têm sido alcançados recentemente para registro de texto narrativo em relatórios de evolução médica,[10] o que sugere a viabilidade da expansão dessa tecnologia para registro de documentos clínicos e outros dados assistenciais.

- **TROCA DE REGISTROS DE SAÚDE:** conforme demonstrado no Capítulo 6, padrões de comunicação em saúde são utilizados para diminuir as barreiras de comunicação impostas pela enorme diversidade de pontos de coleta e armazenamento de dados na saúde. No sistema de saúde moderno, pacientes recebem atendimento em organizações de saúde primária, secundária e terciária de alta complexidade, sendo atendidos por profissionais de várias especialidades, o que gera uma fragmentação do prontuário do paciente e compromete a continuidade do seu cuidado.

  O terceiro estágio do programa Meaningful Use visava à promoção da adoção de padrões de comunicação em saúde com metas específicas para o compartilhamento de determinadas informações entre os prestadores, como sumário clínico, resultados de exames e lista de medicamentos em uso. Em 2015, quando o segundo estágio foi finalizado, as discussões sobre o terceiro estágio foram adiadas. Em 2018, os objetivos do terceiro estágio voltaram a ser discutidos, incluindo disponibilidade do prontuário eletrônico ao paciente no momento da alta, promoção da adoção de Application Programming Interfaces (APIs) para agilizar a adoção de aplicativos externos e o compartilhamento de registros de saúde entre prestadores.[11] Este último em particular tem sido objeto de diversos debates públicos, devido a uma expectativa de que o acesso aos registros de saúde do paciente produzidos por outras organizações possa diminuir a fragmentação do prontuário e, como consequência, diminuir custos e desperdício ao evitar a repetição de exames e procedimentos realizados anteriormente.

- **DADOS REGISTRADOS PELOS PACIENTES:** há várias pesquisas em andamento para promover a entrada de dados no PEP pelos próprios pacientes, visando encontrar alternativas para diminuir o esforço de entrada de dados pelos profissionais de saúde. Alguns especialistas têm sugerido que muitos dos dados registrados no PEP poderiam ser registrados diretamente pelos pacientes usando o registro eletrônico de saúde do paciente (RESP) ou terminais disponibilizados em pontos de espera, sobretudo em atendimentos ambulatoriais.[12]

■ **INTRODUÇÃO DA DOCUMENTAÇÃO ELETRÔNICA NA EDUCAÇÃO MÉDICA:** como o PEP foi criado a partir da evolução do prontuário em papel e preservou a necessidade de navegação particionada, ele dificulta a sintetização de dados necessária para a interpretação dos problemas de saúde do paciente. Ademais, a necessidade cada vez maior da entrada de dados para fins não relevantes do ponto de vista clínico torna o prontuário do paciente extenso e repleto de informações redundantes, principalmente em relatórios clínicos que costumam ter seu conteúdo copiado de relatórios anteriores do paciente. Isso contribui para que o PEP limite a consciência situacional dos profissionais de saúde (importante para a percepção e compreensão das informações necessárias à tomada de decisão).[13] Alguns especialistas sugerem que parte desse problema poderia ser resolvida com a introdução do PEP na educação médica, para orientar os estudantes de medicina sobre como criar relatórios clínicos que contenham informações relevantes para promover a interpretação de casos clínicos complexos e a rápida sintetização de dados.[14]

Essas soluções, embora tenham potencial para melhorar a entrada e consulta de registros eletrônicos, ainda representam uma continuidade do processo evolutivo do PEP, no qual melhorias e correções pontuais são implementadas e novas funcionalidades são acrescentadas aos sistemas atuais conforme necessário. Além disso, alguns desafios importantes precisam ser superados para viabilizar a implementação dessas soluções.

Em primeiro lugar, embora o uso de aplicativos externos esteja crescendo nos Estados Unidos e algumas funcionalidades interessantes já tenham sido implementadas, há ainda alguma resistência por parte das desenvolvedoras de PEPs comerciais com relação à abertura de suas plataformas para aplicativos externos, visto que tal abertura pode tornar seus produtos menos relevantes e diminuir seu poder de barganha.

Em segundo lugar, tecnologias proeminentes como PLN, aprendizagem de máquina e reconhecimento de voz precisam evoluir bastante e tornarem-se mais precisas e fáceis de implementar; a implementação dessas tecnologias é bastante trabalhosa e cara. Um desafio específico do reconhecimento de voz resulta do fato de que os prestadores de saúde tendem a fazer escolhas conscientes do que documentam no PEP e do que comunicam verbalmente aos seus pacientes.[15] Por exemplo, um tumor não confirmado pode estar sendo considerado pelo médico, mas não ser comunicado de forma verbal ao paciente; situações como esta são pouco estudadas e limitam o uso de reconhecimento de voz na saúde.

Em terceiro, estudos que sugerem que a captura de dados relatados pelos pacientes ou importados de outras organizações facilitaria o processo de decisão clínica estão sujeitos às mesmas limitações dos estudos que serviram de base para a criação do programa Meaningful Use (ver Cap. 12). O impacto da importação de dados no PEP ainda não foi amplamente estudado; enquanto alguns estudos apresentam resultados positivos como diminuição do número de exames após importação de exames anteriores do paciente, outros relatam o contrário.[16]

Por fim, promover o treinamento de documentação eletrônica para estudantes de medicina é uma iniciativa importante em si mesma, mas dificilmente removerá as incongruências e redundâncias da documentação eletrônica. O estudante recém-formado, ao se deparar com uma pletora de atividades a serem documentadas antes, durante e depois dos atendimentos médicos, muitas delas irrelevantes do ponto de vista clínico, inevitavelmente buscará as alternativas de registro de dados menos trabalhosas, e elas não raro produzirão os mesmos registros de saúde longos e redundantes produzidos hoje.

Conforme demonstrado no capítulo anterior, após a ampla adoção de PEPs comerciais nos Estados Unidos, grandes redes de saúde americanas com longa tradição de inovação em informática em saúde diminuíram drasticamente seus investimentos em pesquisa e desenvolvimento, com algumas chegando até a eliminar os departamentos de informática clínica de sua estrutura organizacional. Com isso, os departamentos de informática em saúde de algumas universidades passaram a assumir um papel de maior protagonismo na condução de pesquisas para aprimorar o PEP. Esses projetos mencionados representam um conjunto de esforços em andamento em várias universidades americanas. Entretanto, mesmo que tais soluções sejam implementadas de forma isolada, elas provavelmente não seriam suficientes para promover uma mudança significativa no modo como os dados são registrados e consultados no PEP. Há uma iniciativa em particular com potencial para causar uma disrupção tecnológica que dificilmente seria produzida por melhorias pontuais dos sistemas atuais, a qual é discutida a seguir.

>> ACRESCENTANDO O "POR QUÊ" NO PEP

Segundo um dos maiores especialistas em informática em saúde, Dr. James Cimino, a explicação para as limitações dos sistemas atuais encontra-se no fato de o PEP não ser capaz de capturar um componente importantíssimo do processo decisório: o raciocínio clínico. Segundo ele, mesmo que aplicativos externos com melhor usabilidade fossem desenvolvidos, métodos computacionais fossem substancialmente aprimorados, dados fossem importados de outros sistemas e a educação médica contemplasse treinamento em documentação eletrônica, o PEP continuaria não sendo capaz de representar o racional por trás das decisões dos profissionais de saúde.[17] Ao não ser capaz de representar, de forma computável, o que ele chama de o "por quê da medicina", os profissionais de saúde sempre terão que navegar por incontáveis módulos, ler diversos relatórios, consultar listas de dados e interpretar tabelas, gráficos e outros dados para sintetizar as informações relevantes ao cuidado do paciente.

O processo decisório em medicina é complexo e envolve algum grau de incerteza, pois as variáveis envolvidas em cada decisão estão em constante mudança e a experiência e o grau de confiança dos profissionais envolvidos influenciam diretamente as suas decisões.[18] Ademais, um tratamento pode estar funcionando hoje e tornar-se ineficaz de repente ou produzir efeitos adversos não previstos, demandando novas decisões que podem, por sua vez, produzir outros efeitos inesperados.

O racional para a tomada dessas decisões pode estar claro para os profissionais de saúde, mas o que é documentado no PEP não é esse racional, e sim a escolha propriamente dita (p. ex., a prescrição de um medicamento escolhido entre várias alternativas de tratamento é registrada no PEP, mas a razão pela qual ele foi o escolhido, não). É verdade que um profissional de saúde pode documentar em um relatório clínico a resposta para perguntas como "Em qual estágio do tratamento o paciente se encontra?" ou "Por que um determinado tratamento foi suspenso?", mas o acesso a esse relatório exigirá navegação manual entre vários outros relatórios do prontuário, cada um com tamanhos e formatos diferentes; na maioria dos casos, o que ocorre é o seguinte: 1) essa informação não é documentada; e 2) ela é documentada, mas não é encontrada.

Para demonstrar a importância e a utilidade de se capturar o raciocínio clínico no PEP, podemos fazer uma analogia com um recurso tecnológico bastante conhecido e que dispensa maiores apresentações: o mecanismo de pesquisa do Google. Quando pesquisamos no Google o nome de um pequeno país do sudeste asiático chamado "Timor-Leste", os resultados da pesquisa retornaram dois grupos de dados: do lado esquerdo da tela são apresentados diversos *links* de páginas na *internet* relacionadas ao termo pesquisado; do lado direito é apresentado um cartão digital chamado *knowledge card* (cartão de conhecimento), contendo várias informações relevantes sobre o termo pesquisado. A Figura 13.1 apresenta um exemplo de *knowledge card* retornado para a pesquisa do termo "Timor-Leste".

Nesse *knowledge card*, nove itens são numerados: 1) a bandeira do "Timor-Leste"; 2) o mapa do "Timor-Leste"; 3) a informação de que se trata de um país; 4) um resumo sobre o "Timor-Leste" com referência para a Wikipédia; 5) a capital do "Timor-Leste"; 6) o continente onde ele está localizado; 7) suas línguas oficiais; 8) suas moedas oficiais; e 9) os principais pontos de interesse do "Timor-Leste". Muitas pessoas jamais ouviram falar nesse país, sequer sabem que existe. No Brasil, é possível que algumas pessoas já tenham ouvido falar nele, pois ele tem algo em comum com o nosso país: é um dos 10 países de língua portuguesa; mas provavelmente a maioria das informações apresentadas na Figura 13.1 são desconhecidas de grande parte dos brasileiros. No entanto, caso fosse necessário obtê-las, por meio de uma simples pesquisa no Google, seria possível ter acesso a elas em uma questão de segundos.

Você já se perguntou como é possível o Google retornar tantos dados relevantes sobre esse pequeno e desconhecido país em um espaço de tempo tão curto? A resposta está na estrutura interna do mecanismo de pesquisa do Google. Quando um termo é pesquisado, o Google não sai instantaneamente percorrendo a *internet* para retornar resultados relevantes, pois isso consumiria muita capacidade computacional, levaria muito tempo e provavelmente não retornaria os melhores resultados.

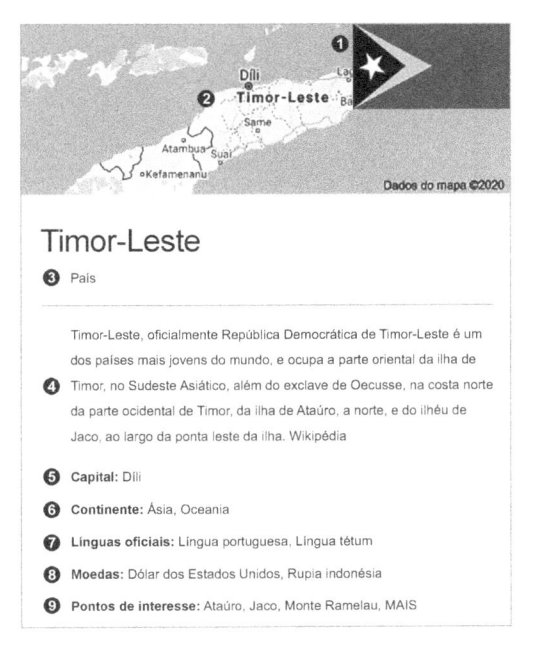

FIGURA 13.1 > Knowledge card *retornado pelo Google® para a pesquisa do termo "Timor-Leste".*

Em vez disso, ele consulta uma ferramenta interna chamada **base de conhecimento**. Base de conhecimento é uma ferramenta que armazena informações relevantes sobre conceitos de um determinado domínio do conhecimento. Por exemplo, diversos serviços de consulta como o UpToDate®, ClinicalKey® e Micromedex® são bases de conhecimento médico, consultadas por profissionais de saúde para apoiá-los durante seu processo decisório.

A base de conhecimento do Google armazena todos os conceitos que são pesquisados nele e os classifica usando uma rede semântica interconectada, de forma a mapear todas as informações relevantes sobre cada conceito. Essa rede semântica utiliza outra ferramenta chamada **ontologia**. Ontologia é uma área da filosofia que estuda a essência do ser, mas que foi adaptada para as ciências da informação e da computação para a criação de ferramentas de representação do conhecimento, a fim de torná-lo computável. Ontologias são usadas em sistemas de informação para a criação de coleções hierárquicas de conceitos e contêm a definição dos atributos e relacionamentos semânticos desses conceitos.

A ontologia do Google é utilizada para mapear o relacionamento semântico dos conceitos de sua base de conhecimento por meio de um formalismo inspirado na especificação Resource Description Framework (RDF). O RDF é usado para a representação de conhecimento em sistemas da *web* a partir de trios semânticos contendo *sujeito + predicado + objeto*.[19] Sujeito refere-se a um conceito (p. ex., Timor-Leste), predicado refere-se ao relacionamento semântico utilizado para associar este sujeito a um objeto, e é normalmente representado por um verbo acompanhado de uma característica semântica (p. ex., tem_localização), e o objeto refere-se a um conceito associado ao sujeito (p. ex., Oceania).

Após essas definições, podemos voltar ao exemplo da Figura 13.1. Para extrair as informações relevantes sobre o Timor-Leste apresentadas na referida figura, a base de conhecimento do Google contém os seguintes trios semânticos:

sujeito	+ predicado	+ objeto
Timor-Leste	é_um	país
Timor-Leste	tem_resumo	(conteúdo Wikipédia)
Timor-Leste	tem_capital	Dili
Timor-Leste	tem_localização	Ásia, Oceania
Timor-Leste	tem_língua_oficial	língua portuguesa, língua tétum
Timor-Leste	tem_moeda	Dólar, Rupia
Timor-Leste	tem_ponto_de_interesse	Ataúro, Jaco, Monte Ramelau
Timor-Leste	tem_bandeira	(imagem da bandeira)
Timor-Leste	tem_localidade	(coordenadas do mapa)

Ao consultar sua base de conhecimento, o Google é capaz de construir o painel da Figura 13.1 em menos de um segundo, pois as informações retornadas já estão representadas semanticamente antes mesmo de a consulta ser efetuada. Ao criar trios semânticos similares aos do exemplo do Timor-Leste para todos os conceitos já pesquisados (e que podem vir a ser pesquisados no futuro), o Google é capaz de retornar resultados relevantes em um curtíssimo espaço de tempo; sem essa infraestrutura, não seria possível obter dados tão precisos e de forma tão ágil.

A ontologia utilizada na base de conhecimento do Google é tão importante para a estratégia da empresa que, em 2010, o Google adquiriu a empresa Metaweb, por uma quantia não revelada, e junto com ela a ferramenta de representação do conhecimento Freebase.[20] Freebase é um sistema que permite que os usuários possam editar dados relacionados a qualquer conceito armazenado em sua base de dados. Essa edição é semelhante à da Wikipédia, em que os usuários podem criar uma conta no sistema, e de forma colaborativa editar o seu conteúdo; todavia, enquanto na Wikipédia o conteúdo refere-se a textos sobre determinadas entidades, no Freebase são editados fatos individuais sobre diversas entidades. Por exemplo, para a entidade "Arnold Schwarzenegger", os usuários do sistema podem registrar fatos como estes: é um ator, foi governador da Califórnia, tem nacionalidade austríaca, etc. Ao adquirir o Freebase, o Google adquiriu uma base de conhecimento que continuou a ser editada pelo público e, em 2014, continha mais de 2,4 bilhões de fatos sobre mais de 44 milhões de entidades. O Freebase foi descontinuado em 2014, mas a sua infraestrutura foi incorporada a diversos produtos do Google.

A infraestrutura que permite que o Google retorne dezenas de informações relevantes sobre qualquer conceito contido em sua base de conhecimento em uma questão de segundos não existe nos sistemas de informação em saúde. Como nos ensinava Larry Weed, um prontuário médico eficaz é aquele capaz de guiar o cuidado do paciente usando a documentação do que os profissionais que o atendem pensam sobre o paciente e seus problemas de saúde; entretanto, após três gerações do PEP, os sistemas atuais ainda não são capazes de capturar e representar o raciocínio clínico de forma computável e, por conseguinte, não representam uma ferramenta capaz de guiar o cuidado do paciente.

A equipe de pesquisadores liderada por James Cimino na Universidade do Alabama em Birmingham (UAB) está trabalhando em um ambicioso projeto para a criação de uma infraestrutura capaz de representar o raciocínio clínico usando um modelo de representação do conhecimento similar ao do Google. Essa infraestrutura poderá ser utilizada para aprimorar funcionalidades de diversos componentes do PEP e tem potencial para nos levar à **quarta geração do PEP**; as pesquisas em desenvolvimento, suas possíveis aplicações e os desafios relacionados à criação da quarta geração do PEP são discutidos a seguir.

RUMO À QUARTA GERAÇÃO DO PEP

O desenvolvimento da quarta geração do PEP, que causaria uma disrupção no seu processo evolutivo e geraria sistemas mais inteligentes, passa pela criação de uma infraestrutura digital capaz de representar o racional por trás das decisões clínicas. Assim como no caso do Google, essa infraestrutura envolve a criação de uma base de conhecimento e de uma ontologia; esta última seria utilizada para a criação de uma rede semântica, necessária para interconectar os conceitos clínicos armazenados no prontuário do paciente, de modo a representar o raciocínio clínico que os produziu.

Por exemplo, suponhamos que a seguinte inferência seja documentada por um médico no relatório de evolução de um paciente: "Após a cirurgia o paciente desenvolveu uma hipertensão". Usando o mesmo formalismo da ontologia do Google, essa inferência poderia ser representada pelo seguinte trio semântico: cirurgia (sujeito) + tem_efeito (predicado) + hipertensão (objeto). Da mesma forma, se todos os conceitos clínicos registrados no prontuário do paciente fossem representados semanticamente, o raciocínio por trás das decisões que levaram ao registro desses conceitos seria representado de forma computável (poderia ser interpretado por um computador) e poderia ser usado para facilitar a navegação e entrada de dados no PEP. Para garantir que os conceitos contidos nos trios semânticos sejam computáveis, a base de conhecimento armazenaria esses conceitos utilizando modelos de dados clínicos (MDC), como os modelos lógicos do CIMI. Dessa forma, a base de conhecimento seria capaz de distinguir conceitos clínicos de diferentes categorias, como medicamentos, exames de laboratório, diagnósticos ou achados clínicos (para mais informações sobre modelos de dados clínicos, ver Cap. 6). Os conceitos clínicos modelados seriam interconectados via relacionamentos semânticos, formando trios semânticos capazes de representar o raciocínio clínico que serviu de base para o registro desses conceitos no PEP. Na base de conhecimento do PEP, os trios semânticos seriam formados pelos seguintes componentes: um **conceito origem** e um **conceito destino**, interconectados por um **relacionamento semântico**. Por exemplo, a representação da interpretação médica "Após a cirurgia o paciente desenvolveu uma hipertensão" poderia ser feita a partir do seguinte trio semântico:

Conceito origem	+	Relacionamento semântico	+	Conceito destino
cirurgia (MDC = procedimento)		tem_efeito		hipertensão (MDC = diagnóstico)

Nesse caso, o conceito origem seria modelado por um MDC para *procedimento cirúrgico*, o conceito destino seria modelado com um MDC para *diagnóstico*, e ambos seriam interconectados pela relação semântica "tem_efeito", indicando que, segundo o médico que registrou essa inferência no prontuário, a cirurgia do paciente (*procedimento*) desencadeou um quadro de hipertensão (*diagnóstico*). Ao utilizar MDCs para essa representação, mesmo uma inferência registrada em texto livre, como a do exemplo recém-citado, se tornaria computável, uma vez que os conceitos relacionados seriam registrados na base de conhecimento por meio de uma modelagem padronizada, que identificaria que eles se referem a um procedimento e a um diagnóstico.

Dessa forma, os conceitos clínicos armazenados no PEP poderiam ser modelados em uma base de conhecimento e relacionados semanticamente, de modo a representar o raciocínio clínico envolvendo as decisões e interpretações do cuidado do paciente. Entretanto, para que essa representação seja possível, será preciso identificar quais seriam os relacionamentos semânticos necessários para interconectar todos os conceitos do prontuário do paciente. Essa é uma tarefa bastante complexa, uma vez que, no caso do PEP, não é possível adquirir uma base de conhecimento pronta, como fez o Google com a compra do Freebase; a ontologia que definirá os possíveis relacionamentos entre conceitos clínicos precisará ser criada do zero. O processo de desenvolvimento da base de conhecimento do prontuário do paciente, assim como o desenvolvimento de uma ontologia do raciocínio clínico, são discutidos a seguir.

BASE DE CONHECIMENTO DO PRONTUÁRIO DO PACIENTE

O primeiro passo para a criação de uma base de conhecimento do prontuário do paciente já foi finalizado na UAB e consiste na identificação do modelo lógico para a representação de conceitos clínicos. O modelo a ser utilizado contempla os MDCs da CIMI em desenvolvimento pelo HL7 e pela Intermountain Healthcare. O segundo passo é a criação da ontologia que permitirá a identificação dos relacionamentos semânticos necessários para a criação dos trios semânticos que formarão a base de conhecimento do PEP de quarta geração.

Diversos estudos estão sendo realizados na UAB para a criação dessa ontologia e, futuramente, da base de conhecimento do prontuário do paciente. O primeiro estudo foi um **projeto-piloto**, no qual casos clínicos publicados em periódicos médicos foram selecionados para anotação de seu conteúdo por cinco profissionais médicos.[21] A anotação desses casos visava à identificação de trios semânticos contidos na descrição narrativa dos casos publicados. Esse estudo identificou 26 relacionamentos semânticos e demonstrou a viabilidade do desenvolvimento de uma base de conhecimento do prontuário do paciente a partir da representação de mais de 50 trios semânticos.

A partir desse estudo-piloto, duas revisões sistemáticas da literatura foram conduzidas para identificar métodos e ferramentas de representação do conhecimento existentes que pudessem ser aproveitados. A **primeira revisão** contemplou estudos avaliando como os profissionais de saúde utilizam o PEP para apoiar o processo de documentação clínica.[15] Essa revisão identificou 23 estudos que avaliaram o uso do PEP para apoiar a documentação clínica em formato eletrônico, e os estudos foram classificados em quatro categorias:

> Propósito dos relatórios clínicos documentados no PEP.
> Forma como os profissionais de saúde documentam e consultam o raciocínio clínico usando o PEP.
> Estratégias adotadas para criar relatórios clínicos em formato eletrônico.
> Estratégias adotadas para consultar relatórios clínicos em formato eletrônico.

Embora diversos usos do PEP tenham sido identificados, a revisão demonstrou que a documentação do raciocínio clínico no PEP é uma área muito pouco estudada e nenhuma ferramenta avaliada oferecia métodos para a criação de uma base de conhecimento.

A **segunda revisão** identificou estudos contendo ontologias clínicas utilizadas no desenvolvimento de SADCs.[22] Como os SADCs são componentes do PEP que, por definição, lidam com o raciocínio clínico, é possível que ontologias usadas no desenvolvimento desses sistemas contenham relacionamentos semânticos que possam ser úteis para outras aplicações. Essa revisão identificou 38 SADCs que usam uma ontologia para representação do raciocínio clínico em sua lógica, a partir dos quais foram extraídos 137 relacionamentos semânticos. Todavia, a maioria dessas ontologias representavam processos clínicos muito específicos e, por conseguinte, grande parte dos relacionamentos utilizados por elas não são facilmente aplicados em outros domínios.

Como o primeiro estudo (piloto) utilizou apenas casos clínicos disponíveis na literatura médica e as duas revisões da literatura não encontraram métodos de representação do conhecimento robustos, um quarto estudo foi realizado para a criação da primeira versão de uma **ontologia do raciocínio clínico (ORC)**, capaz de representar os principais trios semânticos que podem ser armazenados em uma base de conhecimento do prontuário do paciente. Nesse estudo, oito relatórios clínicos reais de pacientes internados no hospital da UAB foram anotados por três pesquisadores para:[23]

> Identificar quais relacionamentos semânticos extraídos dos estudos anteriores (piloto + ontologias para SADCs) são relevantes.
> Identificar outros relacionamentos não identificados pelos estudos anteriores.
> Criar uma versão preliminar da ORC.
> Demonstrar as possíveis aplicações de uma base de conhecimento do prontuário do paciente utilizando a ORC criada.

Esse estudo identificou um total de 38 relacionamentos semânticos e 53 trios semânticos usados para representar o raciocínio clínico descrito nos relatórios anotados. Os conceitos clínicos anotados representam conceitos de 10 categorias distintas: achado clínico/condição, tratamento, tarefa, processo diagnóstico, paciente, inferência, tempo, profissional, documentação e estabelecimento. A Tabela 13.1 lista os trios semânticos mais utilizados durante as anotações. Na próxima seção, um estudo de caso é apresentado para demonstrar como uma base de conhecimento do prontuário do paciente poderia melhorar a navegação do PEP e os alertas emitidos pelos SADCs.

POTENCIAIS USOS PARA A BASE DE CONHECIMENTO DO PRONTUÁRIO DO PACIENTE

A fim de demonstrar como uma base de conhecimento do prontuário do paciente poderia ser utilizada para melhorar a navegação no PEP e os alertas de SADCs, um caso clínico é apresentado. Esse caso, embora fictício, representa situações clínicas reais encontradas no dia a dia de profissionais de saúde americanos e que seria facilmente adaptado para a realidade brasileira.

>> TABELA 13.1
TRIOS SEMÂNTICOS MAIS UTILIZADOS DURANTE O PROCESSO DE ANOTAÇÃO DE RELATÓRIOS CLÍNICOS NA UAB

N° DE USOS	CONCEITO ORIGEM	RELACIONAMENTO	CONCEITO DESTINO
20	Paciente	tem_achado/condição	achado/condição
14	processo diagnóstico	sugere_achado/condição	achado/condição
13	achado/condição	tem_intenção_de_tratamento	tratamento
12	Paciente	tem_tratamento	tratamento
10	Tratamento	tem_efeito	achado/condição
10	Tratamento	tem_motivo	achado/condição

UAB, Universidade do Alabama em Birmingham.

Caso clínico: visita de urgência com queixa de sangramento excessivo causado por um ferimento

Alice, uma paciente de 48 anos, é admitida em um centro de atendimento de urgência por conta de um sangramento excessivo, resultado de um corte que sofreu enquanto cuidava de seu jardim. A paciente tem histórico de fibrilação atrial* e faz uso contínuo de varfarina sódica[†] para reduzir a chance de ocorrência de coágulos em seu coração. Ao examinar Alice, o médico pergunta se ela está tomando a medicação conforme prescrita pelo seu médico de família, pois a ação da varfarina pode variar de acordo com a dose prescrita, a qual precisa ser monitorada de forma constante. Ela afirma estar tomando a medicação corretamente e que um exame de sangue recente mostrou que estava recebendo a dose certa. A paciente informa ao médico que há três semanas ela esteve no mesmo centro de atendimento de urgência, mas devido a uma sinusite. Ao consultar o histórico de saúde de Alice no PEP, o médico verifica que ela fez uso prolongado de um medicamento da classe das benzodiazepinas, que em alguns casos pode causar perda temporária de memória. Embora ela afirme estar tomando a varfarina de forma correta, o médico suspeita que ela possa ter sofrido perda de memória recentemente e não esteja tomando sua medicação conforme prescrito, o que alteraria a ação anticoagulante da varfarina e explicaria o sangramento excessivo. O médico considera ajustar a dose de varfarina ou substituí-la por outro anticoagulante.

Neste caso, a partir de uma base de conhecimento e uma ORC, seria possível rastrear o histórico da varfarina e utilizá-lo como entrada para um SADC, o qual recomendaria a conduta clínica adequada por meio da seguinte rede semântica: **fibrilação atrial (diagnóstico)** está ligada à **varfarina (tratamento)** (relacionamento: tem_tratamento); a **dose da varfarina (tratamento)** está ligada a um protocolo clínico para monitoramento de sua dose a partir de um cálculo chamado **INR (protocolo)**[‡] (relacionamento: tem_meta); o **resultado do INR (achado clínico)** de quatro semanas atrás está ligado à **dose da varfarina (tratamento)** indicando que está correta (relacionamento: está_dentro_da_meta). Um SADCs que usa esses dados em sua lógica pesquisa o prontuário da paciente para encontrar possíveis interações medicamentosas[§] que possam afetar a sua resposta à varfarina. Esse sistema identifica uma prescrição de **ciprofloxacino (tratamento)**, um antimicrobiano que foi empregado para tratar a **sinusite (diagnóstico)** que a paciente teve recentemente (relacionamento: tem_tratamento); a lógica do SADC identifica que o **ciprofloxacino (tratamento)** tem uma interação medicamentosa com a

---
* Fibrilação atrial é uma doença caracterizada pela ocorrência de batimentos cardíacos irregulares.

† Varfarina sódica é uma medicação anticoagulante comumente prescrita para a prevenção de tromboses; sua ação inibe os fatores de coagulação dependentes de vitamina K.

‡ International normalized ratio (INR) é um cálculo que mede o tempo de coagulação do sangue, utilizado para ajustar a dose de medicações anticoagulantes como a varfarina.

§ Interações medicamentosas são alterações causadas pela administração concomitante de dois ou mais medicamentos; essas interações podem potencializar ou diminuir a ação de uma medicação e variar desde interações com baixo risco até interações de alta severidade.

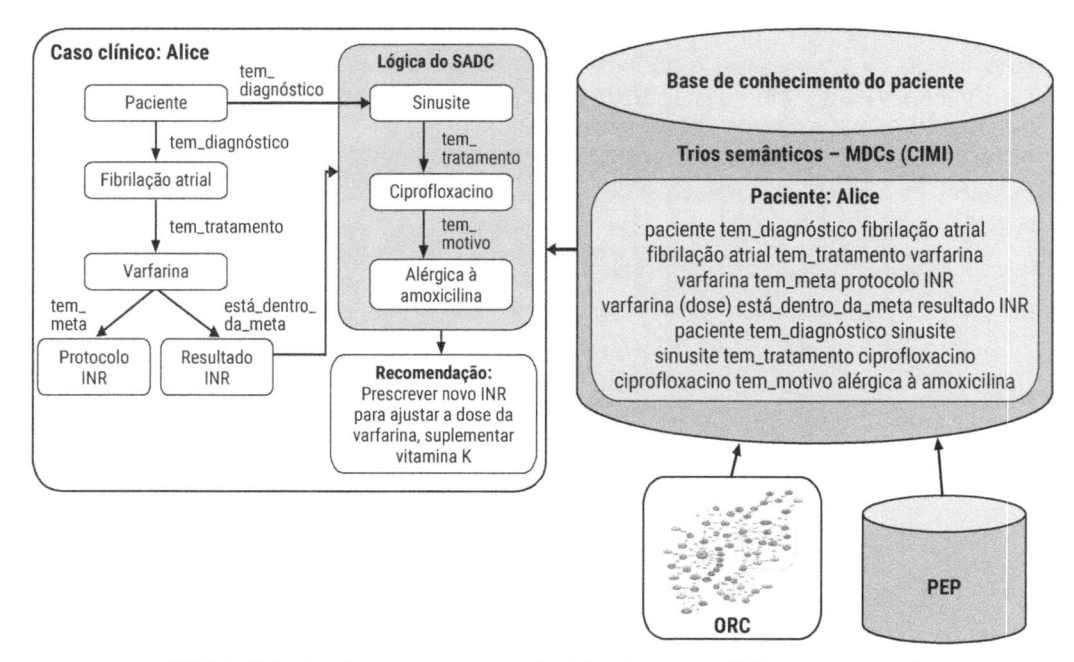

FIGURA 13.2 > *Arquitetura do prontuário eletrônico do paciente (PEP) de quarta geração. A arquitetura contém uma base de conhecimento do prontuário do paciente com os conceitos clínicos modelados por MDCs CIMI, os quais são relacionados semanticamente com base nos relacionamentos da ontologia do raciocínio clínico (ORC). As informações da rede semântica do prontuário do paciente são utilizadas por um sistema de apoio à decisão clínica (SADC) para identificação da conduta clínica a ser recomendada.*

Fonte: Adaptada de Colicchio e colaboradores, 2020.[23]

varfarina (tratamento)* e rastreia automaticamente o histórico do ciprofloxacino no prontuário da paciente. O SADC verifica que, conforme descrito no relatório da consulta de urgência anterior da paciente, embora a amoxicilina seja o antimicrobiano mais adequado para pacientes que utilizam varfarina sódica, o **ciprofloxacino (tratamento)** havia sido prescrito porque a paciente é **alérgica à amoxicilina (motivo)** (relacionamento: tem_motivo).

Com base nessas informações, o SADCs pode informar ao médico que o ciprofloxacino foi prescrito para a paciente em substituição à amoxicilina para tratar uma sinusite recente. Como o ciprofloxacino pode diminuir a quantidade de vitamina K no organismo, ele interage com a varfarina, causando um desequilíbrio entre a dose de varfarina e o seu grau de anticoagulação. O sistema então recomenda um novo teste para cálculo do INR para ajuste da dose da varfarina, além de suplementação de vitamina K. A Figura 13.2 apresenta a rede semântica que seria utilizada para produzir essas recomendações.

BENEFÍCIOS DA BASE DE CONHECIMENTO DO PRONTUÁRIO DO PACIENTE

De acordo com o que foi demonstrado nesse caso clínico, a partir de uma base de conhecimento contendo trios semânticos que representam o raciocínio clínico, o médico que atende a paciente poderia rapidamente concluir que uma possível perda de memória que em tese afetaria o uso correto da varfarina não era a causa do sangramento excessivo da paciente, e dessa forma solicitar um novo exame para cálculo do INR e prescrever um suplemento de vitamina K. Entretanto, nos PEPs de terceira geração, essas informações só poderiam ser encontradas após uma extensa navegação manual entre vários componentes do PEP; essa navegação envolveria a consulta de relatórios clínicos extensos contendo texto narrativo, que em muitos casos precisariam ser lidos por completo, além de consulta a listas de

---

* A varfarina atua por meio da inibição da síntese de fatores de coagulação do sangue dependentes de vitamina K. A sintetização de vitamina K é feita por bactérias presentes na flora intestinal; alguns antibióticos podem destruir parte dessas bactérias, afetando a capacidade de anticoagulação da varfarina e exigindo ajustes na sua dose.

diagnóstico, exames prescritos, medicamentos em uso, resultados de exames, entre outras. Esse processo concorreria com outras tarefas relacionadas ao PEP, como a documentação dos registros referentes à consulta atual, incluindo dados administrativos para a geração da conta do paciente e atividades clínicas como o exame físico do paciente. Em um ambiente complexo e de ritmo acelerado como o da assistência em saúde, no qual profissionais clínicos dedicam cada vez mais tempo à documentação eletrônica e menos tempo ao cuidado do paciente, encontrar todas as informações necessárias para a correta interpretação dos problemas do paciente é uma tarefa cada dia mais desafiadora.[24]

Diversas funcionalidades poderiam ser desenvolvidas para usar a infraestrutura de uma base de conhecimento criada a partir dos dados do PEP e de uma ORC, para facilitar a navegação do PEP e a sintetização de informações relevantes para a tomada de decisão clínica. Uma maneira seria a criação de navegação baseada em conceitos, e não em componentes do PEP; essa navegação utilizaria a rede semântica da base de conhecimento para apoiá-la. Por exemplo, ao acessar a lista de medicamentos em uso, o médico poderia clicar no item varfarina, o sistema apresentaria um menu com os conceitos relacionados a ela, o médico poderia então clicar no resultado INR confirmando que a dose da varfarina está correta, auxiliando o médico a prontamente descartar a hipótese do uso incorreto da varfarina e acionar o SADCs para verificar se há alguma interação medicamentosa que explique a queixa da paciente.

Uma alternativa, talvez mais eficiente, envolveria uma ferramenta de visualização que apresentasse todos os conceitos relacionados a um determinado medicamento ou diagnóstico por meio de um mapa mental. Nesse mapa, cada conceito apresentado incluiria um *link* de acesso ao componente do PEP que contém informações detalhadas sobre ele, as quais poderiam ser acessadas sob demanda, conforme recomendado por especialistas em usabilidade.[25] A Figura 13.3 apresenta um exemplo de navegação do PEP por um mapa mental fundamentado na base de conhecimento do prontuário do paciente.

Ao capturar o raciocínio clínico por trás dos registros de saúde do paciente, a entrada de dados no PEP também poderia ser facilitada com o uso de funcionalidades que diminuiriam significativamente a necessidade de entrada de dados de forma manual. Por exemplo, quando um médico especialista sugere uma mudança de tratamento e a documenta em um relatório clínico, um trio semântico pode ser gerado na base de conhe-

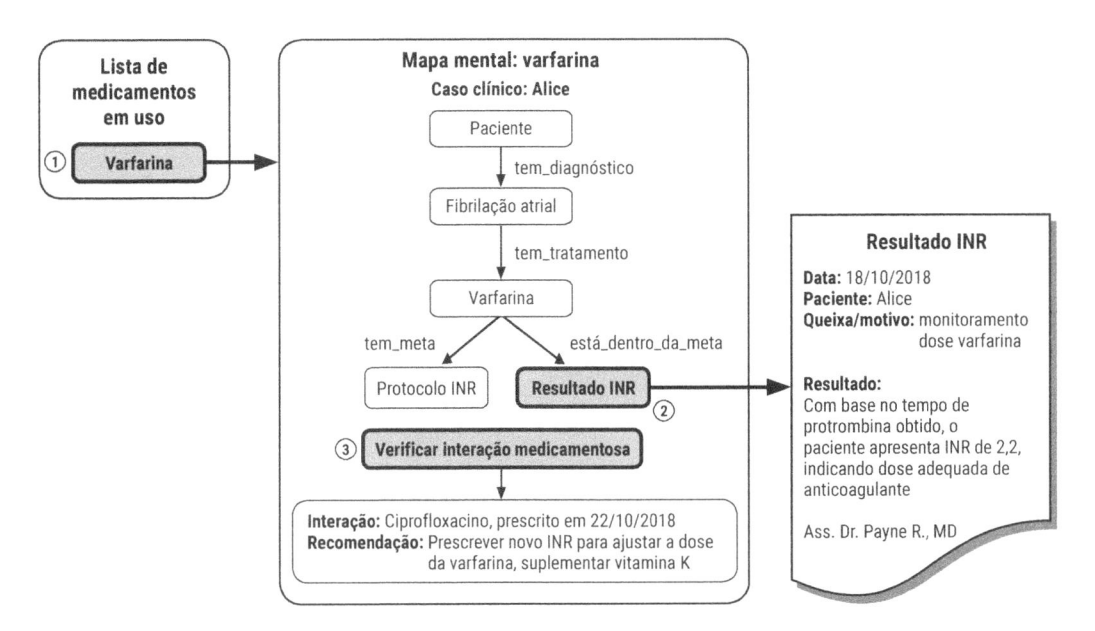

FIGURA 13.3 > *Exemplo de funcionamento de um mapa mental para a consulta da rede semântica do medicamento varfarina do caso clínico apresentado anteriormente: 1) a varfarina é selecionada na lista de medicamentos e seu mapa mental é apresentado; 2) o resultado do último INR é consultado com um clique; e 3) o sistema de apoio à decisão clínica para verificação de interações medicamentosas é acionado pelo médico e identifica uma interação medicamentosa.*

cimento do prontuário do paciente indicando: *tratamento atual tem_substituto tratamento novo*. O médico de família que encaminhou o paciente ao especialista, ao consultar o prontuário do paciente, identificaria que uma mudança de tratamento foi recomendada, e poderia com um único clique suspender o tratamento atual e adicionar o tratamento novo no PEP. Isso seria possível porque, na base de conhecimento, o relacionamento semântico entre os dois tratamentos teria sido identificado (p. ex., *tem_substituto*), e ambos os tratamentos teriam sido armazenados usando um MDC, o que garantiria que todas as informações necessárias para representá-los de forma computável estarão armazenadas na base de conhecimento, prontas para serem utilizadas a fim de agilizar o registro de dados. À medida que a base de conhecimento acumula novos trios semânticos e aumenta sua capacidade de representação do raciocínio clínico, outras informações relevantes podem ser inseridas no PEP de forma automatizada. Por exemplo, quando um médico está registrando as medicações e os exames que serão prescritos para o paciente, o sistema pode capturar o raciocínio clínico por trás desses registros, para gerar automaticamente o relatório de resumo da consulta, contendo a interpretação dos problemas e o plano de cuidados do paciente.

Conforme demonstrado no caso clínico antes apresentado, as recomendações dos SADCs também poderiam ser otimizadas com a incorporação de mais informações sobre o contexto do paciente e do raciocínio dos profissionais clínicos. Esse contexto poderia ser usado para otimizar a geração de alertas e recomendações mais relevantes, apresentados apenas quando são realmente necessários. Como a base de conhecimento seria armazenada de forma padronizada, contendo MDCs e relacionamentos semânticos de uma ORC de domínio público, tanto os SADCs quanto as funcionalidades para navegação e entrada de dados poderiam ser criados a partir de aplicativos externos, conectados aos PEPs comerciais por meio de padrões como FHIR-CIMI, e esses aplicativos poderiam consultar a base de dados do PEP, a base de conhecimento do prontuário do paciente e outras bases de conhecimento próprias ou externas (p. ex., UpToDate®, MEDLINE).

Ao capturar mais informações sobre o contexto do cuidado do paciente, a base de conhecimento também poderia ser usada para aumentar a acurácia de métodos computacionais como os métodos de aprendizagem de máquina. Ao serem capazes de processar mais informações sobre o contexto do cuidado do paciente, esses métodos poderiam ser utilizados para responder questões como "Quais são os motivos mais comuns para a prescrição (ou suspensão) de determinados tratamentos?" ou "Qual é a relação entre as decisões dos profissionais clínicos e a qualidade do cuidado do paciente?". Tais análises seriam de extrema utilidade para a identificação de conteúdo relevante para os registros de saúde do paciente, os quais poderiam ser gerados automaticamente para diminuir a entrada de dados manuais, bem como aumentar a acurácia dos algoritmos de predição de alertas de SADCs.

DESAFIOS PARA O DESENVOLVIMENTO DO PEP DE QUARTA GERAÇÃO

Para que as funcionalidades antes discutidas sejam implementadas, diversos desafios e limitações precisam ser superados.

Em primeiro lugar, a primeira versão da ORC desenvolvida pela UAB não pretende ser exaustiva: uma ORC mais robusta precisará ser desenvolvida e atualizada periodicamente. Segundo, o desenvolvimento de funcionalidades para melhorar a navegação e a entrada de dados no PEP pressupõe que a base de conhecimento do prontuário do paciente já tenha sido criada. Obviamente, essa base de conhecimento ainda não existe e o seu desenvolvimento representará um dos maiores desafios para a criação do PEP de quarta geração. Como os profissionais de saúde hoje lidam com uma demanda excessiva de documentação eletrônica, serão necessárias pesquisas focadas no desenvolvimento de novos métodos para o registro de dados no PEP, a fim de garantir o registro eletrônico de todos os conceitos necessários para popular a base de conhecimento, tomando os devidos cuidados para que esse registro de dados não aumente – ainda mais – a carga de documentação dos profissionais clínicos.

Em terceiro lugar, muitos conceitos clínicos são registrados no PEP em formato narrativo. Esses conceitos terão de ser devidamente convertidos para dados estruturados, a fim de que sejam modelados com o uso de MDCs. Formas alternativas de coleta e conversão de dados provavelmente envolverão o emprego de métodos computacionais, como PLN, aprendizagem de máquina, reconhecimento de voz e métodos de geração de texto,[26] que podem ser combinados para facilitar o registro de conceitos clínicos comunicados verbalmente ou documentados em formato narrativo. Quarto, além dos conceitos clínicos, será necessário garantir que os relacionamentos semânticos entre eles sejam devidamente identificados. Nesse caso, métodos como PLN e aprendizagem de máquina também podem ser aplicados, mas é provável que eles não sejam suficientes.

Como os profissionais envolvidos no cuidado do paciente são os únicos que podem dizer – com autoridade –

o que eles estão pensando sobre os pacientes e seus problemas, é provável que algum grau de entrada de dados manual seja necessário para capturar essa informação. Caso esses métodos não atinjam a precisão necessária para evitar a entrada de dados manual, eles poderiam ser utilizados para sugerir ao usuário os relacionamentos com maior probabilidade de representar o que eles estão pensando no momento em que registram dados no PEP. Contudo, a criação dessas funcionalidades dependerá de amplos estudos de usabilidade (ver Cap. 14).

Em razão desses desafios, a criação da base de conhecimento parece contraprodutiva e paradoxal, pois seu objetivo é facilitar a entrada de dados, mas, para isso, ela demandará uma maior entrada de dados! A hipótese a ser testada aqui é a de que apesar de um potencial aumento de entrada de dados no início da sua implantação, ao longo do tempo, ela contribuirá para uma diminuição exponencial da entrada de dados em atividades futuras.

De modo geral, as atividades relacionadas ao uso do PEP podem ser classificadas em três grupos: 1) consulta/pesquisa de dados; 2) sintetização dos dados encontrados; e 3) entrada de novos dados. No PEP de quarta geração, as tarefas dos grupos 1 e 2 não demandarão mais tempo e esforço dos profissionais clínicos; pelo contrário, ao oferecer uma navegação mais ágil, os dados necessários para interpretar os problemas do paciente serão encontrados mais rápido. No caso das tarefas do terceiro grupo, embora provavelmente seja necessário aumentar o esforço de entrada de dados em um momento inicial, à medida que a base de conhecimento aumenta sua capacidade de representação do raciocínio clínico, o esforço para registro de dados futuros tende a diminuir significativamente. O PEP será capaz de identificar dados relevantes a serem documentados e, em muitos casos, permitirá o seu registro com apenas um clique ou um simples comando de voz. No momento em que esses benefícios forem percebidos pelos profissionais de saúde, será possível compensar a entrada adicional de dados em tarefas iniciais, mediante uma redução significativa de entrada de dados em atividades futuras.

Por fim, quando essas vantagens se materializarem, a educação médica poderia ser direcionada para preparar os estudantes de medicina para tirar vantagem dessa infraestrutura digital, transformando o PEP em uma ferramenta imprescindível para o cuidado de qualidade.

>>> CONSIDERAÇÕES FINAIS

O processo evolutivo do desenvolvimento do PEP é resultado de uma migração progressiva do prontuário em papel para o prontuário eletrônico, com componentes e funcionalidades desenvolvidos conforme necessário, mas que mantiveram o prontuário em papel como referência. Esse modelo dificultou a criação de sistemas capazes de diversificar e facilitar a entrada e consulta dos registros eletrônicos de saúde. Nos Estados Unidos, PEPs de terceira geração estão sendo utilizados em quase todas as organizações de saúde, em conjunto com uma crescente necessidade de documentação eletrônica para fins administrativos. Faz-se necessária uma nova abordagem no desenvolvimento do PEP, a fim de modificar a forma como os dados são registrados e consultados eletronicamente. Com base nas linhas de pesquisa em andamento nos Estados Unidos, é possível prever que essas melhorias dificilmente serão obtidas por soluções isoladas como aplicativos externos, inteligência artificial e importação de dados externos. Além dessas soluções, o PEP de quarta geração precisará ser capaz de:

> Representar de forma computável o raciocínio clínico por trás dos conceitos registrados no prontuário do paciente.
> Acumular conhecimento sobre o contexto do cuidado do paciente e sobre as escolhas e interpretações dos profissionais responsáveis pelo seu cuidado.
> Facilitar a navegação entre os componentes do PEP permitindo que informações relevantes para o cuidado do paciente sejam facilmente encontradas, com poucos cliques e telas consultadas. Essa facilidade deve ser aplicada tanto à consulta dos registros de saúde do paciente quanto ao conhecimento médico baseado em evidência necessário para apoiar as decisões clínicas.
> Facilitar a entrada de dados no PEP usando funcionalidades que sugiram conteúdo relevante para ser inserido (p. ex., prescrições recomendadas, interpretação dos problemas do paciente) de forma semiautomática ou automática.
> Oferecer alertas e recomendações relevantes, precisos e no momento adequado, quando a decisão clínica ainda estiver sendo formulada e puder ser ajustada com base em novos dados.

>> PERGUNTAS PARA DISCUSSÃO

■ Qual é a principal diferença entre os PEPs de primeira, segunda e terceira geração?

■ Quais fatores contribuíram para que o PEP não tenha se tornado uma ferramenta de disrupção tecnológica, capaz de facilitar ou até substituir a entrada de dados manual?

■ Por que o desenvolvimento de aplicativos externos não será suficiente para consertar o PEP?

■ Em sua opinião, a importação de dados externos em PEPs comerciais, mediante aumento da troca de dados entre prestadores e entrada de dados pelos pacientes, deve beneficiar os profissionais clínicos ou tornar seu trabalho mais difícil? Por quê?

■ Qual seria a estratégia mais adequada para aprimorar o PEP de terceira geração: criar um PEP totalmente novo, ou melhorar os sistemas atuais? Quais estratégias, além das discutidas neste capítulo, poderiam ser consideradas?

// REFERÊNCIAS

1. Evans RS. Electronic health records: then, now, and in the future. Yearb Med Inform. 2016;Suppl 1:S48-61.
2. Clayton PD, Narus SP, Huff SM, Pryor TA, Haug PJ, Larkin T, et al. Building a comprehensive clinical information system from components: the approach at intermountain health care. Methods Inf Med. 2003;42(1):1-7.
3. Colicchio TK, Cimino JJ, Del Fiol G. Unintended consequences of nationwide electronic health record adoption: challenges and opportunities in the post-meaningful use Era. J Med Internet Res. 2019;21(6):e13313.
4. Nixon JC. The invention of the automobile. Ancarano: Savine; 2017.
5. Brown M. 1000 Songs in your pocket [Internet]. This Day in Tech History; 2001 [capturado em 08 out. 2019]. Disponível em: http://thisdayintechhistory.com/10/23/1000-songs-in-your-pocket/.
6. Mandel JC, Kreda DA, Mandl KD, Kohane IS, Ramoni RB. SMART on FHIR: a standards-based, interoperable apps platform for electronic health records. J Am Med Inform Assoc. 2016;23(5):899-908.
7. Spineth M, Rappelsberger A, Adlassnig K-P. Implementing CDS hooks communication in an arden-syntax-based clinical decision support platform. Stud Health Technol Inform. 2018;255:165-9.
8. Syed-Abdul S, Iqbal U, Jack Li Y-C. The novel use of an extreme learning machines for clinical decision support systems. Comput Methods Programs Biomed. 2017;147:A1.
9. Pezzullo JA, Tung GA, Rogg JM, Davis LM, Brody JM, Mayo-Smith WW. Voice recognition dictation: Radiologist as transcriptionist. J Digital Imag. 2008;21(4):384-9.
10. Payne TH, Alonso WD, Markiel JA, Lybarger K, White AA. Using voice to create hospital progress notes: description of a mobile application and supporting system integrated with a commercial electronic health record. J Biomed Inform. 2018;77:91-6.
11. Centers for Medicare and Medicaid. Stage 3 program requirements for providers attesting to their state's medicaid promoting interoperability (PI) programs [Internet]. CMS; 2018 [capturado em 08 out. 2019]. Disponível em: https://www.cms.gov/Regulations-and-Guidance/Legislation/EHRIncentivePrograms/Stage3Medicaid_Require.html.
12. Payne TH, Corley S, Cullen TA, Gandhi TK, Harrington L, Kuperman GJ, et al. Report of the AMIA EHR 2020 task force on the status and future direction of EHRs. J Am Med Inform Assoc. 2015;22(5):1102-10.
13. Singh H, Giardina TD, Petersen LA, Smith MW, Paul LW, Dismukes K, et al. Exploring situational awareness in diagnostic errors in primary care. BMJ Qual Saf. 2012;21(1):30-8.
14. Lenert LA. Toward medical documentation that enhances situational awareness learning. AMIA Annu Symp Proc. 2017;2016:763-71.
15. Colicchio TK, Cimino JJ. Clinicians' reasoning as reflected in electronic clinical note-entry and reading/retrieval: a systematic review and qualitative synthesis. J Am Med Inform Assoc. 2019;26(2):172-84.
16. Rahurkar S, Vest JR, Menachemi N. Despite the spread of health information exchange, there is little evidence of its impact on cost, use, and quality of care. Health Affairs. 2015;34(3):477-83.
17. Cimino JJ. How do we fix the HER? [Internet]. SBMI; 2015 [capturado em 08 out. 2019]. Disponível em: https://www.youtube.com/watch?v=dYTtqa5mlcQ&feature=youtu.be.
18. Graber ML. Taking steps towards a safer future: measures to promote timely and accurate medical diagnosis. Am J Med. 2008;121(5 Suppl):S43-6.
19. Chah N. OK Google, what is your ontology? Or: exploring freebase classification to understand Google's knowledge graph. ArXiv; 2018 [capturado em 08 out. 2019]. Disponível em: http://arxiv.org/abs/1805.03885.
20. Bollacker K, Evans C, Paritosh P, Sturge T, Taylor J. Freebase: a collaboratively created graph database for structuring human knowledge. Proceedings of the 8th SIGMOD; 2008; Canada. p. 1247-50.
21. Cimino JJ, Li Z, Wneg C. An exploration of the terminology of clinical cognition and reasoning. AMIA Annu Symp Proc. 2018;2018:321-9.
22. Dissanayake PI, Colicchio TK, Cimino JJ. Using clinical reasoning ontologies to make smarter clinical decision support systems: a systematic review and data synthesis. J Am Med Inform Assoc. 2020 Jan 1;27(1):159-74.
23. Colicchio TK, Dissanayake PI, Cimino JJ. Formal representation of patient's care context data: the path to improving the electronic health record. J Am Med Inform Assoc. 2020 (submetido).
24. Meyer AND, Singh H. Calibrating how doctors think and seek information to minimise errors in diagnosis. BMJ Qual Saf. 2017;26(6):436-8.
25. Shneiderman B. The eyes have it: a task by data type taxonomy for information visualizations, visual languages. In: Proceedings 1996 IEEE Symposium on Visual Languages; 3-6 Sep. 1996; Boulder. p. 336-43.
26. Wachter R, Goldsmith J. To combat physician burnout and improve care, fix the electronic health record [Internet]. J Harv Bus Rev. 2018 [capturado em 08 out. 2019]. Disponível em: https://hbr.org/2018/03/to-combat-physician-burnout-and-improve-care-fix-the-electronic-health-record.

14

ÁREAS DE PESQUISA PROMISSORAS

>> OBJETIVOS

AO FINAL DESTE CAPÍTULO, O LEITOR ESTARÁ PREPARADO PARA:

- Descrever as principais tendências e áreas de pesquisa promissoras da informática em saúde.

- Discutir as oportunidades para o desenvolvimento da quarta geração do prontuário eletrônico do paciente.

- Discutir o impacto que essas pesquisas podem ter na prestação de assistência em saúde.

- Discutir as possíveis aplicações da medicina de precisão e nanotecnologia em saúde.

- Definir e discutir o conceito de Learning Health System.

>> RESUMO

Na literatura científica, não há consenso sobre o futuro da informática em saúde, nem sobre as suas áreas de pesquisa mais promissoras. Diversos tópicos têm sido discutidos de forma recorrente em artigos científicos e conferências internacionais, e exemplos incluem computação em nuvem, *big data*, dispositivos móveis (*m-Health*), redesenho do prontuário eletrônico do paciente (PEP), cuidado centrado no paciente, ontologias, nanoinformática, etc. Este capítulo discute diversas áreas de pesquisa proeminentes com base em publicações disponíveis na literatura científica, tópicos frequentemente abordados em conferências internacionais e na experiência do autor. Essas áreas de pesquisa são agrupadas nestes temas: novos modelos de negócio, experiência do usuário do PEP de quarta geração, cuidado participativo e relação paciente-prestador, medicina de precisão, medicina baseada em evidência prática e nanoinformática. Por fim, são discutidas algumas lições aprendidas a partir de estudos iniciais dessas áreas conduzidos nos Estados Unidos e como esse aprendizado pode ser aplicado na realidade brasileira.

O CAMINHO PARA O FUTURO DA INFORMÁTICA EM SAÚDE

Conforme demonstrado ao longo deste livro, informática em saúde é uma área do conhecimento complexa e bastante dinâmica, motivo pelo qual qualquer tentativa de prever o seu futuro incorrerá em inúmeras limitações e imprecisões. Existem diversos artigos recentes de organizações e autores distintos sugerindo as áreas de pesquisa mais promissoras para a informática em saúde, porém, com base na literatura disponível, não é possível obter um consenso sobre linhas de pesquisa e outras tendências da aplicação de tecnologia em saúde. Em 2008, Bakken e colaboradores propuseram uma agenda de pesquisa para informática em enfermagem para os anos de 2008 a 2018.[1] Em 2010, Haux propôs uma agenda de pesquisa de abrangência internacional para a informática médica, a partir da experiência e atuação da International Medical Informatics Association (IMIA).[2] Em 2012, Shortliffe discutiu o futuro da informática em saúde de uma perspectiva acadêmica.[3] Em 2015, o comitê gestor da American Medical Informatics Association (AMIA) propôs uma agenda de pesquisa para aprimorar os PEPs de terceira geração utilizados nos Estados Unidos.[4] Em 2016, Evans discutiu o passado, o presente e o futuro do PEP propondo vários exemplos de áreas de pesquisa proeminentes para os próximos 25 anos.[5] Em 2019, Colicchio e colaboradores propuseram uma agenda de pesquisa para mitigar o impacto das consequências não esperadas da adoção do PEP em nível nacional nos Estados Unidos.[6] E, por último, mas não menos importante, também em 2019, Cimino discutiu as principais funcionalidades e facilidades que deveriam – idealmente – ser oferecidas pelo PEP do futuro.[7] O Quadro 14.1 lista os principais tópicos atuais e futuros relacionados à aplicação de tecnologia na área da saúde discutidos na literatura científica e em congressos internacionais da área.

>> **QUADRO 14.1**

TÓPICOS IMPORTANTES PARA A APLICAÇÃO DE TECNOLOGIA EM SAÚDE NO PRESENTE E NO FUTURO

- Computação em nuvem
- *Big data*
- Visualização de dados e sintetização de informações
- Usabilidade e *design* participativo
- Realidade aumentada
- Colaboração interprofissional dentro e fora da informática em saúde
- Modelagem de processos e engenharia biomédica
- Indicadores e-Saúde nacionais e globais
- Sistemas de informação em saúde modulares (aplicações e funcionalidades externas vs. sistemas completos)
- Dispositivos móveis (*m-Health*)
- Entendimento do impacto dos sistemas de informação em saúde
- Cuidado centrado no paciente (informática do consumidor)
- Ontologias, terminologias padronizadas e interoperabilidade
- Papel da informática em saúde nas reformas de saúde
- Uso secundário de dados para fins administrativos e pesquisa clínica
- Informática em saúde aplicada à pesquisa clínica (*clinical research informatics*)
- Maior ênfase em protocolos clínicos para melhorar o cuidado do paciente
- Redesenho do PEP de terceira geração
- Papel do profissional de informática em saúde
- Robótica e nanoinformática

PEP, prontuário eletrônico do paciente.

Além desses tópicos, algumas tendências tecnológicas da área da saúde podem ser encontradas em diversos exemplares da revista *The Futurist*, publicada pela World Future Society; essas tendências foram resumidas por Staggers e colaboradores[8] e são discutidas a seguir.

- **NOVAS HABILIDADES E COMPETÊNCIAS DOS LÍDERES DA ÁREA DA SAÚDE:** essas habilidades e competências resultam da crescente necessidade de lidar com gestão de conteúdo, mineração de dados e gestão de grandes volumes de dados produzidos antes, durante e depois do cuidado do paciente. Novos cargos que tendem a surgir no futuro incluem o chefe/gestor de conteúdo (CCO, do inglês *chief content officer*) e o chefe/gestor de ciência de dados (CDS, do inglês *chief data scientist*).

- **CIBERSEGURANÇA:** com o aumento de casos de ataques de *hackers* aos sistemas de informação de redes de saúde de diferentes países, a implementação dos chamados "*firewalls* completos" é uma tendência na área da saúde. Esses *firewalls* são necessários para prevenir ataques de *hackers* aos sistemas e equipamentos médicos. Alguns pesquisadores americanos estão trabalhando no desenvolvimento de sistemas específicos para a identificação de atividades virtuais maliciosas em organizações de saúde.
- **NANOROBOTS E NANOBOTS:** esses dispositivos carregam elementos do tamanho de moléculas e são capazes de detectar células cancerígenas para aumentar a eficiência e precisão dos tratamentos de diversos tipos de câncer. A nanotecnologia é discutida em detalhe mais adiante.
- **COMPUTAÇÃO ONIPRESENTE:** os ambientes de trabalho de todos os setores da economia devem tornar-se ambientes de computação onipresente com conectividade plena; essa tendência pode demorar um pouco para chegar à área da saúde, porém mais cedo ou mais tarde isso acontecerá.
- **COMUNICAÇÃO BASEADA EM IMAGEM:** vídeos e imagens tendem a ser mais utilizados para comunicação, podendo facilitar a compreensão verbal e produzir novas formas de pensamento; entretanto, esses benefícios tendem a ser obtidos em detrimento da eloquência na comunicação.
- **DADOS VIVOS:** a conectividade tende a aumentar significativamente nos próximos anos, expandindo-se para milhões de dispositivos e sensores que capturarão um volume cada vez maior de dados, os quais precisarão ser processados por um número cada vez maior de computadores. O volume de dados pode tornar-se maior do que a capacidade de processamento dos computadores disponíveis (em alguns casos isso já ocorre).
- **A NUVEM INTELIGENTE:** a computação em nuvem deve evoluir para uma tecnologia que não somente armazena dados, mas também oferece recursos de análise de dados e recomendações baseadas no contexto dos dados armazenados.

Em função da diversidade de tópicos e falta de consenso sobre as principais tendências da informática em saúde, neste capítulo são discutidas as áreas de pesquisa mais promissoras nos Estados Unidos, algumas em fase inicial de testes, outras previstas para um futuro próximo. Elas foram identificadas com base em publicações disponíveis na literatura científica, tópicos frequentemente abordados em conferências internacionais e na experiência do autor, e são agrupadas nos seguintes temas: novos modelos de negócio, experiência do usuário do PEP de quarta geração, cuidado participativo e relação paciente-prestador, medicina de precisão, medicina baseada em evidência prática e nanoinformática.

NOVOS MODELOS DE NEGÓCIO

O curto prazo para a implementação dos critérios de certificação do PEP nos Estados Unidos permitiu que as empresas líderes do mercado adaptassem seus sistemas antes dos seus concorrentes menores, o que facilitou a adoção de um pequeno grupo de sistemas comerciais em larga escala, aumentando ainda mais o *market share* das líderes do mercado e saturando o mercado nacional de PEPs. Esse cenário demanda novos modelos de negócio, uma vez que as caríssimas implementações em clientes novos – a maior fonte de receita dessas empresas – devem tornar-se cada vez mais raras, pois sistemas adotados recentemente tendem a ser mantidos por muitos anos.

O desenvolvimento de novos modelos de negócios tem evoluído com algumas iniciativas brevemente discutidas nos Capítulos 6, 7 e 13, como o Substitutable Medical Applications and Reusable Technology (SMART; Aplicações Médicas Substituíveis e Tecnologias Reutilizáveis) e os CDS Hooks (Ganchos para Sistemas de Apoio à Decisão Clínica).

O SMART é uma plataforma de aplicativos com potencial para substituir ou expandir funcionalidades do PEP, em um modelo inspirado no mercado de *smartphones*.[9] Para as organizações de saúde, essa abordagem representa uma oportunidade interessante de expandir, personalizar ou substituir funcionalidades de seus PEPs comerciais conforme necessário, dando-lhes maior autonomia para decidir quais aplicações melhor atendem às suas necessidades; para as desenvolvedoras de PEPs comerciais, ela representa uma oportunidade para diversificar seus produtos, serviços e receitas. No mercado de *smartphones*, empresas como Apple e Google faturam bilhões de dólares com uma porcentagem recebida para cada *download* dos aplicativos de suas lojas virtuais; o mesmo modelo poderia ser replicado para o mercado de PEPs comerciais, permitindo que as desenvolvedoras transformem seus produtos em uma espécie de plataforma digital, sobre a qual aplicativos externos seriam baixados e integrados às funcionalidades nativas de seus PEPs pelo padrão FHIR, por isso o nome SMART on FHIR. A Figura 14.1 apresenta a arquitetura do modelo de negócios SMART on FHIR.

O padrão CDS Hooks especifica a interface entre o PEP e sistemas de apoio à decisão clínica (SADCs) externos.[10] Ele funciona da seguinte forma: 1) um evento-gatilho dispara uma requisição de informação; 2) um serviço *web* consulta os dados necessários para processar a requisição; e 3) o serviço retorna recomendações chamadas *cards* (cartões) para o PEP requisitante. Embora esse padrão esteja em fase de desenvolvimento, a exemplo do FHIR, sua adoção nos Estados Unidos tem aumentado tremendamente. A Figura 14.2 apresenta um exemplo da arquitetura do modelo de negócios CDS Hooks.

Apesar de essas iniciativas representarem uma excelente oportunidade de negócio, a saturação do mercado americano de PEPs produziu uma situação análoga a um oligopólio – cenário frequentemente observado na economia brasileira, mas não na americana –, e o trajeto para a criação de novos modelos de negócio é agora incerto. Enquanto algumas empresas aparentam estar abertas à ideia de ter aplicativos externos conectados aos seus produtos, outras estabelecem cláusulas contratuais para cobrar valores preestabelecidos

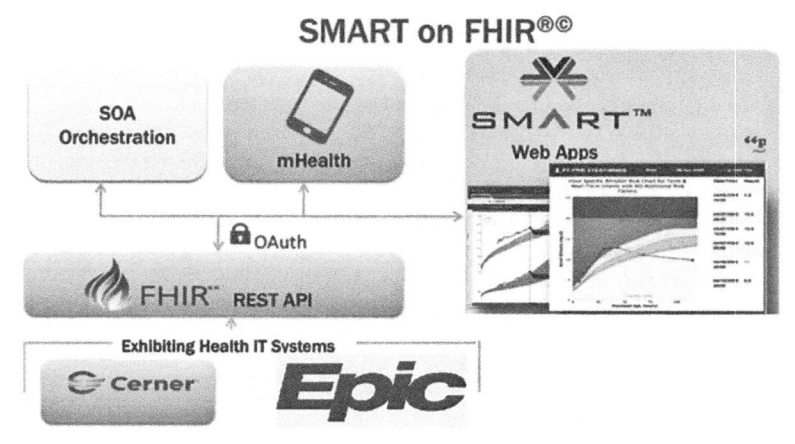

FIGURA 14.1 > *Arquitetura de aplicativos externos* (SMART Web Apps à direita), *integrados aos PEPs comerciais (Cerner, Epic, etc.) ou a dispositivos móveis* (m-Health) *pelo FHIR em arquitetura baseada em serviços (SOA).*

Fonte: Cortesia de Stan Huff.

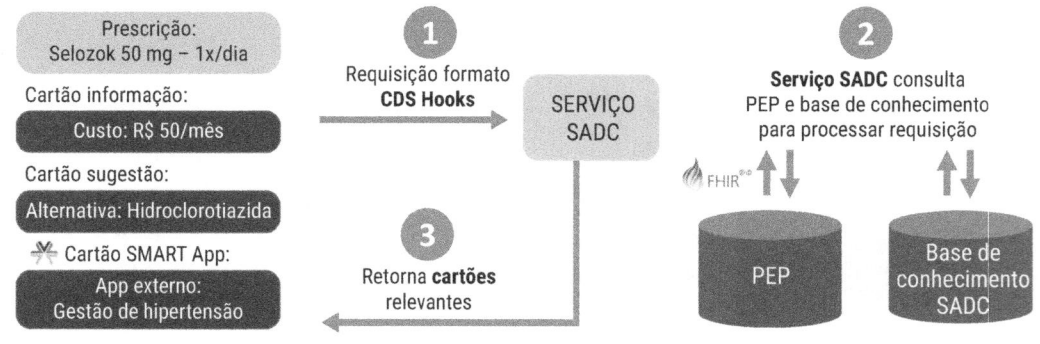

FIGURA 14.2 > *Exemplo de arquitetura para consultar um sistema de apoio à decisão clínica (SADC) externo usando o padrão CDS Hooks. Neste exemplo, a prescrição do medicamento Selozok dispara uma requisição automática do prontuário eletrônico do paciente (PEP) para um SADC externo (etapa 1); o serviço do SADC externo consulta a base do PEP para coletar informações adicionais utilizando o padrão FHIR e então consulta sua base de conhecimento (etapa 2), retornando três cartões (etapa 3): o primeiro informa o custo do medicamento, o segundo, uma alternativa de tratamento, e o terceiro sugere um SMART App para gestão de hipertensão. O PEP pode ser programado para decidir quais e como os cartões serão exibidos ao usuário final.*

por transação de dados com aplicativos externos utilizando FHIR. Neste último caso, há uma clara intenção de manter controle sobre seus produtos, pois, ao aplicarem tais cláusulas, essas empresas desincentivam seus clientes a desenvolverem ou adquirirem aplicativos externos. O uso desses aplicativos incorreria no risco de diminuir a relevância dos PEPs comerciais, que aos poucos teriam funcionalidades nativas substituídas por aplicações externas.

Além disso, as líderes do mercado americano estão aumentando sua presença global,[11] o que pode ajudar a mantê-las financeiramente sustentáveis por muitos anos e adiar de forma indefinida a criação de novos modelos de negócio. Em uma situação em que o poder de barganha dessas empresas é cada vez maior, o sucesso de iniciativas como SMART on FHIR e CDS Hooks dependerá de uma tensão entre o desejo das desenvolvedoras de PEP de manter controle sobre seus produtos e a necessidade das organizações de saúde de ter maior autonomia na escolha de soluções.[12]

Alguns pesquisadores sugerem que a adoção de sistemas similares em nível nacional criará oportunidades de pesquisa para cientistas da área de fatores humanos, que poderiam conduzir testes de usabilidade de larga escala envolvendo múltiplas instituições que utilizam o mesmo PEP comercial. Entretanto, essas oportunidades podem não se concretizar porque, em muitos casos, o mesmo PEP comercial pode ser implantado de forma bastante distinta em diferentes clientes, já que esses sistemas podem ser modificados por customizações e parametrizações locais para adaptá-los aos diferentes fluxos de trabalho de cada organização.

Dois painéis didáticos de edições recentes do simpósio anual da AMIA apresentaram inovações de informática em saúde na era pós-Meaningful Use envolvendo clientes de uma das líderes do mercado americano de PEPs, e a maioria das inovações envolvia aplicativos SMART on FHIR. Segundo os palestrantes, como os PEPs comerciais lidam adequadamente com questões como geração da conta do paciente, armazenamento de dados e atendimento a regulamentações de segurança e privacidade, os profissionais de informática em saúde tendem a ficar mais "livres" para se dedicar a atividades de inovação. No entanto, o que os palestrantes não consideraram é que os exemplos apresentados por eles representam uma exceção no mercado; grande parte das desenvolvedoras de PEP ainda não está totalmente aberta ao uso de aplicativos externos.

Além disso, de acordo com o que foi discutido no Capítulo 12, as organizações de referência que promoveram as inovações mais relevantes do setor diminuíram seu investimento em pesquisa e desenvolvimento, e um substituto à sua altura ainda não foi encontrado; ao mesmo tempo em que algumas oportunidades de inovação surgem, os principais inovadores da área saem de cena. Para agravar o problema, a maioria dos contratos assinados entre desenvolvedoras de PEPs comerciais e organizações de saúde incluem cláusulas que comprometem a transparência, pois impedem a divulgação de informações sobre seus produtos, como *prints* de tela (por isso você não viu nenhum exemplo de sistemas comerciais aqui), o que poderia contribuir para estudos de usabilidade e identificação de falhas e riscos à segurança do paciente.

Havia uma razão natural para que a maioria das inovações do setor surgissem dentro de algumas organizações de saúde: nem as desenvolvedoras de PEP nem os departamentos de pesquisa das universidades americanas têm acesso direto aos profissionais de saúde em seus ambientes de trabalho, onde os aplicativos desenvolvidos são colocados à prova. Em ambientes clínicos reais, a proximidade entre profissionais de saúde e os de informática em saúde facilita a compreensão das necessidades dos usuários do PEP, direcionando o desenvolvimento de novas funcionalidades que visam atender às necessidades locais e específicas.

Se considerarmos que as inovações de informática em saúde são frequentemente produzidas por projetos de pesquisa complexos, podemos dizer que os departamentos de pesquisa de universidades americanas seriam os candidatos mais prováveis para substituir os tradicionais inovadores da área. No entanto, para que esses departamentos assumam a honrosa missão, eles terão de estreitar seu relacionamento com seus respectivos centros médicos. Nas universidades americanas, departamentos de pesquisa tendem a funcionar como organizações independentes, totalmente desvinculados dos hospitais e clínicas universitários, o que dificulta o acesso aos profissionais clínicos "à beira do leito". Algumas iniciativas para estreitar essa relação já estão em andamento em diversas universidades americanas e servem como exemplo do caminho a ser percorrido para a criação de novos modelos de negócio.[6]

Ao criar aplicativos externos com funcionalidades comprovadamente mais eficazes que as oferecidas pelos PEPs comerciais, os departamentos de pesquisa acadêmicos forneceriam aos profissionais e gestores de saúde insumos para demandar uma maior abertura dos PEPs comerciais, a fim de facilitar a integração desses sistemas com aplicativos mais flexíveis e fáceis de usar, o que aumentaria significativamente a oferta de soluções de informática em saúde disponíveis no mercado. Em contrapartida, as desenvolvedoras de PEPs comerciais se beneficiariam do enorme mercado de aplicativos que surgiria mediante – e somente mediante – uma maior abertura de suas plataformas.

EXPERIÊNCIA DO USUÁRIO DO PEP DE QUARTA GERAÇÃO

Embora os PEPs comerciais ofereçam soluções integradas e auxiliem as organizações de saúde na gestão de seus processos clínicos e administrativos, eles deixam muito a desejar no que se refere à facilidade de uso e flexibilidade das soluções oferecidas. Além do desenvolvimento de novos modelos de negócio e da criação de sistemas capazes de capturar e usar o raciocínio clínico, conforme discutido no capítulo anterior, é de extrema importância que o PEP de quarta geração seja capaz de oferecer aos seus usuários uma experiência superior à que é oferecida hoje.

A **usabilidade** de sistemas de informação em saúde é, e tende a ser cada vez mais, uma das principais áreas de pesquisa da informática em saúde. Ao longo da história, a criatividade humana permitiu a criação de inúmeros objetos de extrema utilidade e de altíssimo valor, mas em meio a estes também foi criada uma série infindável de objetos que, embora sejam capazes de solucionar problemas complexos, possuem um *design* tão confuso que só foram utilizados pelos seus próprios criadores – os únicos capazes de operá-los. A informática em saúde não é uma exceção.

Há inúmeros exemplos de soluções promissoras, mas que, quando adotadas, causam apenas confusão, perda de performance e desperdício de tempo e dinheiro, isso para dizer o mínimo. Existem exemplos de sistemas com interfaces problemáticas que foram associados a consequências deletérias como diminuição de produtividade de profissionais clínicos, aumento de custos operacionais e até mesmo comprometimento da segurança do paciente; um exemplo notório pode ser encontrado em um estudo conduzido no Hospital Infantil de Pittsburgh em 2005.[13] Esse estudo identificou um aumento inesperado – ainda bem – no índice de mortalidade após a implantação de um sistema comercial de prescrição eletrônica. O aumento foi observado em pacientes em estado grave, que eram levados para o hospital por um serviço de transporte de emergência. Segundo os pesquisadores, o sistema alterou a rotina de antecipação de prescrições feitas por ordem telefônica durante o transporte dos pacientes, gerando atrasos na entrega de medicamentos que deveriam ser administrados imediatamente após a sua admissão.

A usabilidade de sistemas de informação é objeto de estudo da **interação homem-computador**, uma área de estudos multidisciplinar que oferece métodos para a análise da interação entre seres humanos e computadores, e desenvolve técnicas de *design* para facilitar o uso de sistemas de informação. Estima-se que metade do código utilizado para a criação de um sistema de informação seja dedicado à sua interface; em decorrência disso, a importância do aprimoramento constante da experiência do usuário é reconhecida por diversos especialistas. Testes de usabilidade realizados durante a fase de desenvolvimento de um produto oferecem uma enorme economia, pois permitem que problemas sejam identificados antes da liberação do produto ao cliente final, quando a correção de problemas se torna muito mais cara e trabalhosa. No entanto, a maioria das empresas americanas de PEPs comerciais possui uma estrutura de testes de usabilidade considerada básica ou reativa (depende de seus clientes para a identificação de problemas);[14] posso atestar que não se trata de uma limitação exclusiva do mercado americano. Embora o governo tenha introduzido regulamentações para certificação de PEPs que incluem testes de usabilidade, esses testes são considerados superficiais e não foram desenvolvidos para aumentar a segurança do paciente.[15]

O advento do PEP de quarta geração demandará esforços de vários agentes como desenvolvedoras de PEPs, organizações de saúde, pesquisadores e desenvolvedores independentes (aplicativos externos) para a criação de conhecimento, competências e habilidades necessárias para melhorar a experiência do usuário. Shneiderman e colaboradores elaboraram uma lista de oito princípios para o desenvolvimento de interfaces de sistemas de informação com base em mais de três décadas de experiência em *design* de sistemas, os quais são conhecidos como as "oito regras de ouro":[16]

- **BUSQUE CONSISTÊNCIA.** Situações similares devem exigir sequências de ações consistentes. A terminologia utilizada em menus, títulos de campos e mensagens deve ser idêntica, e características visuais como cor, formato, letras maiúsculas ou minúsculas, fonte, etc. devem ser usadas de forma consistente. Exceções de layout como mensagens de confirmação de itens a serem deletados são importantes, mas devem ser empregadas apenas quando necessário.

- **BUSQUE USABILIDADE UNIVERSAL.** É essencial reconhecer as necessidades de um grupo diversificado de usuários, a fim de desenvolver sistemas com "plasticidade". Os requisitos a serem atendidos nessa regra incluem níveis diferentes de expertise, grupos de idade distintos, limitações físicas, variações internacionais ou culturais e diversidade tecnológica.

- **OFEREÇA *FEEDBACK* INFORMATIVO.** Para cada ação do usuário, o sistema deve oferecer um *feedback*. Para ações frequentes e mais simples, a resposta do sistema deve ser modesta; já para ações menos frequentes e mais complexas, a resposta deve ser mais chamativa.

- **INDIQUE CLARAMENTE O FIM DE UMA AÇÃO.** Sequências de ações devem ser organizadas em grupos com começo, meio e fim bem definidos. A confirmação de que uma atividade composta de diversas atividades menores foi concluída dá ao usuário uma sensação de dever cumprido, um alívio, e a indicação de que ele pode eliminar planos de contingência de sua memória e direcionar-se para a próxima atividade.

- **PREVINA ERROS.** Desenhe interfaces que minimizem as chances de o usuário cometer erros graves. Por exemplo, desabilite campos que não devem ser preenchidos em determinada etapa do processo – embora óbvias, essas recomendações são frequentemente ignoradas.
- **PERMITA A REVERSÃO DE AÇÕES DE FORMA FÁCIL.** Ações devem ser reversíveis sempre que for possível. Funcionalidades que permitem a reversão de ações diminuem a ansiedade do usuário do sistema, pois elas permitem que eventuais erros sejam corrigidos.
- **MANTENHA A APLICAÇÃO SOB CONTROLE DO USUÁRIO.** Usuários mais experientes gostam de manter controle sobre o sistema e, portanto, esperam que o sistema responda às suas ações conforme esperado. Isso significa que eles não querem ter nenhuma surpresa ou modificações em ações familiares, e que eles não querem lidar com sequências de entrada de dados tediosas.
- **REDUZA A NECESSIDADE DE MEMÓRIA DE CURTO PRAZO.** Os seres humanos são capazes de manter em sua memória de curto prazo de cinco a nove informações (em média sete); essa limitação demanda que os desenvolvedores evitem interfaces que exigem que o usuário precise lembrar-se de informações vistas em telas anteriores – algo insuportavelmente frequente em sistemas de informação em saúde.

Embora esses princípios sejam universais, eles devem ser interpretados e adaptados para uso em cada situação específica. Os PEPs de terceira geração aplicam esses princípios de forma bastante limitada; assim, tanto para o desenvolvimento do PEP de quarta geração quanto para o de aplicativos externos – que têm potencial para substituir funcionalidades dos PEPs comerciais e compor o conjunto de soluções da informática em saúde –, a aplicação e o aprimoramento desses princípios será de fundamental importância para melhorar a experiência do usuário do PEP.

CUIDADO PARTICIPATIVO E RELAÇÃO PACIENTE-PRESTADOR

Conforme discutido no Capítulo 8, tecnologias de comunicação disruptivas como a *internet* e os *smartphones* têm alterado drasticamente a forma como os seres humanos se comunicam. Mensagens de texto, *tweets*, postagens de experiências pessoais em *blogs* são exemplos de novas formas de comunicação que nos conectam uns aos outros em tempo real, e estão cada vez mais presentes na área da saúde.

O termo e-Paciente costuma ser utilizado para designar o paciente que usa recursos tecnológicos para participar ativamente do seu cuidado médico, a fim de tornar-se ele próprio um agente ativo na manutenção de sua saúde e bem-estar. Essa é uma tendência cada vez mais presente no sistema de saúde americano e tende a ser replicada em outras regiões. Hoje em dia, o e-Paciente está conectado a um vasto grupo de recursos e dispositivos como fóruns de discussão *on-line*, sites de suporte ao paciente, mídias sociais focadas na área da saúde, dispositivos móveis e dispositivos vestíveis. Esses pacientes entendem a importância de participarem ativamente do seu cuidado, estabelecendo uma parceria colaborativa com seu prestador, e estão cada vez mais engajados no uso de tecnologia nesse processo. Tais pacientes são, e continuarão sendo, uma força vital para a rápida adaptação do sistema de saúde à crescente evolução digital que estamos vivenciando em todas as áreas da economia.

Os e-Pacientes do futuro fazem parte das gerações *millenial* e geração *Z*: eles estão amplamente familiarizados com a *internet* e, no caso dos indivíduos da geração *Z*, foram criados utilizando dispositivos móveis com recursos *touch screen* e desconhecem um mundo anterior ao advento da *internet*. À medida que os membros dessas gerações crescem, tornam-se adultos e passam a ser consumidores em uma economia digital, eles se tornam os novos e-Pacientes ou, como alguns os chamam, os consumidores "e-Saúde".[17] **Mídias sociais, registro eletrônico de saúde pessoal** e ***m-Health*** tendem a ser importantes áreas de pesquisa relacionadas ao consumidor e-Saúde.

As mídias sociais têm sido cada vez mais utilizadas para facilitar a comunicação entre prestadores de serviços de saúde e pacientes. Essas ferramentas oferecem meios de comunicação que são mais informais e tendem a melhorar a experiência do paciente, bem como aumentar o seu engajamento. Um número crescente de estudos tem demonstrado os benefícios do uso de mídias sociais na área da saúde, com destaque para três áreas de pesquisa: 1) conteúdo das mídias sociais usadas por consumidores e-Saúde; 2) formas de uso das mídias sociais pelos consumidores e-Saúde; e 3) uso de mídias sociais para pesquisas em saúde. Por exemplo, a partir de análises de conteúdo postado em mídias sociais, pesquisadores conseguem analisar como os consumidores interpretam informações sobre seu cuidado, como uso correto de antimicrobianos,[18] risco de doenças sazonais[19] ou doenças crônicas.[20]

As mídias sociais também apresentam oportunidades de análise de fatores motivadores para mudança de comportamento relacionado à saúde e adoção de estilos de vida mais saudáveis. A pressão dos consumidores para que os profissionais de saúde adotem essas plataformas tende a aumentar no futuro.

Nos Estados Unidos, o **registro eletrônico de saúde pessoal (RESP)** é uma ferramenta frequentemente integrada aos PEPs comerciais e disponibilizada aos pacientes para que estes tenham acesso aos seus registros de saúde. Conforme mencionado antes, muitos pacientes têm participado de forma mais ativa na gestão de seu cuidado e de seus registros de saúde, o que é essencial para o desenvolvimento do cuidado centrado no paciente (ver Cap. 8). O cuidado centrado no paciente permite que os profissionais de saúde entendam melhor as escolhas de seus pacientes e quais são seus objetivos e preferências pessoais de cuidado. Estudos recentes destacam a necessidade de esforços para obter-se um melhor entendimento de como essas informações podem ser capturadas e utilizadas no PEP, e não há um consenso na comunidade científica sobre o que caracterizaria o sucesso do RESP nesse processo. Não existem leis abrangentes ou procedimentos claros sobre os direitos de acesso dos pacientes aos seus registros de saúde. Além disso, embora as novas gerações tenham maior familiaridade com a *internet* e, por conseguinte, possam mais facilmente acessar seus registros de saúde *on-line*, o mesmo acesso pode se tornar um desafio para idosos ou pessoas de nível socioeconômico menor, que não possuem acesso à *internet* ou têm pouca familiaridade com computadores. Esses desafios apresentam importantes oportunidades de pesquisa para profissionais de informática em saúde.

Entre as soluções que fazem parte do **m-Health** estão os **dispositivos móveis** e **sensores**, que passaram de uma tendência futura para um componente presente e essencial para diferentes serviços de assistência médica. Alguns dos fatores que contribuíram para essa mudança incluem tecnologia avançada a um preço acessível, aumento no engajamento do paciente no seu cuidado e expansão do cuidado para além das fronteiras organizacionais. A próxima geração de dispositivos móveis utilizará uma rede de dados 5G, a qual é projetada para ser 100 vezes mais rápida que as redes sem fio usadas hoje em dia, e com certeza terá impacto na prestação de assistência em saúde. Esse nível de conectividade tem potencial para aumentar o controle de equipamentos e dispositivos a distância, melhorar a confiança e precisão de redes de comunicação e diminuir o consumo de energia elétrica em até mil vezes.[17]

O futuro da conectividade aponta para o uso de dispositivos vestíveis capazes de monitorar diversos indicadores fisiológicos e produzir uma quantidade de dados enorme e durante longos períodos, o que pode mudar significativamente o que sabemos sobre nosso corpo. Estima-se que em 2020 quase 80 milhões de consumidores ao redor do mundo utilizarão dispositivos móveis para monitoramento de indicadores de saúde, o que representa um aumento de 82% em relação a 2014.[21] O futuro da saúde passa pelo advento da *Internet of Things* (IoT; Internet das Coisas), onde sensores móveis de todos os tipos estarão constantemente conectados em rede. Todavia, muitas pesquisas serão necessárias a fim de identificar áreas promissoras para a adoção desses sensores e formas mais produtivas de capturar e processar seus dados; na atualidade, a análise de dados produzidos por dispositivos móveis é bastante limitada pelo fator *noisy data* (dados inconsistentes ou falso-positivos).

Outro exemplo de uso da tecnologia que ultrapassa os domínios das instituições de saúde e impacta a relação paciente-prestador é a **telemedicina**, ou na sua versão mais ampla a **telessaúde**. Tele vem do grego *tēle*, que significa remoto ou a distância, e saúde, nesse contexto, tem uma abrangência maior do que a prestação de assistência médica; a definição mais aceita de telessaúde é esta: "O uso de tecnologia da informação e comunicação para apoiar a prestação de assistência em saúde a distância, educação de pacientes e prestadores, saúde pública e gestão de serviços de saúde".[22] Serviços de saúde oferecidos no modelo telessaúde envolvem qualquer tipo de tecnologia de comunicação e tipos de dados como áudio, vídeo, etc., e incluem serviços de diagnóstico, intervenções clínicas, consultas, supervisão de cuidado médico e exportação de expertise médica.

A telessaúde permite que profissionais de saúde possam oferecer seus serviços remotamente, aumentando a oferta de serviços de saúde como análises de exames de imagem, tratamento de doenças mentais e monitoramento de pacientes com doenças crônicas. Entretanto, alguns desafios para a plena adoção desses serviços incluem a necessidade de regulamentação dos serviços de telessaúde e credenciamento de profissionais clínicos. A maioria dos estados americanos já possui legislação regulamentando a prestação de serviços de saúde a distância, incluindo o acesso a profissionais de outros estados (nos Estados Unidos, as licenças de profissionais da saúde são estaduais), e no Brasil o Conselho Federal de Medicina tem trabalhado na regulamentação dos serviços de telemedicina. Oportunidades de pesquisa relacionadas à aplicação de telessaúde e telemedicina focam nas seguintes questões: controle de custos dos serviços de saúde, aumento da expectativa de vida da população e doenças do envelhecimento, maior demanda de acesso aos serviços de saúde e baixa oferta de profissionais de saúde qualificados em determinadas regiões geográficas.

MEDICINA DE PRECISÃO

Em 2015, o governo americano deu início ao projeto Initiative Precision Medicine (Iniciativa Medicina de Precisão), cujo objetivo é promover o uso de dados de múltiplas modalidades, adicionando às avaliações clínicas e genômicas dados relacionados a exposições ambientais e estilo de vida do paciente, para desenvolver uma visão mais abrangente da saúde do paciente e sua trajetória ao longo do tempo. Ao aumentar seu conhecimento sobre essas modalidades de dados, os profissionais de saúde terão mais insumos para auxiliá-los na individualização do tratamento do paciente.[23] Com um investimento inicial de 215 milhões de dólares em pesquisa e desenvolvimento, essa iniciativa demonstra que a medicina de precisão tende a ser uma das áreas mais promissoras tanto para pesquisas básicas como para pesquisas aplicadas. Entretanto, para que a medicina de precisão atinja todo o seu potencial, diversos desafios precisam ser superados, e alguns deles estão diretamente relacionados ao PEP.

A principal modalidade de dados da medicina de precisão inclui toda a gama de dados genéticos, produzidos por análises genômicas, transcriptômicas e proteômicas. Hoje, os testes genéticos têm um impacto bastante limitado no cuidado do paciente. Parte dessa limitação deve-se a dificuldades do PEP em lidar com o tamanho e complexidade dos resultados de testes genéticos, uso inadequado de padrões de comunicação para dados genéticos e limitações na capacidade de armazenamento e análise de tais dados.[24] A integração bem-sucedida desses dados na assistência em saúde exigirá um redesenho significativo do PEP – ou dos aplicativos externos conectados a ele –, redesenho este que passa pela criação de novos modelos de negócio e melhorias de usabilidade, embora estas não devam ser suficientes. A inserção de dados genéticos na rotina dos profissionais de saúde exigirá que o PEP de quarta geração seja capaz de armazenar e analisar uma quantidade muito maior de dados que a atualmente comportada. Outros desafios incluem incertezas na interpretação de testes genéticos e a privacidade do paciente em um mundo no qual dados genéticos serão altamente acessíveis. Esses desafios representam enormes oportunidades para os profissionais de informática em saúde, em especial para aqueles interessados na interseção entre informática clínica e bioinformática.

MEDICINA BASEADA EM EVIDÊNCIA PRÁTICA: O SISTEMA DE SAÚDE QUE APRENDE

Conforme discutido no Capítulo 10, o crescente número de erros médicos e o uso generalizado de protocolos clínicos produzidos em ambientes artificialmente controlados contribuíram para uma nova abordagem do processo de aprendizagem no sistema de saúde americano, abordagem esta conhecida como Aprendizagem de Sistema de Saúde (LHS, do inglês Learning Health System).[25] A LHS propõe uma mudança de paradigma na geração e acúmulo de conhecimento médico, que passaria a ser adquirido, em sua maioria, a partir da experiência prática em ambientes clínicos reais. À medida que os dados produzidos na saúde se tornam dados digitais, eles podem ser analisados com métodos conhecidos como **evidência baseada na prática**, que visam acelerar as descobertas médicas ao combinar o conhecimento prático produzido durante o cuidado do paciente com o conhecimento experimental produzido por estudos científicos, como o estudo controlado randomizado (ECR).

O Instituto de Medicina (IOM, do inglês Institute of Medicine) dos Estados Unidos tem promovido a LHS usando uma série de publicações e *workshops*, e a define como:[25]

> [...] o desenvolvimento de um sistema de saúde de aprendizagem contínua, projetado para gerar e aplicar as melhores evidências para as escolhas colaborativas envolvendo pacientes e profissionais de saúde, fazendo do processo de descoberta do conhecimento uma consequência natural do cuidado do paciente.

Várias oportunidades de melhoria do cuidado médico nos Estados Unidos – e em grande parte do mundo – confirmam a necessidade da LHS. Estima-se que os adultos americanos recebem o tratamento mais adequado (adequado segundo as evidências científicas disponíveis) em apenas 55% dos atendimentos médicos;[26] enquanto isso, o custo da saúde americana continua acima do da média dos países desenvolvidos (ver Cap. 12). Estima-se também que cerca 750 bilhões de dólares sejam gastos todos os anos nos Estados Unidos em decorrência de ineficiências nos processos de saúde e tratamentos ineficazes.[27] Além disso, o conhecimento gerado por meio das abordagens atuais de pesquisa demora muito tempo para se disseminar e influenciar o cuidado do paciente. O ECR é tido como o melhor desenho de pesquisa para a produção de protocolos clínicos baseados em evidência – as chamadas diretrizes (ou *guidelines*), que orientam a maioria das decisões médicas nos Estados Unidos e no mundo –; todavia, esses estudos têm um custo altíssimo, incluem um número limitado de participantes e produzem resultados que não são aplicáveis a todos os pacientes.[28]

Redes de saúde integradas como a Veterans Health Administration (172 hospitais e mais de mil clínicas), Kaiser Permanente (39 hospitais e mais de 600 clínicas) e Intermountain Healthcare (23 hospitais e mais de 200 clínicas) já funcionam como LHSs independentes, visto que os dados produzidos durante o cuidado de seus pacientes são analisados rotineiramente para orientar este mesmo cuidado; essas redes são capazes de produzir análises tão robustas que chegaram até a causar a retirada de medicamentos do mercado (ver Cap. 10). Entretanto, apesar de algumas contribuições nacionais isoladas, suas infraestruturas digitais restringem-se a uma determinada área geográfica ou população, fazendo com que a maioria do aprendizado produzido por elas seja aplicado no cuidado dos seus próprios pacientes.

Para que esse modelo de aprendizagem local se torne uma LHS nacional – ou até mesmo continental ou global –, diversos desafios precisam ser superados. Esses desafios envolvem a criação de uma infraestrutura digital capaz de integrar dados do cuidado de milhões de pacientes; investimentos em armazenamento e processamento de dados; aprimoramento e uso contínuo de padrões de comunicação em saúde; desenvolvimento de métodos estatísticos específicos para grandes volumes de dados; e, por último, mas não menos importante, maior engajamento das organizações de saúde, para que seus dados possam ser utilizados em pesquisas clínicas para além das suas fronteiras institucionais. É necessário considerar que a governança dessa infraestrutura digital deve ser robusta o bastante para garantir a confiabilidade e confidencialidade dos dados, a fim de não comprometer a privacidade do paciente e a competitividade das organizações participantes e, ao mesmo tempo, garantir a sustentabilidade financeira desse modelo. Esses desafios representam importantes oportunidades de pesquisa para profissionais de diversas áreas, e a informática em saúde terá um papel fundamental nesse processo.

// NANOINFORMÁTICA

Nanotecnologia é uma área de estudos multidisciplinar que envolve métodos e técnicas de disciplinas, como engenharia de superfícies, física, química orgânica, biologia molecular e ciência de materiais, para estudar o controle e alteração da matéria no nível atômico e molecular.[29] A nanotecnologia produz materiais, dispositivos e outras estruturas em escala nanométrica (objetos de 1 a 1.000 nanômetros, sendo que um nanômetro equivale a um bilionésimo de metro). Os itens produzidos são chamados de nanomateriais e são compostos de unidades chamadas nanopartículas.

Nanomedicina é a aplicação de nanopartículas no cuidado médico e em pesquisas clínicas. O seu principal objetivo é viabilizar a utilização de nanopartículas para prevenir, diagnosticar e tratar doenças. Anticorpos e uma série de outros materiais biológicos podem ser fixados em nanopartículas, aumentando a capacidade de identificação de determinados tecidos e células (p. ex., identificação de células cancerígenas).

Nanoinformática é uma área de estudos recente criada a partir de uma iniciativa da Fundação Nacional de Ciência (NSF, do inglês National Science Foundation) dos Estados Unidos, para facilitar a gestão de grandes volumes de dados produzidos pelo uso de nanotecnologia na área da saúde. A nanoinformática utiliza técnicas e ferramentas de informática em saúde para conduzir análises de dados de nanopartículas. A NSF administra uma página na *internet* chamada nanoHUB,[30] onde é possível encontrar várias ferramentas de análises de dados de nanotecnologia para o público em geral e para pesquisadores.

Embora vários avanços tenham sido produzidos por iniciativas como a nanoHUB, o progresso da nanoinformática e da nanotecnologia dependerá de muitos esforços e investimentos. Um dos maiores desafios é a criação de uma base de dados pública contendo dados computáveis de nanopartículas, para facilitar o compartilhamento e análise de dados entre pesquisadores.[29] Para atingir esse objetivo, será necessário executar uma extensa mineração dos dados produzidos por estudos de nanopartículas, a fim de identificar dados e termos que podem ser representados por padrões e ontologias específicos para nanopartículas. A partir dessa etapa, uma base de dados inicial poderá ser utilizada na criação de modelos estatísticos para análises nanotecnológicas. Outro desafio inclui o desenvolvimento de modelos preditivos para modelagem da estrutura de nanopartículas, a fim de viabilizar a condução de testes em ambiente de simulação, permitindo a identificação de potenciais usos e eventuais efeitos adversos do uso de nanopartículas em seres humanos.

>>> CONSIDERAÇÕES FINAIS

As áreas de estudo e tendências discutidas neste capítulo oferecem ferramentas e *insights* para profissionais de informática em saúde e líderes e gestores de saúde, para a identificação das tendências com maior potencial de impacto nas suas organizações. Algumas lições aprendidas dos primeiros estudos dessas áreas nos Estados Unidos podem ser de extrema relevância para o Brasil:

- **ANTECIPAR OS RISCOS DE UMA SAÚDE DIGITAL.** Como apenas 20% das organizações brasileiras usam o PEP para apoiar seus processos clínicos, o cenário americano atual oferece importantes *insights* para a saúde brasileira. Nos próximos anos, um redesenho do PEP deve começar a surgir nos Estados Unidos, possibilitando a criação de novos modelos de negócio. Durante esse processo, novos padrões e métodos de *design* de sistemas devem surgir para harmonizar a visualização e entrada de dados em aplicativos distintos, e padrões de comunicação como FHIR e CIMI tendem a tornar-se o *middleware* por meio do qual diversos aplicativos, dispositivos médicos e sensores serão conectados ao PEP. À medida que essas soluções são criadas e avaliadas nos Estados Unidos, os profissionais brasileiros poderão analisá-las e adotá-las de maneira gradativa, em conjunto com a progressiva adoção do PEP no Brasil, o que traria menos riscos e evitaria retrabalho, diferentemente da situação americana, em que PEPs comerciais já são utilizados em larga escala e precisam ser redesenhados ao mesmo tempo em que dão suporte à gestão do cuidado do paciente.

- **PREPARAR-SE PARA LIDAR COM O PACIENTE DO FUTURO E *BIG DATA*.** A adoção do PEP afeta diretamente a relação paciente-prestador: à medida que a adoção aumenta, o prestador passa a interagir mais com o sistema e menos com o paciente. Os profissionais de informática em saúde brasileiros devem ficar atentos à necessidade de criar sistemas capazes de facilitar a busca e a sintetização de dados relevantes para o processo decisório, ao mesmo tempo em que demandam menos entrada de dados manuais. O paciente do século XXI estará imerso em um ambiente onde o acesso à informação não encontra barreiras físicas ou temporais; ele demandará cada vez mais informações sobre seu cuidado e terá a expectativa de que essa informação esteja disponível o mais rápido possível. Em contrapartida, os profissionais de saúde precisarão cada vez mais ter acesso aos dados relacionados ao estilo de vida e aos fatores ambientais que afetam seus pacientes, para serem integrados ao crescente volume de dados genéticos que serão os pilares da medicina de precisão. Em termos de inovação e processamento de dados, a medicina de precisão concorrerá com a aplicação de nanotecnologia em saúde e, quando os estudos experimentais em andamento produzirem o conhecimento necessário para que essas áreas se tornem componentes intrínsecos do cuidado do paciente, as organizações de saúde precisarão estar preparadas para armazenar e processar uma quantidade de dados jamais vista (ou encontrarem parceiros confiáveis para isso).

- **AJUSTAR-SE AO NOVO PARADIGMA DO CONHECIMENTO MÉDICO.** Embora a adoção do PEP não seja uma barreira para a criação da LHS no sistema de saúde americano, importantes desafios ainda precisam ser superados para que se atinja todo o potencial de uma LHS nacional. A reprodução do modelo de aprendizagem da LHS no Brasil deverá ser precedida de uma maior adoção do PEP; não obstante, o Brasil leva uma vantagem considerável em relação aos Estados Unidos. Embora o sistema de saúde brasileiro seja descentralizado e misto (saúde pública pelo Sistema Único de Saúde e saúde privada pela rede suplementar), o Brasil possui um identificador único do paciente: o cartão nacional de saúde. A ausência desse tipo de identificador nos Estados Unidos representa uma enorme barreira para a criação da infraestrutura digital da LHS. O sistema de saúde americano é mais descentralizado que o brasileiro e, por uma série de questões relacionadas à privacidade do paciente, um registro unificado do paciente nunca foi criado nesse país; cada organização de saúde têm identificadores locais, e é comum o mesmo paciente ter dezenas de identificadores, um para cada organização de saúde que o atendeu ao longo de sua vida. Outra barreira encontrada no sistema de saúde americano, também relacionada à privacidade do paciente, é o excesso de regulamentações para garantir que os registros de saúde do paciente só possam ser usados para pesquisa com o seu consentimento. Embora na prática muitas pesquisas envolvendo registros de saúde sejam conduzidas sem autorização formal do paciente (p. ex., pesquisas que analisam milhares de prontuários médicos seriam impraticáveis caso o consentimento de cada indivíduo fosse necessário), o processo para autorização dessas pesquisas é deveras burocrático. No Brasil, a lei geral de proteção de dados, recentemente aprovada pelo congresso nacional, deve influenciar não apenas a forma como os registros de saúde são armazenados e acessados dentro de cada organização de saúde, mas como eles serão utilizados para pesquisa clínica e outras atividades secundárias.

>> PERGUNTAS PARA DISCUSSÃO

- Quais tendências discutidas neste capítulo devem causar maior impacto no sistema de saúde americano e como elas poderão impactar o sistema de saúde brasileiro?

- Discuta quais preocupações você teria em relação ao compartilhamento dos seus registros de saúde para serem utilizados em pesquisas clínicas.

- Discuta quais fatores podem contribuir para uma eventual resistência dos profissionais de saúde, em particular dos médicos, para a criação do cuidado participativo.

- Nos Estados Unidos há um número muito maior de PEPs comerciais do que no Brasil; mesmo assim, esse mercado virou um oligopólio. Como é possível evitar que isso se repita no Brasil?

- Como a medicina de precisão pode afetar a rotina dos profissionais clínicos ao direcionar o processo decisório de um modelo populacional para um modelo individualizado?

- Descreva como nanomateriais podem afetar a área da saúde e da informática em saúde.

- Em sua opinião, o conceito de LHS é aplicável à realidade brasileira?

// REFERÊNCIAS

1. Bakken S, Stone PW, Larson EL. A nursing informatics research agenda for 2008-2018: contextual influences and key components. Nurs Outlook. 2012;60(5):280-8.
2. Hau R. Medical informatics: past, present, future. Int J Med Inform. 2010;79(9):599-601.
3. Shortliffe EH. The future of biomedical informatics: a perspective from academia. Stud Health Technol Inform. 2012;180:19-24.
4. Payne TH, Corley S, Cullen TA, Gandhi TK, Harrington L, Kuperman GJ, et al. Report of the AMIA EHR 2020 task force on the status and future direction of EHRs. J Am Med Inform Assoc. 2015;22(5):1102-10.
5. Evans RS. Electronic health records: then, now, and in the future. Yearb Med Inform. 2016;Suppl 1:S48-61.
6. Colicchio TK, Cimino JJ, Del Fiol G. Unintended consequences of nationwide electronic health record adoption: challenges and opportunities in the post-meaningful use Era. J Med Internet Res. 2019;21(6):e13313.
7. Cimino JJ. Putting the "Why" in "EHR": Capturing and coding clinical cognition. J Am Med Inform Assoc. 2019;26(11):1379–84.
8. Staggers N, Nelson R, Jones D. Future directions and future research in health informatics. In: Nelson R, Staggers N, editors. Health informatics: an interprofessional approach. 2nd ed. St. Louis: Elsevier; 2018. p. 618-20.
9. Mandel JC, Kreda DA, Mandl KD, Kohane IS, Ramoni RB. SMART on FHIR: a standards-based, interoperable apps platform for electronic health records. J Am Med Inform Assoc. 2016;23(5):899-908.
10. CDS Hooks. Overview [Internet]. Boston: CDS; c2018 [capturado em 08 out. 2019]. Disponível em: https://cds-hooks.org.
11. KLAS Research. Premium reports [Internet]. KLAS; 2017 [capturado em 08 out. 2019]. Disponível em: https://klasresearch.com/report/global-emr-market-share-2017/1192.
12. Wachter RM, Howell MD. Resolving the productivity paradox of health information technology: a time for optimism. JAMA 2018;320(1):25-6.
13. Han YY, Carcillo JA, Venkataraman ST, Clark RSB, Watson RS, Nguyen TC, et al. Unexpected increased mortality after implementation of a commercially sold computerized physician order entry system. Pediatrics. 2005;116(6):1506-12.
14. Ratwani RM, Fairbanks RJ, Hettinger AZ, Benda NC. Electronic health record usability: analysis of the user-centered design processes of eleven electronic health record vendors. J Am Med Inform Assoc. 2015;22(6):1179-82.
15. The Pew Trusts. Ways to improve electronic health record safety [Internet]. PEW; 2018 [capturado em 08 out. 2019]. Disponível em: https://www.pewtrusts.org/en/research-and-analysis/reports/2018/08/28/ways-to-improve-electronic-health-record-safety.
16. Shneiderman B, Plaisant C, Cohen M, Jacobs S, Nikls E, et al. Designing the user interface: strategies for effective human-computer-interaction. 6th ed. Boston: Pearson; 2016.
17. Okun S, Caligtan CA. The engaged ePatient. In: Nelson R, Staggers N, editors. Health informatics: an interprofessional approach. 2nd ed. St. Louis: Elsevier; 2018. p. 206-8.
18. Scanfeld D, Scanfeld D, Larson EL. Dissemination of health information through social networks: twitter and antibiotics. Am J Infect Control. 2010;38(3)182-8.
19. Chew C, Eysenbach G. Pandemics in the age of Twitter: content analysis of tweets during the 2009 H1N1 outbreak. PLos One. 2010;5(11):e14118.
20. McNeil K, Brna PM, Gordon KE. Epilepsy in the Twitter Era: a need to re-tweet the way we think about seizures. Epilepsy Behav. 2012;3(2):127-30.
21. Tractica. Medical monitoring and management, remote consultations, eldercare, and health and wellness applications: global market analysis and forecasts. Boulder; Tractica; 2015.
22. HealthIT.gov. Telemedicine and telehealth [Internet]. Washington: HealthIT; 2017 [capturado em 08 out. 2019]. Disponível em: https://www.healthit.gov/topic/health-it-initiatives/telemedicine-and-telehealth.
23. Kohane IS. Health care policy: ten things we have to do to achieve precision medicine. Science 2015;349(6243):37-8.
24. Kho AN, Rasmussen LV, Connolly JJ, Peissig PL, Starren J, Hakonarson H, et al. Practical challenges in integrating genomic data into the electronic health record. Genet Med 2013;15(10):772-8.
25. Olsen L, Aisner D, McGinnis JM. Learning healthcare system workshop summary, IOM roundtable on evidence-based medicine. Washington: National Academies; 2007.
26. McGlynn EA, Asch SM, Adams J, Keesey J, Hicks J, DeCristofaro A, et al. The Quality of Health Care Delivered to Adults in the United States. N Engl J Med. 2003;348(26):2635-45.
27. Hackbarth AD. Eliminating waste in US health care. JAMA. 2012;307(14):1513.
28. Kravitz RL, Duan N, Braslow J. Evidence-based medicine, heterogeneity of treatment effects, and the trouble with averages. Milbank Q. 2004;82(4):661-87.
29. Staggers N, Nelson R, Jones DE. Future directions and future research in health informatics. In: Nelson R, Staggers N, editors. Health informatics: an interprofessional approach. 2nd ed. St. Louis: Elsevier; 2018. p. 624-7.
30. Nanohub.org [Internet]. c2019 [capturado em 08 out. 2019]. Disponível em: https://nanohub.org/.

15

O SISTEMA DE SAÚDE DO FUTURO

AO FINAL DESTE CAPÍTULO, O LEITOR ESTARÁ PREPARADO PARA:

>> OBJETIVOS

- Discutir as principais funcionalidades e características do prontuário eletrônico do paciente do futuro e qual será a importância delas para apoiar o processo decisório no sistema de saúde do futuro.

- Discutir como será a prestação de assistência em saúde no futuro.

- Discutir as potenciais consequências não esperadas dos avanços tecnológicos em saúde.

>> RESUMO

Embora a informática em saúde seja uma área do conhecimento relativamente nova e, em decorrência de diversas limitações, o prontuário eletrônico do paciente (PEP) não seja visto com bons olhos por muitos profissionais de saúde, caso as forças que promovem inovação sejam aplicadas da maneira correta, o futuro da informática em saúde e do PEP pode ser bastante promissor. Em um futuro próximo, o PEP deve adquirir um protagonismo jamais visto: por meio dele, decisões importantes do cuidado do paciente serão tomadas de forma mais precisa e ágil. O paciente do futuro será privilegiado por receber cuidado em um sistema de saúde mais eficaz, onde os profissionais terão acesso a uma série de ferramentas essenciais para garantir a continuidade do cuidado do paciente para além das fronteiras organizacionais. Entretanto, os mesmos avanços tecnológicos que nos levarão à medicina do futuro inevitavelmente introduzirão novas modalidades de problemas, e consequências não esperadas surgirão, exigindo atenção redobrada dos entes envolvidos na construção do sistema de saúde do futuro.

INFORMÁTICA EM SAÚDE E O PEP DO FUTURO

Conforme demonstrado ao longo deste livro, o estágio atual da informática em saúde e as limitações do PEP são preocupantes e inspiram cuidados no que diz respeito a uma perspectiva de futuro. Porém, o mercado de informática em saúde é imenso e as oportunidades são imensuráveis; para os empreendedores dispostos a entrar nesse setor, é como se houvesse a chance de voltar ao fim dos anos 1990, quando observamos o estouro da "bolha da *internet*" – não é à toa que diversas empresas de tecnologia como Amazon, Google, Apple e Microsoft têm consistentemente investido na saúde. Apesar dos desafios e limitações da área, caso as forças que promovem inovação sejam aplicadas da forma correta, o futuro da informática em saúde – e do PEP – pode ser muito promissor. Temos o péssimo costume de superestimar o que conseguimos fazer em um ano e subestimar o que podemos fazer em uma década – apesar de ser impossível prever se o jardim do Éden que estou prestes a descrever se realizará em uma década ou em um conjunto de décadas, ou se será infestado de pragas que impedirão o seu aprazível florescimento. Uma coisa é certa: a capacidade da informática em saúde de atingir o seu potencial máximo dependerá muito mais do engajamento dos agentes do ecossistema da saúde – profissionais, gestores, pesquisadores, governo, empresas de tecnologia e pacientes – do que da tecnologia em si. Esta inevitavelmente evoluirá, mas o sucesso da sua adoção dependerá de como aqueles a utilizarão. De acordo com o que foi demonstrado no Capítulo 12, tecnologias adotadas de forma desconexa, sem adequada reengenharia dos fluxos de trabalho, da cultura organizacional e investimentos complementares, dificilmente produzirão algum resultado positivo.

Após a extensa pesquisa conduzida para a produção deste livro, não pretendo causar no leitor a impressão de que as várias limitações e desafios da informática em saúde, discutidos em particular nos Capítulos 12 e 13, de repente transmutaram-se na mais empolgante revolução da área da saúde, onde o futuro será repleto de frutos dos esforços passados que serão colhidos por uma geração privilegiada. É verdade que a jovem área da informática em saúde já foi capaz de produzir inovações valiosíssimas, como os vários exemplos de sistemas de apoio à decisão clínica (SADCs) discutidos no Capítulo 7, as análises epidemiológicas discutidas no Capítulo 9 ou as técnicas inovadoras para análise de grandes volumes de dados discutidas no Capítulo 10; entretanto, a miríade de barreiras e limitações que a impedem de atingir o seu potencial máximo atesta o fato de que o árduo trabalho para a criação de um futuro promissor está apenas começando. Neste capítulo, exponho uma visão de futuro que, embora de certa forma seja influenciada por outros autores que se arriscaram a fazer o mesmo, contém muitos elementos introduzidos pelo autor a partir de experiências derivadas do privilégio de conviver com diversas pessoas talentosas, que participam diretamente da criação da saúde do futuro. Nesta seção descrevo como será o PEP do futuro, e nas próximas, como será o sistema de saúde do futuro, bem como o papel do PEP nele e as possíveis consequências não esperadas dos avanços tecnológicos em saúde, especificamente aqueles relacionados à informática em saúde.

O PEP do futuro será composto de um conjunto de aplicações capazes não apenas de comunicar e interpretar os registros de saúde do paciente – que serão cada vez mais volumosos e complexos –, mas de agir de modo inteligente sobre eles. Os avanços em pesquisas de interação homem-computador permitirão a criação de sistemas muito mais flexíveis, fáceis de usar e capazes de adaptar-se às necessidades dos profissionais de saúde. Salvo a exceção de um possível sucesso das empresas de PEPs comerciais de manter controle sobre seus produtos, dificultando a entrada de desenvolvedores independentes no setor – o que acredito ser possível apenas por um período relativamente curto –, uma disrupção tecnológica causará uma ruptura do modelo evolutivo do prontuário em papel para o prontuário eletrônico.

O PEP do futuro será baseado em uma arquitetura flexível, capaz de operar de forma totalmente integrada ao fluxo de trabalho dos profissionais de saúde. A interoperabilidade semântica acontecerá tanto no nível de dados quanto no nível de aplicação. A importação de registros de saúde de outros sistemas e organizações e a integração entre o PEP e aplicativos externos será garantida pelo uso padronizado de Application Programing Interfaces (APIs), em conjunto com padrões de troca de dados, terminologias clínicas e modelos de dados clínicos. SADCs e outros aplicativos especialistas, comprovadamente eficazes, serão implementados em larga escala, e poderão ser comprados em lojas virtuais com diferentes modalidades de aquisição e manutenção, incluindo períodos de disponibilidade gratuita para que os profissionais possam testar diferentes soluções e escolher a melhor delas.

Big data, reconhecimento de voz, processamento de linguagem natural (PLN), métodos de geração de texto e aprendizagem de máquina serão componentes fundamentais do PEP. A maioria dos registros de saúde eletrônicos serão capturados por reconhecimento de voz, que será combinado com algoritmos de PLN e aprendizagem de máquina robustos. Os dados serão capturados durante o cuidado do paciente de forma minimamente intrusiva, e serão automaticamente classificados de acordo com seu domínio (tratamentos, diagnósticos, dados demográficos, etc.); a partir da captura desses dados, será gerada e/ou atualizada a base de conhecimento do prontuário do paciente, a qual conterá uma rede semântica conectando todos os conceitos clínicos documentados no prontuário, de maneira a representar as interpretações e intenções dos profissionais de saúde de forma computável.

Relatórios clínicos como a evolução do paciente serão relatórios longitudinais e multidisciplinares, que em vez de serem particionados em diversos documentos com datas e autores distintos e acessados em diferentes módulos, serão integrados em um único documento contínuo, com formato similar aos documentos da Wikipédia.[1] Funcionalidades avançadas de pesquisa e sumarização de dados que utilizam a base de conhecimento do PEP permitirão que dados específicos destes documentos sejam facilmente encontrados em poucos segundos. Esses relatórios conterão as interpretações e o plano de cuidados de toda a equipe multidisciplinar, e cada grupo profissional (enfermeiros, médicos, farmacêuticos, etc.) visualizará o conteúdo dos relatórios de forma customizada, de acordo com suas necessidades.

A infraestrutura digital por trás do PEP terá capacidade de armazenamento e processamento de um volume de dados incomensurável, emergirá dos avanços da computação em nuvem e será implementada progressivamente, tornando-se a espinha dorsal de um sistema de saúde que aprende a partir de análises do *big data*. O *big data* em saúde contemplará registros de saúde que transcenderão a captura de dados produzidos durante o cuidado do paciente em organizações de saúde. O registro eletrônico de saúde (RES) será uma espécie de "metarregistro" ou "meta-RES", que contemplará dados gerados durante atendimentos médicos presenciais ou a distância, bem como dados produzidos por um sem-número de dispositivos móveis de toda sorte, com monitoramento contínuo do paciente – principalmente aqueles com doenças crônicas –, e permitirá a captura de dados para além das fronteiras organizacionais. O meta-RES contemplará o prontuário completo do paciente contendo dados clínicos, perfil genético, estilo de vida e riscos do seu ambiente. Nele poderão ser encontrados dados de milhões de pacientes espalhados por um território geográfico que, a princípio, estará limitado pelas fronteiras nacionais – caso elas resistam às forças político-econômicas empenhadas em extirpá-las da face da terra. Alguns repositórios de dados serão tão grandes e complexos que as aplicações tradicionais de processamento e análise de dados serão irrelevantes. O Quadro 15.1 lista as principais características do PEP do futuro.

>> **QUADRO 15.1**

PRINCIPAIS FUNCIONALIDADES E CARACTERÍSTICAS DO PEP DO FUTURO

- Arquitetura flexível baseada em componentes *plug-in*
- SADCs e aplicativos externos baseados em APIs padronizadas
- Infraestrutura para troca de dados nativa, baseada em APIs
- Novo paradigma, não mais baseado no prontuário em papel
- Baseado no contexto do cuidado do paciente e raciocínio clínico
- Navegação inteligente com visualização de dados adaptável às necessidades do usuário
- Baseado em princípios da interação homem-computador
- Maior controle sobre o PEP por parte dos profissionais clínicos
- Interfaces gráficas intuitivas
- Totalmente eletrônico e aprovado pelos profissionais clínicos
- Baseado em padrões de comunicação e *design* internacionalmente aceitos
- Uso, acesso e integração completa de dispositivos móveis e vestíveis
- Uso extensivo de reconhecimento de voz
- Aplicativos de entrada de dados com apenas um clique ou simples comando de voz
- Recomendações, informações e lembretes de SADCs mais precisos e personalizados
- Integração com sistemas de diagnóstico eletrônico
- Eliminação de duplicação de registros de saúde
- Redução dos tempos de atendimento

- Acesso seguro aos registros de saúde sem restrições geográficas e temporais
- Tradução de línguas estrangeiras com preservação do significado clínico
- Armazenamento de dados do nascimento até a morte
- Armazenamento completo de dados genéticos com interpretação dos resultados
- Armazenamento e análises do *big data* necessárias para a medicina de precisão
- Principal componente de um sistema de saúde de aprendizagem contínua
- Funcionalidades robustas para gestão de saúde populacional
- Maior uso em pesquisas clínicas e educação médica
- Maior uso de computação em nuvem
- Maior uso, armazenamento e acesso a dados socioeconômicos e comportamentais
- Projetado por profissionais clínicos, desenvolvido por profissionais de informática em saúde

PEP, prontuário eletrônico do paciente; SADCs, sistemas de apoio à decisão clínica; APIs, Application Programing Interfaces.
Fonte: Adaptada de Evans.[2]

SERVIÇOS DE SAÚDE NO FUTURO

De acordo com Jonathan Bush, a solução de problemas como alto custo e baixa qualidade do cuidado em um sistema de saúde passa pela reestruturação do papel dos grandes hospitais, das grandes redes de saúde e de outras organizações menores, ou focadas em serviços de média e baixa complexidade.[3] Segundo ele, podemos aprender lições essenciais de outros setores da economia que já enfrentaram essa reestruturação décadas atrás. A partir da década de 1970, diversas empresas americanas passaram por um processo conhecido como "reengenharia", no qual, por meio da adoção de sistemas integrados chamados Enterprise Resource Planning (ERP; Sistemas de Planejamento de Recursos), como o alemão SAP e o americano Oracle ERP, começaram a medir sua produtividade com mais precisão, aumentando sua capacidade de identificar processos pouco eficientes. Esse aprendizado permitiu que várias empresas eliminassem do seu portfólio serviços e produtos pouco rentáveis ou que eram produzidos com alto grau de ineficiência e desperdício; elas passaram a se dedicar a um conjunto de produtos e serviços mais rentáveis, posicionando-se como eficientes competidoras em nichos específicos do mercado.

Embora muitas organizações de saúde já tenham adotado essa prática de gestão e façam análises similares de forma regular, as lições aprendidas de outros setores da economia não são facilmente replicadas para a área da saúde; as métricas utilizadas na saúde são muito mais complexas que as de outros setores da economia como o setor financeiro ou o de manufatura. Ademais, a saúde tem uma característica peculiar que não é observada em nenhum outro setor: nela, o incentivo para a redução de custos é menor, afinal de contas, quem vai priorizar economia de recursos quando se trata de salvar vidas; como nos ensina o Juramento de Hipócrates, a primeira preocupação do médico é "nunca causar dano ou mal a alguém". Não obstante, mais cedo ou mais tarde, as organizações de saúde terão que passar por um processo de reengenharia mais profundo. O volume de hospitais pequenos (com menos de 100 leitos) ou distantes dos grandes centros tende a diminuir; estes serão substituídos por hospitais maiores, que terão mais condições de adquirir e manter a pletora de equipamentos de tecnologia de ponta que serão componentes essenciais dos serviços de saúde do futuro. Esses hospitais serão parte de grandes redes que se expandem construindo novas unidades em múltiplas regiões ou adquirindo organizações menores. Nos Estados Unidos, essa estratégia já vem sendo implementada há décadas; no Brasil, ela teve início a partir dos anos 2010 e vem se consolidando dia após dia.

A visão de futuro proposta por Jonathan Bush é compartilhada por Robert Wachter em seu livro *The Digital Doctor* (O Doutor Digital).[4] Segundo Wachter,[4] os hospitais que sobreviverão a esse processo de reengenharia serão os hospitais de alta complexidade, com centenas de leitos, todos equipados com a mais alta tecnologia. Nesses hospitais, o conceito de unidade de terapia intensiva (UTI), um conjunto de leitos com tecnologia de ponta agrupados em um determinado espaço físico, desaparecerá. O paciente não será mais "transferido para a UTI", pois todos os leitos serão equipados com a tecnologia hoje caracterizada como tecnologia padrão UTI. Os pacientes atendidos nesses hospitais serão aqueles que precisam de tratamentos de alto risco, como grandes cirurgias e outros procedimentos de alta complexidade ou que precisam de monitoramento intensivo.

Entre os equipamentos dos leitos hospitalares do futuro estarão grandes telas acompanhadas de um conjunto de câmeras de alta resolução com finalidades específicas, que permitirão aos profissionais de saúde examinar regiões como nariz, olhos, garganta, ouvidos, pele, etc. Câmeras ambiente terão visão ampla para permitir a visualização do leito hospitalar em 360 graus, para que o médico e outros profissionais de saúde possam interagir com o paciente e sua família. O paciente e seus familiares poderão acessar dados do PEP para discussão do plano de cuidados com a equipe médica em telas disponíveis no seu leito, em computadores móveis ou *tablets*.

Essa tecnologia também permitirá que o paciente possa entrar em contato com seu médico de família, que mesmo estando distante poderá acompanhar e participar do atendimento dele durante sua hospitalização. O botão de ajuda que aciona um alarme no posto de enfermagem será irrelevante, pois o paciente poderá acioná-lo por meio de um comando de voz para falar com algum profissional de enfermagem apenas dizendo "enfermeiro, minha dor está aumentando!". Alguns segundos após o comando de voz ser emitido, um dos profissionais responsáveis pelo seu cuidado aparecerá na tela para discutir sua queixa e definir a conduta clínica mais adequada. Por exemplo, caso seja necessário aumentar a dose de uma medicação endovenosa, isso será feito pelo enfermeiro direto do posto de enfermagem, que acionará a prescrição "se necessário" registrada pelo médico no PEP, e o comando será enviado automaticamente para a bomba de infusão do paciente, que alterará a dose do medicamento e atualizará as informações no PEP; no caso de medicação por comprimido, esta será entregue automaticamente pelo serviço de transporte pneumático da farmácia hospitalar.

A distribuição de profissionais de saúde por paciente internado será baseada na complexidade dos casos, e a execução de diversos serviços não exigirá mais a presença física dos profissionais de saúde no leito onde o paciente está internado, o que aumentará a eficiência dos profissionais e organizações de saúde. Quando a presença desses profissionais for necessária, em visitas do médico responsável pelo cuidado do paciente ou para a execução de procedimentos médicos, esta poderá ser agendada para que os familiares ou o seu médico particular possam acompanhar tudo por videoconferência.

Da mesma forma, consultas a especialistas serão parte de um serviço de saúde remoto, assim como as análises de exames de imagem, que poderão ser enviadas para especialistas que terão acesso aos exames do paciente sem qualquer restrição geográfica. Esse modelo de acesso remoto permitirá que determinados profissionais possam especializar-se em casos clínicos específicos. Por exemplo, especialistas em tomografia de crânio poderão ser encontrados *on-line* em questão de segundos, lidarão apenas com a tomografia de crânio e atenderão toda sorte de casos de várias organizações de saúde de uma cidade, estado e quiçá país. Com exceção de alguns serviços de radiologia intervencionista, o departamento de radiologia dos hospitais tende a ser substituído por uma combinação de serviços remotos e algoritmos de *deep learning* capazes de identificar lesões e tumores com um alto grau de precisão.[5] A análise de exames de imagem será muito mais ágil, permitindo que profissionais responsáveis por serviços como cirurgias de emergência, que dependem de um conhecimento prévio da região a ser operada, tenham acesso aos estudos de imagem necessários em um curto espaço de tempo.

No sistema de saúde atual, dados relacionados ao cuidado do paciente são coletados apenas durante os atendimentos médicos em organizações de saúde ou consultórios médicos; no sistema de saúde do futuro, esses dados continuarão sendo coletados entre um atendimento e outro, transformando o que hoje chamamos de "medicina de precisão" em "saúde de precisão". O prontuário do paciente será muito mais completo e o seu cuidado será muito mais personalizado. Para aquele paciente com diabetes tipo 2, o valor de referência para sua hemoglobina glicada não será mais o valor fixo de 8%, sugerido por protocolos clínicos recomendados por associações especializadas. Em vez disso, o PEP determinará o valor de referência ideal para cada paciente individualmente, baseando-se em análises de fatores de risco, perfil genético, histórico de saúde e estilo de vida, e comparando os registros de saúde do paciente em questão com dados de milhares de pacientes semelhantes.

A maior parte do cuidado do paciente – que hoje já é realizada fora do ambiente hospitalar – será prestada longe dos grandes hospitais, em centros de atendimento comunitários que serão especializados em atendimentos de menor complexidade e oferecerão serviços mais acessíveis.

Pacientes com doenças crônicas como enfisema pulmonar ou hipertensão terão boa parte dos seus atendimentos feitos em casa por serviços de telessaúde. Usando um *smartphone* ou equipamentos de monitoramento instalados na casa do paciente, este poderá emitir comandos de voz curtos para responder perguntas rotineiras do tipo "Como está sua respiração hoje?", que serão feitas pelo equipamento de monitoramento de sua preferência. Com base nas respostas e nos dados coletados por dispositivos móveis e vestíveis, o médico do paciente se manterá atualizado sobre seu estado de saúde mesmo não tendo acesso físico a ele. Diversos dados serão coletados automaticamente por dispositivos móveis ou vestíveis capazes de monitorar sinais vitais como pressão arterial ou nível de açúcar no sangue, sendo que alguns desses dispositivos poderão injetar medicações como insulina e enviar os dados de monitoramento ao PEP (isso já ocorre em alguns casos nos Estados Unidos).

A partir da integração de tecnologias de localização por sistema de posicionamento global (GPS, do inglês *global positioning system*), será possível monitorar a capacidade de locomoção e o nível de atividade física do paciente, oferecendo orientações e lembretes do seu médico, baseadas no retorno que ele receberá dos dados de monitoramento do paciente ou em análises comparativas de outros pacientes. Os pacientes receberão sugestões como "Seu peso aumentou em dois quilos; por gentileza diminua o consumo de carboidratos ou faça 30 minutos de caminhada diária nas próximas duas semanas".

O paciente continuará visitando seu médico de família ou especialistas para consultas de rotina ou tratamento de novos problemas, mas a sua experiência será completamente diferente. O médico poderá dedicar mais tempo ao paciente, escutando-o com mais atenção e sem demasiada preocupação com a documentação eletrônica. Os profissionais de saúde continuarão registrando e consultando dados no PEP, mas esse processo decorrerá naturalmente do cuidado do paciente, com poucos cliques e telas consultadas. Os registros de saúde serão majoritariamente capturados pela interação verbal entre os profissionais de saúde e o paciente e seus familiares ou por meio de discussões verbais internas envolvendo profissionais que discutem um caso clínico.

Todos os registros de saúde relevantes para o cuidado do paciente serão acessíveis, pois serão facilmente importados de outras organizações de saúde conforme necessário. Seja por forças naturais do mercado ou regulamentações, o oligopólio das grandes desenvolvedoras de PEPs comerciais tende a diminuir drasticamente; essas empresas e seus produtos continuarão sendo relevantes para a gestão das organizações de saúde e do cuidado do paciente, mas seu protagonismo perderá força. Os PEPs comerciais farão parte de um ecossistema de soluções muito mais amplo e diversificado que o atual, que contemplará inúmeras alternativas de soluções de informática em saúde – o que não deve diminuir as receitas dos PEPs comerciais, pois eles funcionarão como lojas virtuais extremamente lucrativas. De modo semelhante, as organizações de saúde, que são hoje as guardiãs de pequenas peças que formam o quebra-cabeça do registro eletrônico de saúde do paciente (RESP), participarão de maneira colaborativa de um ambiente de interconectividade e troca de dados constante em uma economia digitalizada. O paciente terá acesso ao seu registro eletrônico de saúde completo e longitudinal, do nascimento até o presente momento, o qual poderá ser acessado de qualquer lugar e a qualquer hora.

A resistência das organizações de saúde em compartilhar seus dados deve ser minimizada com as novas oportunidades de negócio que serão produzidas durante esse processo de interconectividade. Os registros de saúde serão trocados eletronicamente por dezenas de milhares de organizações de saúde dentro e – possivelmente – fora das fronteiras nacionais. Uma robusta infraestrutura digital será necessária para garantir a sustentabilidade desse tráfego de informações. Essa infraestrutura demandará uso contínuo e adequação dos padrões de comunicação em saúde necessários para garantir que as transações de dados sejam feitas de forma inequívoca e segura. Para tanto, será necessária uma complexa gestão de transações de registros de saúde e uma capacidade de armazenamento de dados sem precedentes.

Um modelo de negócios similar ao do mercado financeiro poderá surgir na área da saúde. Assim como ocorre nas compras com cartões de débito/crédito, em que o vendedor de um produto ou serviço paga à empresa de cartões uma porcentagem pelo uso de seu serviço, e para processar o pagamento precisa adquirir um conjunto de equipamentos (*software* e *hardware*), os hospitais (o que "vende" e o que "compra" registros de saúde) possuirão uma infraestrutura local para garantir a troca de dados entre eles. O hospital solicitante pagará pelo serviço de "compra" de dados, e o hospital que fornece os dados pagará uma taxa de transferência de dados para uma empresa que administra as transações de dados. O custo desse serviço será repassado para as fontes pagadoras, como planos de saúde, governo ou o próprio paciente. Como o volume de transações deve ser significativo e o custo de processamento e armazenamento de dados tende a diminuir com os avanços tecnológicos, esse serviço deve se tornar acessível em pouco tempo. Todos se beneficiarão: as organizações de saúde serão recompensadas financeiramente toda vez que "venderem" dados, os profissionais de saúde terão acesso a mais informações para apoiar suas decisões e os pacientes terão acesso a um registro de saúde completo e maior autonomia sobre ele, pois as transações serão autorizadas pelo paciente ou seu representante. Em países pequenos, uma alternativa será um repositório de dados central, nacional ou regional, consultado e atualizado pelo PEP de cada organização de saúde usando padrões de comunicação em saúde. Nesse caso, o acesso ao repositório tende a ser administrado por uma entidade privada ou pública (provavelmente por meio de uma parceria público-privada) com custo de acesso calculado com base no volume de dados consultados e/ou importados.

O PEP será capaz de personalizar recomendações de tratamento, lembretes ou valores de referência sugeridos aos profissionais clínicos para cada paciente, e o RESP será capaz de auxiliá-lo na correta interpretação de sintomas, tratamentos, exames, etc., oferecendo recursos de orientação adaptados às suas necessidades. Entre esses recursos estarão aplicativos de orientação médica, redes sociais para troca de experiência ou consulta a especialistas *on-line*. Os pacientes serão capazes de pesquisar a melhor alternativa de cuidado (nos sistemas de saúde que permitem que o paciente faça escolhas sobre seu cuidado) levando em conta fatores de risco, qualidade do cuidado, especialidades, preço, etc.

O conceito de portal do paciente como sistema institucional desaparecerá. Ele será substituído por um RESP longitudinal completo e em rede, que conterá dados registrados por todos os profissionais de saúde que atenderam o paciente ao longo de sua vida, bem como dados gerados por dispositivos, sensores, fontes pagadoras e pelo próprio paciente, que finalmente terá autonomia e controle sobre os seus registros de saúde.

O sistema de pagamento da área da saúde terá uma ênfase muito maior na qualidade do cuidado prestado, e não mais no volume de serviços prestados. Os profissionais de saúde, em particular os médicos, receberão valores pré-fixados que serão ajustados de acordo com a complexidade e morbidade dos pacientes atendidos por eles. Os pagamentos serão ajustados constantemente com base na qualidade, segurança e eficiência do cuidado prestado, bem como na produtividade dos profissionais de saúde, e terão uma ênfase menor no volume de procedimentos, exames e materiais utilizados. A partir de análises preditivas comparando os resultados de tratamentos de grupos de pacientes específicos, será possível medir, com maior precisão e de forma muito mais ágil, quais tratamentos são considerados mais eficazes para cada grupo de paciente e, portanto, quais resultados são esperados. Assim, serão criados indicadores de resultado muito mais precisos e objetivos que os atuais, capazes de avaliar qualidade, segurança e produtividade de maneira a embasar o cálculo de pagamentos com base em evidência prática. A ênfase na qualidade do cuidado em detrimento do volume de serviços oferecidos obrigará as organizações de saúde a tornarem-se muito mais eficientes, pois elas não poderão mais repassar o custo elevado de determinados serviços para as fontes pagadoras.

POTENCIAIS CONSEQUÊNCIAS NÃO ESPERADAS DO SISTEMA DE SAÚDE DO FUTURO

A criação de uma tecnologia não delimita o seu campo de aplicação; a mesma tecnologia que promove progresso e qualidade de vida pode introduzir elementos de controle e destruição perversos. Um dos fatores que contribuíram para a severa depressão que culminou no suicídio de Santos Dumont foi ver sua invenção tecnológica, resultado de tantos anos de trabalho e dedicação, ser utilizada como armamento bélico, inicialmente na Primeira Guerra Mundial e depois na Revolução Constitucionalista de 1932. Sem dúvida, a convergência das soluções e dos avanços tecnológicos antes discutidos deve aumentar significativamente a qualidade e a segurança do cuidado, bem como a produtividade dos profissionais e organizações de saúde. Entretanto, esses avanços inevitavelmente introduzirão novas modalidades de problemas, que podem ou não ser antecipados e em muitos casos terão efeitos deletérios.

A seguir faço um esforço para tentar antecipar algumas dessas consequências, a fim de atrair a atenção do leitor para os potenciais efeitos danosos do uso de tecnologia com foco exclusivamente técnico – um mal do nosso tempo, decorrente de ideias introduzidas pela mentalidade cientificista da ideologia positivista, tão cara a alguns setores brasileiros (assunto para outros fóruns). Nas próximas seções, descrevo algumas consequências não esperadas que podem ser derivadas – intencionalmente ou não – dos avanços tecnológicos descritos nas seções anteriores.

COMPROMETIMENTO DA PRIVACIDADE DO PACIENTE

Em um sistema de saúde onde o prontuário do paciente será integrado e contemplará todos os registros de saúde a partir do seu nascimento, qualquer risco de acesso indevido pode comprometer não somente dados demográficos e registros de saúde de alguns atendimentos, mas os registros de saúde de uma vida inteira, expondo dados sobre a saúde atual e futura do paciente, além de outras informações que hoje seriam completamente inacessíveis. O prontuário médico do futuro contemplará informações sobre todos os atendimentos médicos do paciente independentemente do local e momento do atendimento, bem como dados coletados fora dos domínios das instituições de saúde, os quais terão potencial para revelar informações extremamente sensíveis como horários e trajetos de sua caminhada diária, fatores que influenciam no aumento da sua pressão arterial ou dados sobre o seu perfil genético. Este último, por exemplo, pode revelar suscetibilidade a doenças futuras (p. ex., 90% de chance de desenvolver doença de Alzheimer aos 65 anos de idade). Se hoje o estrago causado por um *hacker* que invade o repositório de dados clínicos de uma rede de saúde já causa um prejuízo enorme, seja do ponto de vista legal, financeiro ou de exposição pública, a mesma situação no sistema de saúde do futuro poderá causar danos incalculáveis e irreparáveis.

// CONCENTRAÇÃO DE PODER

Os avanços tecnológicos descritos nas seções anteriores têm potencial para criar uma concentração de poder excessiva em um grupo pequeno de entidades, dentre as quais duas merecem atenção especial: fontes pagadoras e empresas de tecnologia. O acúmulo de dados de fontes heterogêneas em conjunto com métodos de análise do *big data* permitirá que a eficácia do cuidado do paciente seja medida de forma muito mais precisa e objetiva.

A identificação de tratamentos mais eficazes para determinados grupos de pacientes permitirá que fontes pagadoras como governo e planos de saúde tenham maior controle sobre os procedimentos e serviços que podem ser oferecidos ao paciente e, por conseguinte, poderá diminuir progressivamente a autonomia dos profissionais de saúde – e dos pacientes. Essas entidades terão mais insumos para determinar quais procedimentos serão cobertos ou precisarão de autorização prévia. Isso já ocorre hoje e tende a se intensificar enormemente no futuro: com critérios de cobertura muito mais objetivos que os atuais, glosas serão determinadas automaticamente, com pouca ou nenhuma interferência humana – previsão um tanto quanto sombria para os auditores de contas hospitalares. Se, por um lado, isso poderá resultar em um aumento de eficiência e diminuição de custos, por outro lado resultará em um excesso de controle das fontes pagadoras sobre os serviços que podem ser oferecidos ao paciente. Isso tende a ser observado de forma mais intensa em países com sistema de saúde universal que enfrentam enormes dificuldades para se manter financeiramente viáveis, como a Inglaterra e o Canadá. Casos como o do bebê Charlie Gard, que teve o desligamento dos aparelhos que o mantinham vivo decretado pela justiça inglesa, mesmo contra a vontade dos pais e com a possibilidade de buscar um tratamento experimental nos Estados Unidos, poderão tornar-se cada vez mais comuns.

No caso das empresas de tecnologia, há o risco do surgimento de um monopólio de "controle" sobre os dados produzidos na saúde, com consequências extremamente perigosas. O volume de dados a ser coletado e processado no sistema de saúde do futuro não poderá mais ser administrado pelas organizações de saúde por dois motivos: o custo de armazenamento e processamento de dados localmente será impraticável e o *business* das organizações de saúde é, obviamente, saúde, e não tecnologia. O sistema de saúde americano já pode ser considerado um sistema de saúde "na nuvem"; salvo raras exceções, os repositórios de dados clínicos de grande parte das organizações de saúde americanas estão nas mãos de empresas como Amazon e Microsoft, ou das líderes do mercado de PEPs, as americanas Epic Systems e Cerner Corporation.

Um exemplo de monopólio tecnológico recente e que tem recebido bastante atenção em debates públicos é o chamado *big tech monopoly*, em que empresas como Alphabet (conglomerado que inclui o Google), Facebook e Twitter determinam, em muitos casos, de forma arbitrária, a inativação temporária ou exclusão definitiva de postagens e contas em suas redes sociais, ou, no caso do YouTube, a desmonetização ou exclusão de vídeos e canais. Essas empresas não enfrentam competição, pois o mercado de mídias sociais é baseado no acesso a redes de pessoas interconectadas. Assim, pouco importa se o Telegram pode oferecer funcionalidades mais interessantes do que o WhatsApp: se a maioria das pessoas só pode ser contatada pelo WhatsApp, ele continuará sendo o mais utilizado. No caso do YouTube, o custo da infraestrutura necessária para o armazenamento de milhões de vídeos em alta definição e transmissão de conteúdo ao vivo só é praticável por empresas do tamanho da Alphabet; novos entrantes enfrentam uma competição assimétrica e, portanto, impraticável.

Em razão da ausência de competição, essas empresas detêm o monopólio das mídias sociais e usam esse poder para determinar o que pode ou não ser postado em suas plataformas. Opiniões pessoais sobre assuntos como a política do dia, críticas endereçadas a pessoas famosas ou a determinados grupos político-ideológicos podem ser facilmente classificadas como "discurso de ódio", e seus emissores, como "entidades perigosas", resultando no seu banimento das redes sociais. É claro que neste caso nos referimos a empresas privadas que têm autonomia para determinar como e por quem seus produtos devem ser utilizados; contudo, se essa autonomia for usada de forma parcial e arbitrária, visando moldar as discussões públicas, não se trata de autonomia, e sim de censura da liberdade de expressão. O poder de que essas empresas desfrutam hoje é capaz de moldar o discurso público e o senso comum, excluindo de circulação ideias que não atendam aos interesses dessas corporações ou de seus associados e investidores mediante censura dos propagadores de ideias consideradas "inconvenientes". Os diretores executivos (CEOs) de empresas como Alphabet, Facebook e Twitter têm sido frequentemente convocados pelo congresso americano para explicar-se sobre vazamento de dados e censura aplicada a usuários com determinadas orientações políticas.

Voltando à saúde, imagine que os registros de saúde completos de todos os cidadãos de uma nação inteira estejam sob a "tutela" de um seleto grupo de empresas de tecnologia, que não enfrentam competição alguma, pois, assim como no caso das redes sociais, novos entrantes não terão como competir com elas devido ao custo estratosférico de armazenamento e processamento de dados na nuvem em larga escala. Em tal cenário, o controle de acesso aos serviços de saúde poderá ser elevado a outro patamar. Embora essas empresas não sejam exatamente "donas" dos registros de saúde dos pacientes, elas poderão estipular cláusulas contratuais que permitirão acesso a esses registros para condução de pesquisas ou oferta de serviços de análise de dados comparativos – ou apenas acessarão os registros diretamente, sem autorização prévia, como o fazem diversas mídias sociais que oferecem anúncios de acordo com os dados do perfil dos usuários ou de assuntos pesquisados por eles. Em decorrência disso, essas empresas serão capazes de conduzir análises de dados em uma escala inacessível a qualquer organização de saúde individualmente e poderão contribuir com as fontes pagadoras – sobretudo o governo – para a classificação de pacientes em determinados grupos e definição da capacidade de acesso aos serviços de saúde de acordo com essa classificação.

Por exemplo, imagine um paciente com alto risco de desenvolver uma doença degenerativa sem cura, mas que poderia ter os sintomas controlados por tratamentos de alto custo, ou pacientes que carregam mutações genéticas com alto risco de ter filhos portadores de doenças raras e sem cura: como será a experiência desses pacientes ao buscar cobertura de serviços de saúde, ou ter acesso a serviços de saúde em uma rede de saúde pública? Essas perguntas só poderão ser respondidas no futuro, mas devem fazer parte do debate público desde já.

Outro cenário bastante preocupante é a possibilidade de que determinadas organizações de saúde, para competir em um mercado digitalizado, dependam das grandes empresas de tecnologia. O poder de barganha dessas empresas será tão grande que, se for do seu interesse, elas poderão produzir dificuldades de toda sorte para impedir que seus serviços estejam disponíveis a organizações de saúde que pertençam a determinados grupos étnicos, políticos ou religiosos.

Caro leitor, sei que tudo isso parece fantasmagórico, distante, impraticável, impensável e hiperbólico demais para ser verdade; bom, lamento informá-lo, mas casos parecidos com o das redes sociais já estão se estendendo para outros setores da economia. Existem vários casos de censura sendo relatados no setor financeiro americano, com clientes correndo risco de ter empréstimos e outros produtos negados com base em sua orientação política; embora essa seja apenas uma previsão de futuro, ela se baseia em situações reais do presente.

NOVO PARADIGMA DA RELAÇÃO PACIENTE-PRESTADOR

A relação entre o paciente e os profissionais de saúde será enormemente afetada pelos avanços tecnológicos. O paciente terá fácil acesso ao seu prontuário eletrônico usando um RESP interconectando dados de todas as organizações que o atenderam no passado e o atendem no presente, o qual fornecerá orientações de saúde personalizadas para atender às suas necessidades específicas. As próximas gerações serão criadas em um mundo com acesso contínuo à informação, e isso fará com que o paciente esteja mais bem preparado e informado para participar ativamente do seu cuidado. Os profissionais de saúde terão de se adaptar a uma interação menos diretiva e mais participativa, e tal mudança é hoje exaustivamente discutida no ambiente acadêmico, mas pouco vista na prática médica.

Outro aspecto que deve modificar a relação paciente-prestador é a diminuição do contato pessoal com o paciente, importante para que se ofereça um cuidado humanizado – o chamado "calor humano". Em muitos casos, o atendimento do paciente não exigirá que ele se dirija a um consultório médico ou a um hospital, o que deve modificar a dinâmica do cuidado. À medida que a tecnologia é aprimorada e se torna mais acessível, os atendimentos a distância serão cada vez mais comuns. Pacientes com doenças crônicas poderão equipar suas casas com dispositivos e sensores capazes de monitorar desde sinais vitais até a qualidade do ar respirado, enviando dados ao médico do paciente, o qual poderá modificar sua prescrição ou orientá-lo remotamente. Embora seja provável que o impacto dessa mudança venha a ser atenuado pelo fato de que o próprio paciente estará cada vez mais confortável com a comunicação virtual, as organizações e os profissionais de saúde provavelmente precisarão adaptar-se a um sistema de saúde cujo calor humano terá de ser substituído pelo "calor virtual".

EDUCAÇÃO MÉDICA DEFASADA

Serviços de telessaúde já são oferecidos em diferentes situações nos Estados Unidos, mas a maioria envolve apenas videoconferência para orientação do paciente ou de um profissional que o esteja atendendo no momento. No futuro, esses atendimentos tendem a ser muito mais diversificados. Conforme já mencionado, pacientes com doenças crônicas e pouca mobilidade, que não precisam ser hospitalizados com frequência, terão suas casas equipadas com câmeras e sensores que poderão ser acessados remotamente por familiares ou pelo médico do paciente, permitindo que um exame físico completo possa ser feito a distância. Assim como o advento dos equipamentos de raio X e, mais tarde, de equipamentos mais sofisticados como tomografia computadorizada demandaram a criação de diversas profissões como o técnico de raio X, o técnico de radiologia e o médico radiologista, o uso de equipamentos de monitoramento e avaliação do paciente a distância trarão consigo a necessidade de treinamentos específicos e potencialmente a criação de uma ou mais especialidades médicas. Ademais, algumas especialidades atuais podem ser drasticamente modificadas ou até mesmo extintas.

Essas mudanças produzirão alterações profundas nos cursos de medicina, seguindo-se de mudanças na residência médica, as quais serão acompanhadas de novas modalidades de credenciamento e licenciamento médico. Além disso, no futuro, o PEP deixará de ser uma ferramenta complementar para consulta e entrada de dados. Ele passará a ser um instrumento fundamental para o processo decisório de todos os profissionais de saúde, e o seu uso para a interpretação de análises de dados complexas precisará inevitavelmente ser contemplado na educação médica.

EXPERIÊNCIA DO USUÁRIO DE MÚLTIPLOS APLICATIVOS

É bastante provável que o PEP do futuro seja parte de um complexo ecossistema de aplicativos internos (desenvolvidos pelas organizações de saúde), comerciais (PEPs comerciais com módulos integrados) e externos (sistemas especialistas adquiridos no modelo SMART on FHIR ou outro modelo de negócios similar). Esse cenário, embora aumente significativamente a diversidade de soluções disponíveis, poderá introduzir um problema de usabilidade ao exigir que o mesmo profissional de saúde tenha de lidar com múltiplos aplicativos para a execução da mesma tarefa. Esse problema não é observado no modelo de negócios de *smartphones*, porque nesse mercado cada aplicativo baixado funciona de forma independente e é utilizado para diferentes fins; já no caso do PEP, um médico poderá acessar um aplicativo para prescrever um medicamento, o qual poderá direcioná-lo para um SADCs externo que, ao retornar informações pertinentes à prescrição, poderá direcioná-lo para um terceiro aplicativo e assim por diante. Ao usar essas aplicações, o objetivo do médico permanece o mesmo: prescrever um medicamento para o paciente, porém em poucos segundos ele terá navegado por três ou mais aplicativos que podem ter sido desenvolvidos por empresas independentes com métodos e padrões de visualização heterogêneos. E mesmo que esses aplicativos tenham sido desenvolvidos com base em princípios de usabilidade, a implementação desses princípios pode variar, e características como terminologia e padrões de visualização (ícones, fontes, janelas, etc.) poderão ser completamente diferentes; em outras palavras, os aplicativos que isoladamente oferecem uma boa usabilidade podem tornar-se difíceis de usar quando utilizados em conjunto.

A implementação de um modelo de negócios que facilite a adoção e uso de sistemas distintos, desenvolvidos por empresas independentes, deverá ser acompanhada de um processo de padronização visual que definirá os recursos visuais usados para indicar determinadas ações do usuário; do contrário, problemas de usabilidade antigos reaparecerão assumindo novas formas.

DEPENDÊNCIA TECNOLÓGICA

A dependência tecnológica é uma consequência não esperada da adoção de sistemas de informação em saúde amplamente discutida na literatura científica.[6,7] À medida que a tecnologia se difunde e é introduzida em processos decisórios dentro das organizações de saúde, a execução de tarefas relacionadas ao cuidado do paciente torna-se cada vez mais dependente dela. Eventuais falhas no sistema cada vez mais causarão disrupções na rotina dos profissionais de saúde, e falhas prolongadas (p. ex., sistema indisponível por longos períodos) podem interferir diretamente no fluxo de informações clínicas; em muitos casos, atendimentos podem ser reduzidos ou cancelados, e até mesmo atendimentos de emergência podem ter que ser desviados até que o acesso aos sistemas vitais seja restaurado.

O PEP do futuro será a espinha dorsal do processo decisório em saúde, pois ele será capaz de acessar e processar uma quantidade de dados inacessível ao ser humano. Ao produzir análises do *big data*, que servirão de base para decisões clínicas específicas (p. ex., qual é o tratamento mais eficaz para esta doença neste paciente com esta mutação genética), os profissionais de saúde dependerão cada vez mais de acesso contínuo ao PEP. Se a resposta para perguntas como esta for obtida em poucos segundos com o uso do PEP, toda a dinâmica das decisões clínicas passará a depender dele, e a sua indisponibilidade, que hoje já é motivo de enorme desperdício, ineficiência e riscos à saúde do paciente, causará problemas muito mais profundos no futuro. Com a tendência de migração dos repositórios de dados clínicos locais para repositórios na nuvem, uma eventual falha técnica ou invasão criminosa desses repositórios pode deixar indisponível o sistema de dezenas de milhares de organizações de saúde.

// PARADOXO DO TRATAMENTO INDIVIDUALIZADO

A tendência de substituir, ou complementar, o processo de criação de protocolos clínicos baseados em evidência científica por protocolos baseados em evidência prática deve gerar uma padronização cada vez maior dos serviços oferecidos ao paciente. A combinação desses métodos permitirá a identificação dos tratamentos mais eficazes para determinadas populações e doenças mediante análises de dados em larga escala, que servirão de base para as *guidelines* (protocolos clínicos que orientam as decisões médicas) do futuro. Se, por um lado, a medicina avança para uma individualização do cuidado por meio de análises genéticas e de dados sobre o estilo de vida de cada paciente (medicina de precisão), por outro lado, ela criará uma padronização cada vez maior do cuidado a ser prestado ao paciente (medicina baseada em evidência prática). Das duas, uma: ou a padronização do cuidado se dará em um nível muito específico, produzindo uma enormidade de diretrizes, ou não será possível medir a qualidade do cuidado prestado, a não ser de forma individualizada, o que seria operacionalmente inviável. A solução desse paradoxo emergirá da tensão entre a capacidade da medicina de individualizar o tratamento de cada paciente e a necessidade de manter o sistema de saúde sustentável por meio do controle de custos, o que exigirá certo grau de padronização do cuidado.

>>> CONSIDERAÇÕES FINAIS

O paciente do futuro será privilegiado por receber cuidado em um sistema de saúde no qual as decisões serão tomadas de forma muito mais ágil e precisa, e onde os profissionais de saúde terão acesso a uma série de ferramentas essenciais para o cuidado do paciente. A adoção de ferramentas tecnológicas que garantam acesso a um cuidado de qualidade, por um preço acessível, a qualquer momento e de qualquer lugar, será um dos principais fatores de competitividade das organizações de saúde. A informática em saúde, essa jovem área do conhecimento, evoluirá enormemente nas próximas décadas, e o PEP, o principal produto de seus diversos objetos de estudo, se tornará a principal ferramenta de trabalho dos profissionais de saúde. Em um futuro relativamente próximo, os profissionais de saúde não conseguirão mais trabalhar sem o PEP; ao contrário dos PEPs atuais, o PEP do futuro será objeto de apreciação dos profissionais de saúde – sim, inclusive dos médicos!

Os avanços tecnológicos que nos conduzirão ao sistema de saúde do futuro inevitavelmente introduzirão novas modalidades de problemas. Consequências não esperadas surgirão, e elas poderão ser desejáveis ou indesejáveis. Infelizmente, a experiência recente demonstra que elas invariavelmente são do segundo tipo; portanto, os agentes envolvidos no desenvolvimento, adoção e uso de tecnologia em saúde devem estar atentos ao surgimento dessas consequências.

O sistema de saúde do futuro será fruto do trabalho de diversas entidades que promovem o progresso da saúde, e entre elas encontram-se os profissionais clínicos, organizações de saúde, gestores e administradores de saúde, pacientes, governo, agências reguladoras, planos de saúde, pesquisadores e, o leitor há de concordar comigo, os profissionais de informática em saúde.

>> PERGUNTAS PARA DISCUSSÃO

■ Além das características mencionadas neste capítulo, que outras seriam importantes para o PEP do futuro?

■ Em sua opinião, como será viabilizada a troca de registros de saúde entre prestadores no futuro?

■ Quais riscos e barreiras devem dificultar o desenvolvimento do PEP do futuro?

■ Como será o sistema de saúde do futuro no Brasil?

■ Como será a experiência do paciente quando a maioria dos atendimentos for a distância?

■ Quais cuidados devem ser tomados para evitar a concentração de poder de determinados grupos e corporações e evitar que novos monopólios sejam formados?

■ Caso o advento do RES completo se materialize, como serão utilizadas as informações sobre suscetibilidade de doenças futuras?

■ Qual solução você proporia para o paradoxo do tratamento individualizado?

■ Quais serão os principais desafios das organizações e profissionais do sistema de saúde do futuro?

// REFERÊNCIAS

1. Rethinking Clinical Documentation. Life as a healthcare CIO [Internet]. Geekdoctor; 2012 [capturado em 08 out. 2019]. Disponível em: http://geekdoctor.blogspot.com/2010/04/rethinking-clinical-documentation.html.
2. Evans RS. Electronic health records: then, now, and in the future. Yearb Med Inform. 2016;Suppl 1:S48-61.
3. Bush J. Where does it hurt?: An entrepreneur's guide to fixing health care. New York: Penguin; 2014.
4. Wachter, RM. The digital doctor: hope, hype, and harm at the dawn of medicine's computer age. New York: McGraw-Hill Education; 2015.
5. Park A, Chute C, Rajpurkar P, Lou J, Ball RL, Shpanskaya K, et al. Deep learning-assisted diagnosis of cerebral aneurysms using the HeadXNet model. JAMA Netw Open. 2019;2(6):e195600.
6. Campbell EM, Sittig DF, Ash JS, Guappone KP, Dykstra RH. Types of unintended consequences related to computerized provider order entry. J Am Med Inform Assoc. 2006;13(5):547-56.
7. Sittig DF, Wright A, Ash J, Singh H. New unintended adverse consequences of electronic health records. Yearb Med Inform. 2016;(1):7-12.

ÍNDICE

A

Acesso, 2, 3, 15, 17, 35, 38, 39, 46, 49, 50, 72, 74, 78, 79, 85-91, 95, 108, 114, 116, 117, 121, 132, 138, 140, 141, 143, 149, 157, 160, 161, 163, 165, 167-175
Ácido desoxirribonucleico, 113
Ácido ribonucleico, 112-117
Administração eletrônica da prescrição, 37, 39, 41, 45, 50
Administração eletrônica de medicamentos, 40-43
Adoção e uso do prontuário eletrônico do paciente (PEP), 4, 7, 8, 26, 46, 48, 122, 127, 135
Agência Nacional de Saúde Suplementar, 56, 64
Agência Nacional de Vigilância Sanitária, 64
Alertas e lembretes, 40, 41, 44, 74-78, 82, 123, 125, 126, 138, 141, 146, 150, 151, 167, 170
Amazon, 30, 166, 172
AMB **ver** Associação Médica Brasileira
América do Norte, 2, 67
American Medical Informatics Association, 7, 9, 31-35, 154, 157
American Recovery and Reinvestment Act, 7, 9, 122, 125
AMIA **ver** American Medical Informatics Association
Amoxicilina, 61, 148
Análise de dados biológicos, 2, 112. 113, 115
Análise de discurso, 103-105
Análise de séries temporais interrompidas, 23, 25
Análise semântica, 103, 104, 111
Análise sintática, 103, 104, 111
Anatomical Therapeutic Chemical, 62
ANS **ver** Agência Nacional de Saúde Suplementar
Antecipação de riscos futuros, 15
ANVISA **ver** Agência Nacional de Vigilância Sanitária
Aplicações de PLN, 102
Aplicativos externos, 88, 140-143, 150, 151, 156-159, 161, 166, 167
Apple, 88, 89, 139, 155, 166
Applied Clinical Informatics, 31
Aprendizagem de máquina, viii, 108-110, 141, 142, 150, 166, 167
Argentina, 34, 35, 39, 55, 58
Arquétipos, 60, 65-69
ARRA **ver** American Recovery and Reinvestment Act
Associação Americana de Informática Médica, 7, 31
Associação Internacional de Informática Médica, 31

Associação Médica Brasileira, 63
ATC **ver** Anatomical Therapeutic Chemical
Avaliação da saúde populacional, 94-96, 99
Avaliação de algoritmos de PLN, 105
Avaliação de intervenções, 19
Avaliação extrínseca, 105
Avaliação formativa, 19, 20
Avaliação intrínseca, 105
Avaliação somativa, 19, 20

B

Bar Code Medication Administration, 42, 43
Base de conhecimento, 29, 74, 81, 89, 144-151, 158, 167
BCMA **ver** Bar Code Medication Administration
Benefícios e dificuldades ao uso do PEP, viii, 8, 12, 16, 17, 41, 49, 56, 58, 63, 65, 79, 86, 88, 92, 94, 99,102, 106, 116, 121, 131, 133, 135, 137-140, 148, 151, 155, 159, 161, 172, 173
Biblioteca Nacional de Medicina dos Estados Unidos, 62, 87, 115
Big data, viii, 29, 100, 101, 106, 107, 110, 111, 153, 154, 163, 166, 167, 168, 172, 174
Bioinformática, vii, 4, 32, 63, 112-114, 116-118, 161
Brasil, viii, 1, 7-11, 29, 31-33, 35, 39, 48, 52, 55, 56, 60-63, 67-69, 74, 75, 82, 91, 92, 95, 97, 98, 119, 121, 122, 133, 135, 143, 160, 163, 164, 168, 175

C

Canadá, 39, 58, 61, 121, 172
CBHPM **ver** Classificação Brasileira Hierarquizada de Procedimentos Médicos
CBIS **ver** Congresso Brasileiro de Informática em Saúde
CCO **ver** Chief content officer
CDA **ver** Clinical Document Architecture
CDS **ver** Chief data scientist
CDS Hooks **ver** Ganchos para Sistemas de Apoio à Decisão Clínica
CEN **ver** Comité Européen de Normalisation
CEM **ver** Clinical Element Models
Centro Médico Acadêmico da Universidade de Duke, 7, 42, 78, 79
Cerner Corporation, 49, 125, 127, 134, 172
Certificação de profissionais de informática em saúde, 33
Certificado Profissional em Tecnologia da Informação e Comunicação em Saúde, 10, 33
Certified Professional in Healthcare Information and Management Systems, 33

Chief content officer, 155
Chief data scientist, 155
Chief health informatics officer, 3
Chief information officer, 3
Chief information security officer, 49
Chief medical informatics officer, 3, 35
Chief nursing informatics officer, 3
Chile, 39
CHIO **ver** *Chief health informatic officer*
Cibersegurança, 155
CID **ver** Classificação Internacional de Doenças
Ciência de dados, 29, 100, 101, 106, 110, 111, 155
CIMI **ver** Clinical Information Modelling Initiative
CIO **ver** *Chief information officer*
Ciprofloxacino, 147, 148
CISO **ver** *Chief information security officer*
Classificação Brasileira Hierarquizada de Procedimentos Médicos, 63, 64
Classificação Internacional de Doenças, 61, 62
Clinical Document Architecture, 58, 67, 68
Clinical Element Models, 65, 69
Clinical Information Modelling Initiative, 65, 70, 140, 145, 148, 150, 163
CMIO **ver** *Chief medical informatics officer*
CNIO **ver** *Chief nursing informatics officer*
Comité Européen de Normalisation, 60
Componentes do PEP, 17, 37, 39, 41, 43, 46, 50, 69, 137, 140, 141, 143, 146, 148-151
Computação em nuvem, viii, 153, 155, 167, 168
Computação onipresente, 155
Computerized provider order entry, 40
Comunicação baseada em imagem, 155
Comunicação entre consumidores e prestadores, 86, 88
Conceito destino, 145, 147
Conceito origem, 145, 147
Concentração de poder, 172, 175
Confidencialidade, 39, 49, 91, 162
Congresso Brasileiro de Informática em Saúde, 31
Consciência situacional, 126, 142
Consequências não esperadas, 7, 20, 21, 41, 47, 82, 110, 119, 124-126, 135, 165, 166, 171, 175
Consumidor e-Saúde, 159
CPHIMS **ver** Certified Professional in Healthcare Information and Management Systems
cpTICS **ver** Certificado Profissional em Tecnologia da Informação e Comunicação em Saúde
Cuidado centrado no paciente, 85, 87, 90, 153, 160

ÍNDICE

Cuidado do paciente, vii, 6, 14, 15, 20, 37, 39, 41, 43, 44, 46, 47, 49, 50, 52, 53, 73, 74, 79-82, 101, 139, 140, 143-145, 149-151, 154, 155, 161-163, 165, 167, 169, 170, 172, 174, 175
Cuidado participativo, 153, 155, 159, 164
Cultura organizacional, 25, 49, 166
Custeamento da saúde americano, 121
Custo, 7, 8, 20, 21, 25, 39, 41, 46-48, 55, 64, 68, 81, 95, 106, 114, 118, 120-124, 156, 161, 162, 168, 170-173
Customização, 50, 67, 68, 88, 125

D

Dados biomoleculares, 116, 118
Dados em saúde, ix, 12-17, 52, 100, 101
Dados registrados pelos pacientes, 141
Dados vivos, 155
Data-to-wisdom, 5
Dependência tecnológica, 110, 174
Desenvolvimento de políticas públicas, 94-96, 99
Dicionário de fármacos da OMS, 62
DICOM **ver** Digital Imaging and Communication in Medicine
Digital Imaging and Communication in Medicine, 40, 56, 60
Dispositivos móveis, 16, 87, 88, 90, 99, 153, 156, 159, 160, 167, 169
Dispositivos vestíveis, 159, 160
Disrupção tecnológica, 142, 151, 166
DNA **ver** Ácido desoxirribonucleico
Documentação eletrônica, 16, 126, 139, 142, 143, 149-151, 170

E

EAD **ver** Educação a distância
ECR **ver** Estudo controlado randomizado
Educação a distância, 28, 32-35
Educação continuada, 28, 33-35
Educação em informática em saúde, ix, 28
Educação médica defasada, 173
Efeitos sazonais, 24
Electronic Medical Record Adoption Model, 39, 40
Electronic Medication Administration Record, 41
eMAR **ver** Electronic Medication Administration Record
EMRAM **ver** Electronic Medical Record Adoption Model
Engajamento do consumidor, 85
Entrevistas estruturadas e semiestruturadas, 22
e-Paciente, 85, 159
Epic Systems, 49, 125, 130, 172
e-Saúde, 48, 56, 68, 154, 159
e-Saúde & PEP, 31
Escala de Usabilidade de Sistema, 26
Escola Paulista de Medicina da Universidade Federal de São Paulo, 8-10, 32, 35
Esgotamento dos profissionais médicos, 126
Estados Unidos, 28, 29, 31-36, 38, 39, 41-43, 46-49, 55-59, 61-63, 65, 67, 69, 70, 73-75, 77-80, 86, 87, 89-91, 94-98, 115, 119-122, 124-126, 131-133, 135, 138-142, 151, 153-156, 160-164, 168, 170, 172

Estrutura do DNA, 113, 114
Estrutura molecular, 116
Estruturação de documentos, 103
Estudo controlado randomizado, 23, 25, 161
Europa, 2, 6-8, 31, 39, 56, 60, 65, 67, 69, 91
Evento-gatilho, 57, 156
Expectativas frustradas, 124, 125
Experiência do usuário, 29, 49, 153, 155, 157-159, 174
Explosão combinatória, 53, 70
Expressões referenciais, 105
Extensão do PGH, 116
Extração de informação, 102

F

Facebook, 48, 106, 172
Facilitador de prescrição médica, 75, 76
Faculdade de Medicina da Universidade de São Paulo, 8, 9
Fadiga de alertas, 76, 141
Fast Healthcare Interoperability Resources, 57-60, 66, 69-71, 140, 150, 156, 157, 163, 174
Fatores humanos, 29, 49, 157
FHIR **ver** Fast Healthcare Interoperability Resources
Fibrilação atrial, 147-149
FMUSP **ver** Faculdade de Medicina da Universidade de São Paulo
Fontes pagadoras, 15, 46, 47, 141, 170-173
Freebase, 144, 145

G

Ganchos para Sistemas de Apoio à Decisão Clínica, 60, 82, 140, 141, 155-157
GEHR **ver** Good European Health Record
Generalização e escopo, 20
Genoma, vii, 2, 32, 63, 112, 114-117
Geração da conta do paciente, 15
GermWatch, 97, 99
Good European Health Record, 65, 67
Google, 88, 102, 140, 143-145, 155, 166, 172
Google Health, 88
Governo, 7, 15, 32, 46-48, 50, 55, 56, 68, 96-98, 121-126, 135, 141, 158, 161, 166, 170, 172, 173, 175

H

Health Evaluation through Logical Processing, 6, 69, 74, 76, 77, 79, 80
Health Information Technology for Economic and Clinical Health Act, 122, 123
Health Insurance Portability and Accountability Act, 121, 123
Health Level 7, 55-60, 62, 65-71, 79, 80, 140, 145
Healthcare Information and Management Systems Society, 31, 33, 39
HealthVault, 88
HELP **ver** Health Evaluation through Logical Processing
HIBA **ver** Hospital Italiano de Buenos Aires
HIMSS **ver** Healthcare Information and Management Systems Society

HIPAA **ver** Health Insurance Portability and Accountability Act
Hipócrates, 6, 168
HITECH **ver** Health Information Technology for Economic and Clinical Health Act
HL7 **ver** Health Level 7
Homer R. Warner, 6, 32, 74
Hospital El Camino, 7
Hospital Geral de Massachusetts, 7, 80
Hospital Italiano de Buenos Aires, 34, 35, 89
Hospital LDS, 6, 7, 44, 74, 80, 81
Hospital Sírio-Libanês, 8, 64

I

IHE **ver** Integrating the Healthcare Enterprise
IIS **ver** Immunization Information Systems
IJMI **ver** *International Journal of Medical Informatics*
IMIA **ver** International Medical Informatics Association
Immunization Information Systems, 97-99
Independência tecnológica, 88
Influência européia, 69
Infobutton, 44, 78-80, 89, 102, 117, 129
Infobutton Manager, 79, 80
Informática biomédica, 2, 6, 30-32
Informática clínica, vii, 3, 4, 29, 31, 33, 94, 99, 118, 126, 142, 161
Informática Clínica Aplicada, 31
Informática do consumidor, 4, 84-86, 88, 92, 154
Informática em saúde, vii-ix, 1, 3-11, 12, 16-26, 28-35, 48, 49, 52, 53, 64, 67-70, 73, 74, 82, 85, 87, 88, 94, 96, 97, 99-101, 111, 113, 117, 119-122, 124, 125, 127, 135, 137, 138, 140-142, 153, 155, 157-166, 168, 170, 175
Informática em saúde pública, vii, 4, 94, 96, 99
Inglaterra, 58, 65, 121, 172
Institute of Medicine, 3, 7, 9, 38, 39, 41, 74, 94, 95, 161
Instituto de Medicina dos Estados Unidos, 3, 38, 74, 94, 161
Instrumentos para avaliar a satisfação do usuário, 26
Integrating the Healthcare Enterprise, 60
Interação homem-computador, viii, 158, 166, 167
Interação medicamentosa, 41, 44, 76, 77, 123, 147, 149
Intermountain Healthcare, 6, 7, 44-45, 59, 61, 65, 69, 70, 76, 77, 79-81, 97, 98, 126, 127, 134, 145, 162
International Journal of Medical Informatics, 31
International Medical Informatics Association, 7, 10, 31, 154
Internet, viii, 17, 31, 35, 69, 79, 80, 85-87, 90-92, 102, 124, 143, 159, 162, 166
Internet of Things, 160
Interoperabilidade, viii, 4, 10, 52, 54, 55, 58-61, 64, 66-71, 81, 82, 87, 88, 91, 125, 154, 166
Interoperabilidade básica, 54
Interoperabilidade organizacional, 55

Interoperabilidade semântica, 55, 58, 59, 64, 66-71, 82, 87, 88, 166
Interoperabilidade sintática, 54, 55, 58, 60
IOM **ver** Institute of Medicine
IoT **ver** Internet of Things
ISO/CEN 13606, 60, 67, 68

J

JAMIA **ver** *Journal of the American Medical Informatics Association*
Journal of the American Medical Informatics Association, 31
Journal of Biomedical Informatics, 14, 31, 128
Journal of Medical Internet Research, 31, 124

K

Kaiser Permanente, 70, 86, 101, 106, 130, 162
KDDM **ver** Knowledge Discovery and Data Mining
Knowledge Discovery and Data Mining, 100, 107-111

L

Latter-Day Saints Hospital, 6, 7, 44, 69, 74, 80, 81
LDS **ver** Latter-Day Saints Hospital
Learning Health System, 107, 153, 161-164
LHS **ver** Learning Health System
Linha de tendência constante, 23, 24
Linkedin, 106
Literatura biomédica, 63, 116, 118
Livros, 29, 32, 35 38
Logical Observations Identifiers Names and Codes, 55, 60-62, 66, 70, 79
LOINC **ver** Logical Observations Identifiers Names and Codes

M

Machine learning, 108
Manutenção da saúde populacional, 94-96, 99
Mapa mental, 149
Massachussetts General Hospital Utility Multi-Programming System, 7-9
Massachussetts Institute of Tecnologia, 35, 131, 132
Meaningful Use, 7-9, 32, 62, 87, 91, 119, 122-125, 132, 135, 141, 142, 157
Medicaid, 121
Medical Subject Headings, 63
Medicare, 121, 122
Medicina baseada em evidência prática, 3, 153, 155, 161, 175
Medicina de precisão, vii, viii, 50, 101, 106, 113, 114, 153, 155, 161, 163, 164, 168, 169, 175
Medicina personalizada, 114
MedInfo, vii, 9, 10, 31
MeSH **ver** Medical Subject Headings
Método *Ad hoc*, 56, 60
Método de consenso, 56
Método de facto, 56
Método de pesquisa, 30
Método descontinuado regressivo, 25
Método governamental, 56
Método pré-teste/pós-teste, 23, 24, 127, 130

Métodos computacionais aplicados à saúde, 100, 110, 111, 141
Métodos e técnicas de avalição, 21
Métodos múltiplos ou mistos, 21, 25
Métodos qualitativos, 18, 22
Métodos quantitativos, 18, 21, 23, 25
m-Health, 153, 154, 156, 159, 160
Microsoft, 56, 88, 166, 172
Mídias sociais, 97, 106, 159, 160, 172, 173
Mineração de dados, viii, 100, 107-109, 155
Ministério da Saúde, 7, 10, 48, 56, 64, 68, 97, 98, 122
MIT **ver** Massachussetts Institute of Tecnology
Modelagem de dados clínicos, 10, 13, 59, 60, 64, 65, 67, 68, 70
Modelo de Adoção do Registro Médico Eletrônico, 39
Modelo de arquétipo, 60
Modelo de referência, 58, 60, 65, 68
Modelo EAD, 32-35
Modelos de adoção do PEP, 37, 39
Modelos de dados clínicos, 65
Modelos de dados clínicos na Intermountain Healthcare, 69
Modelos de dados clínicos OpenEHR, 59, 60, 65-70
Modelos de negócio, 155-158, 161, 163
Múltiplos aplicativos, 174
MUMPS **ver** Massachusetts General Hospital Utility Multi-Programming System

N

NANDA **ver** North American Nursing Diagnosis Association
nanoHUB, 162
Nanoinformática, 153-155, 162
Nanomedicina, 162
Nanorobots e nanobots, 155
Nanotecnologia, 153, 155, 162, 163
National Health Services, 62, 70, 90, 91
National Institutes of Health, 32
National Library of Medicine, 32, 62, 63, 87, 89, 115
NHS **ver** National Health Services
NIC **ver** Nursing Interventions Classification
NIH **ver** National Institutes of Health
NLM **ver** National Library of Medicine
NOC **ver** *Nursing Outcomes Classification*
North American Nursing Diagnosis Association, 63
Nursing Interventions Classification, 63
Nursing Outcomes Classification, 63
Nuvem inteligente, 155

O

Obamacare, 122, 124, 126, 132, 134
Observação etnográfica, 23
Office of the National Coordinator for Health Information Technology, 122
Ofuscação de dados, 125, 126
OHSU **ver** Oregon Health & Science University
ONC **ver** Office of the National Coordinator for Health Information Technology
Ontologia Brasileira de Medicamentos, 64

Ontologia do raciocínio clínico, 146-150
Ontologia, 64, 144-146, 148
OpenEHR, 60, 65-70
OpenInfobutton, 80
ORC **ver** Ontologia do raciocínio clínico
Organizações de saúde, 1, 3, 4, 7, 8, 10, 13, 15, 19, 26, 34, 39, 46-50, 52-55, 67, 70, 85, 91, 95, 96, 101, 106, 107, 119, 122, 133, 137, 138, 140, 141, 151, 155, 157, 158, 162, 163, 167-175
Organizações profissionais, 31, 35
Oregon Health & Science University, 34

P

Paciente-prestador, 153, 155, 159, 160, 163, 173
PACS **ver** Picture Archiving and Communication System
Padrões de comunicação em saúde, 10, 34, 40, 52-56, 63, 67-70, 82, 90, 91, 97, 99, 138, 141, 162, 170
Padrões de terminologia em saúde, 60
Paradoxo da produtividade, 119, 131, 132, 135
Pares de bases do dna, 113
Partners Healthcare, 7, 49, 59, 65, 78, 80, 81, 91, 126
Patient Identifier Cross Referencing, 60
PEP **ver** Prescrição eletrônica do paciente
PEP do futuro, 154, 166, 167, 174, 175
PEPs comerciais, 7, 9, 10, 41, 48, 59, 67, 70, 81, 91, 120, 124-126, 133, 135, 137-140, 142, 150, 152, 156-160, 163, 164, 166, 170, 174
Pico após intervenção, 24
Picture Archiving and Communication System, 40
PIX **ver** Patient Identifier Cross Referencing
PLN **ver** Processamento de linguagem natural
Portal do paciente, 89, 91, 171
Precisão, 105, 106, 110
Prescrição eletrônica do paciente, 3-17, 19, 20, 22, 23, 25, 26, 31, 32, 34, 35, 37-41, 43-53, 59, 61, 62, 64-69, 73-82, 85, 87-92, 97, 99, 101, 103, 106, 107, 118-135, 137-161, 163, 165-170, 174, 175Prescrição-protocolo (*order sets*), 75, 87
Pressão arterial, 5, 13, 14, 16, 44, 65, 66, 88, 89, 91, 169, 171
Privacidade, viii, 17, 39, 49, 87, 91, 105, 106, 123, 157, 161-163, 171
Processamento de dados biológicos, 117
Processamento de linguagem natural, viii, 97, 100-103, 105, 106, 108, 110, 111, 141, 150, 166, 167
Processamento de texto, 102, 103
Programa americano de certificação e adoção do PEP, 8, 119, 122, 133
Profissional Certificado em Sistemas de Informação e Gestão em Saúde, 33
Profissionais clínicos, 12, 13, 15-17, 19-21, 23, 28, 31, 33, 34, 38, 40, 41, 46, 47, 49, 50, 68, 70, 73, 74, 76, 77, 79, 80, 82, 101, 126, 133, 135, 140, 141, 149-152, 157, 158, 160, 164, 167, 168, 170, 175
Projeto Genoma Humano, 2, 63, 114

Programas de treinamento, 3, 28, 29, 31-35, 67
Prontuário eletrônico do paciente, 1, 3, 9, 12, 18, 19, 32, 37, 39, 40, 42, 53, 73, 78, 85, 97, 101, 118, 119, 123, 134, 137, 148, 153, 154, 156, 165, 168
Propriedade, 49, 50, 87, 139
Prontuário em papel, 7, 13, 16, 37, 38, 40, 47, 49, 50, 87, 137-140, 142, 151, 166, 167
Proteínas, 113, 114, 116, 117
Protocolo verbal *think aloud*, 22

R

RDC **ver** Repositório de dados clínicos
Reconhecimento de voz, 14, 16, 141, 142, 150, 166, 167
Recursos de Interoperabilidade em Saúde Velozes, 58
Recuperação de informação, 102
Redes neurais artificiais, 109
Reference Information Model, 58
Regenstrief Institute, 7, 61, 74, 81
Registro de dados no PEP, 16
Registro de dados para uso legal, 15
Registro eletrônico de saúde, 5, 16, 47, 66, 68, 71, 84, 87, 90, 97, 101, 106, 107, 141, 150, 159, 160, 167, 170, 175
Registro eletrônico de saúde pessoal, 84, 87-92, 97, 99, 107, 142, 159, 160, 170, 171, 173
Reinvestimento na Recuperação Americana, 7
Repositório de dados clínicos, 138, 140
Repositório longitudinal de dados clínicos, 12, 14, 87
Reprodutibilidade, 106, 127
RES **ver** Registro eletrônico de saúde
Resolução de conferência, 105
RESP **ver** Registro eletrônico de saúde pessoal
RESP conectado em rede, 88-90
RESP em rede, 89, 90, 92
RESP independente, 88
RESP institucional, 88, 89, 91
Revistas científicas, 30, 31
Revocação, 105, 110
Ribonucleic acid, 113, 114, 117
RIM **ver** Reference Information Model
RNA **ver** Ribonucleic acid
RxNorm, 62

S

SADC **ver** Sistemas de apoio à decisão clínica
Satisfação do usuário, 18, 26
Saturação do mercado, 124, 125, 156
Saúde de precisão, 169
Saúde digital, 10, 133, 139, 163
Saúde pública, vii, viii, 1, 2, 4, 29, 32, 35, 61, 90, 94-99, 160, 163, 173
SBIS **ver** Sociedade Brasileira de Informática em Saúde
Segurança, viii, 2, 7, 8, 20, 21, 26, 39-42, 49, 50, 64, 82, 95, 122, 126-128, 130-132, 135, 157, 171

Séries temporais interrompidas, 18, 23-26, 127, 130
Serviço Nacional de Saúde, 62, 90
Serviços de saúde no futuro, 168
Serviços únicos e desejáveis, 88
Sinusite, 147
Sistema de informação em saúde, 5, 7, 19, 22, 23, 121
Sistema de saúde americano, ix, 95, 98, 107, 119-122, 124, 135, 159, 161, 163, 172
Sistema de saúde digitalizado, 119
Sistema de saúde do futuro, 70, 165, 166, 169, 171, 172, 175
Sistema Único de Saúde, 26, 48, 50, 60, 64, 68, 71, 95, 98, 135, 163
Sistemas auxiliares, 37, 40, 44, 46, 50
Sistemas de apoio à decisão clínica, viii, 20, 34, 37, 40, 44-47, 49, 50, 66, 69, 70, 73-75, 78-82, 88, 98, 101, 110, 111, 125, 126, 134, 138, 141, 146-150, 155, 156, 166-168, 174
Sistemas de documentação clínica, 37, 43, 45, 50
Sistemas de registro de vacinação, 96, 97
Sistemas departamentais, 7, 37, 40, 45, 50, 138
Sistemas especialistas, 30, 53, 70, 75, 80, 138, 174
Sistemas legados, 67, 127, 128, 134
Sistemas próprios, 124, 126
SMART on FHIR, 59, 70, 140, 156, 157, 174
Smartphone, 88, 139, 140, 169
SNOMED CT **ver** Systematized Nomenclature of Medicine Clinical Terms
Sociedade Brasileira de Informática em Saúde, 8-10, 31-33, 68
Springer (série *Health Informatics*), 30
Status quaestionis do PEP, 137, 140
Sumarização de texto, 102
Suporte à dosagem de medicamentos, 75
Suporte à pesquisa clínica, 16
Suporte ao fluxo de trabalho, 75, 80
SUS **ver** Sistema Único de Saúde
Systematized Nomenclature of Medicine Clinical Terms, 61, 62, 64-66, 69, 70, 79, 89, 104, 108
Systems Usability Scale, 26

T

Tabela AMB, 63
Tabela Unificada do Sistema de Saúde Suplementar, 63, 64
Tabelas padronizadas de remuneração, 63, 64
Técnicas de PLN, 102
Tecnologia da informação, vii, viii, ix, 1-3, 10, 19, 29, 33, 48, 53, 131, 132, 160
Telemedicina, 88, 160
Telessaúde, 160, 169, 173
Teorema fundamental da informática em saúde, 2
Terminologias de bioinformática, 63
Terminologias de enfermagem, 62, 63
TI **ver** Tecnologia da informação

Tipos de RESP, 87, 88
TISS **ver** Troca de Informações na Saúde Suplementar
Tokenização, 103
Tratamento individualizado, 175
Troca de dados, 4, 52, 53, 56-61, 64, 65, 67, 68, 82, 91, 97, 138, 152, 166, 167, 170
Troca de Informações na Saúde Suplementar, 64
Troca de registros de saúde, 141, 175
TUSS **ver** Tabela Unificada do Sistema de Saúde Suplementar
Twitter, 97, 106, 172

U

UAB **ver** Universidade do Alabama em Birmingham
UFRGS **ver** Universidade Federal do Rio Grande do Sul
UFRJ **ver** Universidade Federal do Rio de Janeiro
UMLS **ver** Unified Medical Language System
UNICAMP **ver** Universidade Estadual de Campinas
UNIFESP **ver** Escola Paulista de Medicina da Universidade Federal de São Paulo
Unified Medical Language System, 63
Unified Theory of Acceptance and Use of Technology, 26
Universidade da Ciência e Saúde de Oregon, 34
Universidade de Columbia, 6, 44, 89
Universidade de Harvard, 10, 32, 35
Universidade de São Paulo, 8-10
Universidade de Utah, 6, 32, 34, 44, 80, 97, 127
Universidade de Vanderbilt, 41, 42, 75
Universidade do Alabama em Birmingham, 34, 144-147, 150
Universidade Estadual de Campinas, 8
Universidade Federal do Rio de Janeiro, 8, 9
Universidade Federal do Rio Grande do Sul, 8
Usabilidade, viii, 19, 22, 26, 29, 34, 39, 41, 49, 50, 91, 102, 122, 125, 143, 149, 151, 157, 158, 161, 174
USP **ver** Universidade de São Paulo
UTAUT **ver** Unified Theory of Acceptance and Use of Technology
Utilidade, 26, 29, 96, 143, 150, 158

V

Vácuo de inovação, 125
VA **ver** Veterans Health Administration
Varfarina, 147-149
Varfarina sódica, 147, 148
Ventilação mecânica, 28, 76, 77, 81
Veterans Health Administration, 7, 59, 62, 65, 70, 76, 80, 81, 88-90, 106
Vigilância epidemiológica, 96, 97

W

Wearables, 88
Wireless, 16